全国高等学校循证医学类教材
国家继续医学教育循证医学类规划教材

循证医学
常用方法及证据转化

Evidence-based Medicine:
Common Methods and Evidence Translation

主　编　卫茂玲　刘建平
副主编　王聪霞　张　玲　廖　星
　　　　高　波　田金徽

U0284201

人民卫生出版社
·北京·

图书在版编目（CIP）数据

循证医学常用方法及证据转化 / 卫茂玲，刘建平主编. —北京：人民卫生出版社，2022.11

ISBN 978-7-117-33992-6

Ⅰ.①循… Ⅱ.①卫… ②刘… Ⅲ.①循证医学 Ⅳ.①R499

中国版本图书馆 CIP 数据核字（2022）第 208579 号

人卫智网	www.ipmph.com	医学教育、学术、考试、健康，购书智慧智能综合服务平台
人卫官网	www.pmph.com	人卫官方资讯发布平台

循证医学常用方法及证据转化

Xunzhengyixue Changyong Fangfa ji Zhengju Zhuanhua

主　　编：卫茂玲　刘建平

出版发行：人民卫生出版社（中继线 010-59780011）

地　　址：北京市朝阳区潘家园南里 19 号

邮　　编：100021

E - mail：pmph @ pmph.com

购书热线：010-59787592　010-59787584　010-65264830

印　　刷：三河市潮河印业有限公司

经　　销：新华书店

开　　本：787×1092　1/16　印张：19　插页：4

字　　数：462 千字

版　　次：2022 年 11 月第 1 版

印　　次：2022 年 11 月第 1 次印刷

标准书号：ISBN 978-7-117-33992-6

定　　价：70.00 元

打击盗版举报电话：**010-59787491**　E-mail：**WQ @ pmph.com**

质量问题联系电话：**010-59787234**　E-mail：**zhiliang @ pmph.com**

数字融合服务电话：**4001118166**　E-mail：**zengzhi @ pmph.com**

编　　委（以姓氏拼音为序）

卜兆祥　　（香港浸会大学中医药学院）

蔡毅媛　　（贵州医科大学公共卫生与健康学院）

陈耀龙　　（兰州大学基础医学院）

崔乃雪　　（山东大学护理与康复学院）

董圣杰　　（烟台市烟台山医院）

杜　亮　　（四川大学华西医院）

段玉婷　　（广州医科大学附属中医医院）

高　波　　（贵州医科大学附属医院）

高洪莲　　（山东大学第二医院）

耿劲松　　（南通大学医学院）

韩　梅　　（北京中医药大学循证医学中心）

郝勤建　　（四川大学华西医院）

黄玉珊　　（赣南医学院第一附属医院）

孔令伶俐（四川大学华西第二医院）

李　峻　　（四川大学华西医院）

廖　星　　（中国中医科学院中医临床基础医学研究所）

刘龚翔　　（四川大学华西医院）

刘瀚旻　　（四川大学华西第二医院）

刘建平　　（北京中医药大学循证医学中心）

罗双红　　（四川大学华西第二医院）

沈建通　　（湖州师范学院医学院）

师成虎　　（山西医科大学管理学院）

田金徽　　（兰州大学基础医学院）

田紫煜　　（中国中医科学院针灸研究所）

王　梅　　（辽宁中医药大学中西医结合学院）

王聪霞　　（西安交通大学第二附属医院）

王静娜　　（山东大学齐鲁医院）

卫茂玲 （四川大学华西医院中国循证医学中心）

魏　全 （四川大学华西医院）

吴红梅 （四川大学华西医院）

徐　东 （南方医科大学卫生管理学院）

许良智 （四川大学华西第二医院）

杨　茗 （四川大学华西医院）

曾宪涛 （武汉大学中南医院）

张　玲 （首都医科大学公共卫生学院）

张　岩 （西安交通大学第二附属医院）

张辰昊 （澳门科技大学中医药学院）

张伶俐 （四川大学华西第二医院）

张天嵩 （上海市静安区中医医院）

赵亚利 （首都医科大学全科医学与继续教育学院）

朱思佳 （北京中医药大学循证医学中心）

编写秘书

方骥帆 （四川大学华西医院）

董圣杰 （烟台市烟台山医院）

沈建通 （湖州师范学院医学院）

韩　梅 （北京中医药大学循证医学中心）

主编简介

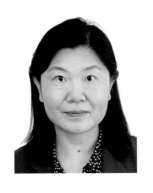

卫茂玲

女，医学硕士，四川大学华西医院正高级实验师，医技本科生导师，长期从事循证医学的培训教学、管理与研究工作，是中国循证医学/Cochrane中心的早期拓荒者之一，见证和实践了循证医学在中国的引进、传播、发展应用的全过程。2013年12月—2014年12月挂任国家级四川天府新区社区发展治理和社会事业局卫生计生处副处长。学术任职有：国际卫生技术评估协会（HTAi）早期职业发展组共同主席、中华医学会临床流行病与循证医学专业委员会健康决策学组（筹）委员、四川省医学会循证医学专业委员会常委兼秘书长、中国中医药信息研究会临床研究分会理事、中国医师协会第四届循证医学专业委员会委员、中华预防医学会循证预防医学专业委员会第1~2届循证医学方法学组委员等。2019年起率先为四川大学本科生开设《生命医学替代动物研究》及《卫生技术评估前沿》课程。2021—2022年国家继续医学教育项目"系统评价与卫生技术评估"负责人。主编、执行主编、副主编和参编教材专著9本。主研课题多项，曾获省部级科技进步奖3项。以第一作者发表论文30余篇。

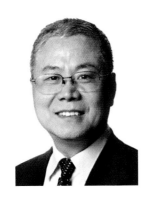

刘建平

男，医学博士，教育部"长江学者"特聘教授，博士生导师，享受国务院政府特殊津贴。现任北京中医药大学国际循证中医药研究院执行院长，循证医学中心主任。曾留学、工作于英国利物浦大学。学术任职有：国际补充整合医学研究会（ISCMR 2017—2019）主席，世界卫生组织传统医学顾问，国务院学位委员会第七届中西医结合学科评议组成员；中国中西医结合学会循证医学专业委员会第三、四届主任委员，中国医师学会循证医学专业委员会副主任委员。主编出版教材及专著10部，国内外发表学术论文660余篇，被SCI收录254篇。

前　言

　　20世纪90年代初快速兴起的循证医学（evidence-based medicine，EBM），强调医疗决策应基于当时可得的最好的科学研究证据。它提倡在资源总是有限的情况下，通过参考当前可得、经过质量评价、系统全面的研究证据，结合医生经验、患者意愿和可行性进行临床诊治决策，促进患者获益最大化、代价最小化，减少医疗差错和事故发生率。循证医学理念和方法已经深刻影响了我国的临床医学实践和卫生决策管理，推动了临床医疗质量的持续改进，指导临床诊治和卫生决策，并引起思考和辩论，有助实现《2030年可持续发展议程》及《"健康中国2030"规划纲要》中"共建共享、全民健康"战略等行动。

　　本书由国内参与开拓和长期在各领域积极推广循证医学的多学科专家共同撰写，他们是循证医学在中国大地落地生根的开拓者、践行者和传播者。旨在介绍循证医学常用方法及证据转化基本内容与方法，适用于对循证医学有兴趣的各类人员，包括但不限于医学、继续教育、临床实践、科研、决策管理和社会工作者等。本书是作者们理论认识、实践经验及思考体会的总结，希望能为读者尤其是有志于开拓创新的读者带来启迪，发挥抛砖引玉的作用。

　　全书分上下两篇，共25章。前13章主要介绍循证医学常用的方法学——证据产出、应用与传播的基本理论与方法，具体内容包括但不限于基于循证理念的临床研究选题、设计、实施与评估，系统评价制作的全过程，系统评价的再评价及其在临床指南、卫生技术评估、中医药等领域的探索；第14～25章具体介绍基于循证医学理念与方法在临床实践的应用、实施与拓展等。为方便进一步深入、扩展学习，本书附录提供了多种循证医学相关信息资源。由于循证医学这一新兴学科是动态发展的，对其准确认识、落地实践和成熟完善是待以时日的，故书中作者表达的认识和观点仅代表作者本人。欢迎各家见仁见智，共同为这一学科之树的成长壮大和成熟完善浇水施肥，为人类健康与社会可持续发展做出贡献。

　　衷心感谢本书所有编者、审校及其团队的辛勤付出！感谢四川大学华西医院/华西临床医学院的大力支持和帮助！对成都医学院樊均明，复旦大学陈英耀，山东大学贾莉瑛，西南医科大学贾红、李爱玲，郑州大学杨伟明，四川大学华西医院吴红梅、杨茗、廖晓阳、胡雯、宋海波、李舍予、蔡羽嘉、张永刚、崔凯军、瞿星，华西口腔医院李春洁，四川省妇幼保健院罗晓菊、王立芝，成都西区安琪儿妇产医院肖兵，新疆医科大学马彩玲、叶远征等团队所给予的无私帮助和宝贵建议表示诚挚的谢意！特别感谢张天嵩、董圣杰对全书统计学方法的宝贵建议；方骥帆、沈妍娇、赵圣敏、洪旗、沈建通、韩梅、牟鑫、方凌云与唐昕桐等在协助本书编辑、审阅、排版、校对、信息资源收集、培训传播等过程中所做的大量细致工作和辛勤劳动。

　　特别鸣谢：四川大学华西医院、四川省科技计划项目科普图书创作类《循证医学常用方法及证据转化》、中国中医科学院科技创新工程（中医药循证医学）：中医优势疾病遴选和评价方法及应用研究等经费部分支持出版、传播与普及相关工作。

相信本书对读者了解循证医学常用方法及证据转化与传播应用有所裨益。但由于时间和个人水平所限，此版可能并不成熟和完美，疏漏、错误和偏见在所难免。我们殷切希望得到广大读者的反馈和宝贵建议，以便再版时予以纠正和完善。

卫茂玲　刘建平

2022年8月

目 录

上篇　循证医学常用方法

下篇　循证医学证据转化与应用

上篇
循证医学常用方法

第一章　循证医学及其常用方法概述

第一节　循证医学概述

由于疾病谱的改变、健康需求的增长、资源的有限性且分布不均、医学本身的不确定性和差异性、现代医学信息科技的发展和医疗模式的改变等，医疗总费用和人均医疗费用的增长速度超过同期国民生产总值的增长速度，其中不乏过度诊疗、过度用药现象。此不仅浪费了宝贵的医疗资源，还给患者及其家属带来不必要的身心伤害和经济负担。同时，在一些农村地区和民族地区，无论当地属于经济发达地区还是贫困地区，因患者的文化水平、经济条件、医保覆盖水平有限及就医不便等因素，也常见诊疗不足现象。因此，临床实践呼吁合理医疗（right care），循证医学（evidence-based medicine，EBM）由此诞生。

20世纪90年代初快速兴起的循证医学，是医学分支之一，其虽然不可能解决所有问题，但确实为应对日益凸显的有限医疗资源不能满足无限社会需求这一世界性难题提供了一种科学的思维与途径。它强调医疗决策应基于当时可得的最好科学研究结果。遵循循证医学原则，有助于规范临床医生的诊疗行为，提高医疗保健的质量和患者安全，促进医疗决策的科学性，合理配置和利用有限的卫生资源。

一、循证医学的基本概念与主要内容

（一）基本概念

循证医学，是指医务人员在处理个体患者的具体临床问题时，主动有意识、合理地收集和评价当前可得最佳证据，并在充分考虑患者意愿的情况下，做出合理的诊疗决策。经典循证医学包括三个要素：①医生个人的临床专业知识与技能；②以患者为中心的高质量研究证据；③患者独特的价值观、意愿、信仰、期望、诊疗措施的利弊和成本负担的权衡等，核心是以患者利益最优化的临床决策模式。

（二）意义

循证医学主要通过生产高质量的卫生保健证据，促进其在临床实践中应用与传播，合理使用有限卫生资源，指导临床诊疗和健康决策。促进安全、有效、经济、简便、易行的

证据及时转化、应用到临床实践。同时，发现那些证据来源不足、亟待研究的领域，引起思考和辩论，催生创新的评价方法和体系。

（三）特点

循证医学主要特点是证据的分类分级，强调医者仁心，在不排除医者经验的基础上，证据的推荐强度应与经过系统评价的证据的质量相关联。最佳证据是指当前有效、与卫生保健相关且负担得起的研究证据。

1. **证据的分类**　证据的分类方法和表达形式多种多样，主要有按研究设计方法、研究问题、用户需要和获得渠道等分类。例如，按研究设计方法可分为原始研究、综合研究（如二次研究）；按研究问题可分为病因、预后、诊断、预防、治疗和康复研究；按用户需要主要分为政策制定者、研究者、卫生保健提供者与公众等（表 1-1）；按获得渠道可分为公开发表研究、未公开发表（如在研临床研究）等。

表 1-1　从用户角度考虑的证据分类

特征	政策制定者	研究者	卫生保健提供者	公众
代表人群	政府、机构、团体等决策管理者	医学、社会等相关人员	医、护、技等人员	公众，如患者与健康大众
证据呈现形式	内参、报告、法律、规范或数据库	数据库、书籍或文献	指南、摘要、手册或数据库	网络、电视、广播、宣传册等公众免费媒体
证据特点	简明概括、条理清晰、目标明确、实施要点具体	全面系统	方便可及、针对性强	方便可及、简明扼要、通俗易懂、形象生动
证据要素	关注宏观、中观综合性、多部门协调决策，侧重目标导向、时效性、预算影响分析、国计民生、快速响应问题	不限，侧重科学问题探索	侧重临床专业实际应用需求	侧重个人及家庭医疗或健康保健需求相关问题

2. **证据的分级**　证据质量与推荐强度分级方法的发展主要经历三个阶段：

（1）单纯考虑试验设计，以随机对照试验（randomized control trial，RCT）及系统评价为最高质量证据，主要代表有：1986 年 David Sackett 教授提出的经典循证医学 5 级证据标准。内容包括：包含多个同质随机对照试验的系统评价或大样本 RCT；至少一个 RCT；有对照但非随机分组的试验；无对照的病例系列报告；专家意见。1979 年加拿大定期体检特别工作组（Canadian Task Force on the Periodic Health Examination，CTFPHE）的标准和 2001 年美国纽约州立大学医学中心推出的"证据金字塔"，其优点在于简洁、操作性强，但问题限于防治领域。

（2）在研究设计基础上考虑了精确性和一致性，以系统评价 /Meta 分析作为最高级别的证据，主要代表有英国牛津大学循证医学中心（Oxford Center for Evidence-Based Medicine，OCEBM）推出的 OCEBM 标准，率先在证据分级基础上引入分类概念，包括病因、诊断、预防、治疗、危害、预后、经济学分析七方面，但由于级数较多，实际应用存在诸多问题。

（3）2004 年，世界卫生组织（World Health Organization，WHO）组织 19 个国家 67 名临床指南和循证医学专家创立证据和推荐意见的评价、制定与评估（grading of recommendations assessment，development and evaluation，GRADE）的分级系统，被 WHO 和 Cochrane 协作网等国际组织、协会广泛接受。

此外，为帮助用户快速利用循证医学相关资源，加拿大流行病学家和统计学家 Brain Haynes 等 2016 年更新了证据金字塔模型，主要内容包括计算机辅助决策系统（system）、循证证据整合库（summaries）、系统评价的精要数据库（synopses of syntheses）、系统评价数据库（syntheses）、原始研究精要（synopses of studies）和原始研究数据库（studies），该模型被誉为 "5S" 模型，具体如何查阅和利用循证医学资源，请参考本书第四章。

3. **证据的质量与推荐强度**　在过去 20 年里，系列成熟的循证医学信息服务应用于卫生保健决策中，各种指南的证据级别与推荐强度标准也在不断完善。

GRADE 标准全面、透明、实用性强，作为临床实践指南制定和评估统一使用的证据质量分级及推荐强度系统，其对证据的质量和推荐强度定义为：①证据质量（quality of the evidence）是指在多大程度上能够确信估计值的正确性；②推荐强度（strength of recommendation）是指在多大程度上能够确信遵守推荐意见利大于弊。证据的级别可以随着证据的质量、不精确性、间接性、不一致性和发表偏倚等方面存在的问题而降级，高质量的证据也不一定意味着强推荐。GRADE 避免了将证据质量和推荐强度直接对应，提出包括证据质量及以外的因素，如资源利用、患者偏好与价值观等，也可能影响推荐的强度，并分别从临床医生、患者、政策制定者角度就推荐意见的强弱做了明确解释，适用于制作系统评价、卫生技术评估及医学实践指南。

（四）主要内容

循证医学的主要内容为健康问题相关的最佳证据的制作、应用与传播转化。健康问题不仅包括医学相关的病因、诊断、治疗、康复和预后等因素，还包括影响健康的重要社会因素，如政治、经济、教育、职业、居住环境和伦理法律等。在医疗卫生、教育及循证卫生决策（evidence-informed health policy making）中，基于循证理念的高质量医学研究及其系统评价等是循证医学重要的研究方法和最佳证据的重要来源之一。

二、循证医学的回顾、现状与展望

（一）临床流行病学的产生与发展

临床流行病学（clinical epidemiology，CE）概念是由 John Pual 于 20 世纪 30 年代提出、70 年代后期逐渐发展起来的一门临床医学基础学科。1982 年，在美国洛氏基金会（Rockefeller Foundation）和 WHO 支持下，国际临床流行病学网（International Clinical Epidemiology Network，INCLEN）成立。从 20 世纪 80 年代起，原华西医科大学王家良教授等先后率领团队牵头成立临床流行病学教研室（1983 年）和中华医学会临床流行病学专家委员会（1993 年）。其间，多次邀请国际临床流行病学与循证医学创始人 David

Sackett 等教授来华讲学，为华西医科大学和全国培训了大量人才，也为循证医学的引进奠定了雄厚的人才、方法和技术基础。

（二）国际循证医学的产生与发展

1747 年，苏格兰海军外科医生 James Lind 通过比较分析法发现柑橘类水果与维生素 C 缺乏症防治有相关性，完成了历史上有文字记录的第一个临床对照试验，被视为临床试验的开端。1835 年，法国医生皮埃尔·路易斯（Pierre C.A.Louis）发表了伤寒和结核病的论著，证明了当时流行的放血疗法并无确切依据，认为有意义的临床治疗应建立在对患者的系统观察上。1948 年，英国发表了首个随机对照试验肯定了链霉素治疗结核病的疗效，为循证医学的诞生起到了重要作用。1972 年，英国著名流行病学家和内科医生 Archie Cochrane 在其著作《效果与效率：卫生服务中的随机反映》（Effectiveness and Efficiency—Random Reflections on Health Services）中指出，由于资源终将有限，应当使用已被恰当证明有明显效果的医疗保健措施。

1992 年，国际 Cochrane 协作网主要创始人 Iain Chalmers 领导建立了牛津围产医学电子数据库和世界首个 Cochrane 中心——英国 Cochrane 中心，这也是 1993 年在英国牛津成立的国际考科蓝协作网（Cochrane collaboration，CC）的雏形。以 Archie Cochrane 命名的 CC，是与循证医学相关的非营利性国际学术组织，致力于提供医疗保健高质量的系统评价和综合研究证据，支持各国卫生政策制定和临床实践应用。至 2022 年 5 月 26 日，Cochrane 协作网创建了 53 个专业组、190 余个国家的志愿者和研究者、医药卫生人员和患者等数万名协作者，在统一 Cochrane 工作手册（Cochrane handbook）的指导下，在 CC 主要产品——Cochrane 图书馆（the Cochrane library，CL）中 Cochrane 系统评价数据库（Cochrane database of systematic reviews，CDSR）发表了 8 838 篇系统评价全文和 2 422 篇方案。Cochrane 协作网的运行依赖其良好的组织架构和十大工作原则：①合作；②发挥个体热情；③通过良好的管理协调，以避免重复；④偏倚最小化；⑤不断更新；⑥力求相关；⑦促进获取；⑧确保质量；⑨可持续性；⑩广泛参与。

1992 年，以加拿大麦克马斯特大学 Gordon Guyatt 等为首的循证医学工作组（the Evidence-Based Medicine Working Group）在美国医学会杂志（JAMA）上发文正式命名循证医学（evidence-based medicine），提出将经过严格评价后的文献知识用于帮助住院医生做出合理的临床决策。1997 年，David Sackett 出版首本循证医学专著 Evidence-Based Medicine: How to Teach and Practice Evidence-Based Medicine。循证医学与 Cochrane 协作网同步迅速发展已有近 30 年历史，其理念已渗透到几乎所有医药卫生领域，并与各自学科特点相结合发展成新的分支学科，从临床医学领域逐渐发展到公共卫生和社会科学领域。众多国际组织不断结合医疗保健问题，共同深入研究相关方法和评价体系，促进循证医学的不断发展和完善。例如，2000 年在美国成立的国际 Campbell 协作网（Campbell Collaboration，C2），是 Cochrane 协助网的姊妹网，致力于生产和传播社会领域干预措施效果的系统评价，合理利用社会资源，促进社会转变。2003 年在加拿大成立的国际卫生技术评估协会（Health Technology Assessment International，HTAi），致力于支持和传播全球卫生技术评估的制作、交流传播与发展，及时应用创新、安全有效和负担得起的卫生保健技术。有兴趣者可参考本书有关章节和附录提供的信息。

（三）我国循证医学的产生与发展

1996 年，华西医科大学附属第一医院（现称四川大学华西医院）启动筹建中国循证医学中心 /Cochrane 中心。1999 年 3 月，中国 Cochrane 中心正式在国际 Cochrane 协作网注册。由于循证医学理念的科学性与先进性，并适应了当前医疗体制和教育体制改革的潮流，一经出现便受到政府和临床医学界的普遍欢迎。通过面向全国主办各类各层次循证医学培训班、研讨会，宣传推广循证医学理念和方法，唤醒意识。开设循证医学课程、招收循证医学相关专业研究生，培养相关技术人才，并适时成立各级循证医学学会，培训普及推广应用循证医学理念和提供系统评价的临床证据，形成具有中国特色的循证医学发展之路，逐渐在全国兴起了循证医学文化。其中原因除了国家需求、华西人的学术积淀、敢为人先的创新思维和社会责任感以外，还与来自国内外政府及学术团体的多方支持有关。

1. **国家部委的多方支持** 国家卫生部（原）、教育部和中医药管理局等先后从组织机构建设、学科建设、人才培养、经费资助等方面予以支持。1997 年 7 月，原卫生部批准在华西医科大学筹建我国第一个 Cochrane 中心，成为卫生部领导下与国际组织紧密合作的中国循证医学实体。2002 年 12 月，教育部科学技术与信息化司批准四川大学牵头成立"循证医学教育部网上合作研究中心"。至 2018 年已在全国分 5 批建成 22 个分中心，分布在全国 15 个省、自治区和直辖市的知名医学院校。2003 年 11 月和 2010 年 11 月分别成立两届学术委员会和管理委员会负责学术和管理，均由殷大奎任学术委员会主任、李幼平担任中心主任、卫茂玲为牵头中心协调员。各分中心在华西中心的协调帮助下，依托所属高校资源优势，根据当地疾病负担需求与发展重点，积极开展循证医学相关学科建设、教育培训、普及传播、人才培养和地区实践。

2. **国内各级循证医学学会的发展** 循证医学学术机构和团体在各地蓬勃发展，各级专业委员会借助专业学术团体积极推动跨学科的学术交流，普及传播循证医学，重视疾病预防和治疗干预相关研究，推动各地区、各领域循证医学的交流、创新、整合发展与实践应用。

2003 年 12 月，中国医师协会率先在北京成立循证医学专业委员会，标志着我国循证医学开始步入系统化的发展阶段，胡大一当选主委，李幼平当选京外唯一副主委。2006 年，广州中医药大学 DME 中心原主任赖世隆教授牵头成立中国中西医结合学会循证医学专业委员会，刘建平教授等任副主任委员。2010 年 3 月，中华预防医学会循证医学专业委员会在北京成立，魏万林教授为主任委员。此后，中华医学会临床流行病学专业委员会也顺应循证医学发展需求，更名为"中华医学会临床流行病学与循证医学专业委员会"。中国中药协会等多个一级学会和四川省、安徽省、广东省、河南省、甘肃省和辽宁省等省市级医学会也相继成立了循证医学专业委员会或循证医学学组，促进了循证医学在中国的较大范围学术交流，但多集中于省会级城市，县级及其以下区域的普及推广和应用尚有很长的路要走。

3. **中国循证医学的运作方式** 循证医学在我国发展历经引进、数据库网络建设、培训、普及、传播、教育、推广应用、探索研究与规范化发展阶段。中国循证医学的发展方式具有与其他国家不同的特色，为从下而上开始，到从上而下的行政推广，最后上下一致推动了循证医学在中国的全面发展。经过 26 年建设，中国循证医学中心已经发展为包括循证医学、临床流行病学资源与培训中心、Cochrane 中心、循证医学教育部网上合作研究中心、WHO 国际临床试验注册平台中国临床试验注册中心和中国循证医学杂志等多实体、多研究领域的科研机构，拥有香港 Cochrane 分中心和北京、上海、广州和兰州等 22 所高校分中心多信息共享交流平台，集成中心和杂志的所有网络资源，促进共享和应用。2018 年，Cochrane 协作网批准成立了中国 Cochrane 协作网（Cochrane China Network），促使全国著名医学院校直接参与到循证医学的国际合作工作中。

（四）中国循证医学的发展展望

循证医学要求慎重、准确和合理应用现有最好的证据来做出最有益于患者的诊疗决策，做出准确的诊断，选择最佳的治疗方法，争取最好的疗效。随着国家深化医改教改、"健康中国 2030" 和振兴中医药现代化战略机遇，近年不断涌现的新兴领域及技术，为解决临床问题提供了新的证据来源、手段和思路。尽管循证医学仍然存在局限性和待完善的问题，但循证医学已为临床医学界所普遍接受。新时代的循证医学必将得到更深入的研究和发展，与其他学科共同推进临床和卫生决策的科学化和高效转化与持续改进。中国循证医学发展历程启示，只有关注临床和国家需求，努力学习积累，抓住历史机遇并脚踏实地做事，才能为国家、为人类医学事业做出更大贡献。未来应更加重视循证医学内涵和质量建设，专业人员应该积极创造条件提供和使用真正的高质量证据，持续进行医学教育和培训，这是循证医学健康发展并进入更高阶段的保障。

第二节　循证医学常用方法

循证医学的核心任务是生产高质量证据，及时总结、评价、传播证据，并促进其合理利用。研究的原则应当以临床问题为导向、遵循临床流行病学的科研设计原理和基于循证医学理念的实践方法。循证医学常用方法包括证据的产出与综合、证据的转化与传播、证据的合理利用，倡导循证临床实践。当然，随着时间、经验积累和科技进步，循证医学的研究方法也会不断完善。

一、证据的产出

国际 Cochrane 协助网创始人 Iain Chalmers 说过，科学家不进行科学知识的综合是不可原谅的，研究者应当考察证据的全部而非孤立地看待单个研究。循证医学证据的产出方法包括原始研究（primary study）与证据综合（evidence synthesis）。

（一）原始研究

原始研究是指直接以患者和 / 或健康人为研究对象，对相关问题（如病因、诊断、预防、治疗、康复和预后等）进行研究所获得的第一手数据，经统计学处理、分析、总结而形成的研究报告。主要是基于循证医学和临床流行病学理念的临床研究设计、实施与评估

（design，measurement and evaluation，DME）方法。

根据研究者能否主动控制研究因素，临床科研设计分为临床试验性研究（clinical trial）和观察性研究（observational study）。根据试验开始时是否存在结果，又可分为前瞻性研究（prospective study）和回顾性研究（retrospective study）。一般来说，试验性研究和前瞻性研究的论证强度高于观察性和回顾性研究。原始研究的论证强度由高到低依次分为四级研究方法：①前瞻性、有对照、研究者能主动控制的研究，如随机对照试验等；②前瞻性、有对照、研究者不能主动控制的研究，如队列研究（cohort study）等；③回顾性、有对照、研究者能主动控制研究，如病例对照研究（case-control study）等；④叙述性、多无对照的经验总结与分析，如病例分析、个案总结和专家述评等，详见第二章。

（二）证据综合

为获得高级别的循证医学证据，在较大范围的知识体系内，应用科学的标准，使用透明、系统、可重复的方法，严格评价与汇总分析某问题相关的原始研究得出综合研究报告，即为证据综合，也称为二次研究（secondary study）或证据合成。包括系统评价（systematic review，SR）、Meta 分析、临床实践指南（clinical practice guideline，CPG）、卫生技术评估（health technology assessment，HTA）、临床决策分析和经济学分析等。随着对需求的扩大，证据综合技术还拓展到生态学、比较效果等社会相关领域。

系统评价、卫生技术评估和临床实践指南为证据综合常用的方法。三者共同点：①基于原始研究的系统检索、严格评价和综合分析，提炼后整理概括而成；②均可使用 GRADE 进行分级；③均可作为决策的最佳依据。主要不同点：卫生技术评估相对于系统评价，除安全性与有效性外，更注重对卫生相关技术经济性和社会适用性的评价，纳入标准更宽，基于评价结果做出推荐意见，多数可被卫生政策直接采纳。系统评价注重对研究偏倚风险的评价，有严格的纳入排除标准，只进行证据质量分级，不做出推荐。指南则是基于系统评价和卫生技术评估的结果，需要根据证据的质量作出推荐意见，对临床实践具有指导和规范意义。

1．系统评价、Meta 分析概述　系统评价（systematic review，SR）和 Meta 分析起源于研究合成（research synthesis），是以具体问题为出发点，系统全面地收集全世界已发表或未发表的相关研究，对符合纳入标准的研究进行严格的偏倚风险评价，通过定性或定量分析，得出综合、可靠的结论，可为解决某一具体临床问题而提供高质量证据。

Meta 分析是对多个同类独立研究的结果进行汇总和合并分析的统计分析方法，旨在增大样本量，提高检验效能，回答单个研究不能回答的问题，尤其是当多个研究结果不一致或都没有统计学意义时，采用 Meta 分析可得到接近真实情况的统计分析结果。

意义：系统评价、Meta 分析是循证医学重要的研究方法和最佳证据的重要来源之一，在医疗卫生、教育及循证卫生决策的研究与实践中，系统评价及其科学处理信息的方法在促进知识转化、缩短研究到实践的距离发挥着重要作用。

注意事项：①系统评价和 Meta 分析是二次研究方法，二者对纳入研究均有严格要求。不同之处在于前者是运用定性或定量方法，后者是运用定量方法。系统评价是一种基本的科学研究活动，而非是一种统计学方法。同其他科学研究过程一样，统计学处理只是其中步骤之一，并非简单的文献叠加或论文写作。②系统评价不一定都需要 Meta 分析。③ Meta 分析核心就是合并（相加），按统计学原理，只有同质的资料才能进行合并或比较分析。当通过临床专业、方法学和统计学知识等进行判断，仍然无法解释和处理研究间的异质性时，建议不做 Meta 分析。鉴于 Cochrane 系统评价被公认为质量较高的循证医学证据来源之一，其制作流程透明、方法学相对严谨，初学者了解相关内容，有助开展基于循证医学理念的研究、教学与实践。

2. **卫生技术评估概述**　卫生技术评估（health technology assessment，HTA）主要借助循证医学、临床流行病学与卫生经济学等原理和方法，采用清晰、透明的方法，综合评价卫生技术的生命全周期（如卫生技术上市前、市场批准期间、上市后等）的价值，包括临床安全性、有效性、经济性、社会伦理和法律适应性评估等，提出推广使用、限制使用、禁止 / 淘汰使用或进一步研究等综合建议，供卫生决策和社会采纳。旨在为决策者提供信息，促进卫生体系更加公平、高效和高质量发展，其服务对象主要以宏观、中观决策者为主，如某国、地区和医院等医疗卫生规划、医保决策、卫生投资与撤资等。目前全球有 50 余个国家建立了国家卫生技术评估体系，然而定义各异，很难概括各国 HTA 的成功与失败经验。其中，国家的责任非常重要，但某种程度上应聚焦于特定领域，注意避免利益相关方冲突，并尊重各自在决策程序的作用。

3. **临床实践指南概述**　临床实践指南（clinical practice guideline，CPG）作为循证医学的特殊资源，在证据到实践过程中起到桥梁作用。临床实践指南将推荐意见与相关证据的质量联系起来，并定期根据新产出的研究更新。医生在指南的指导下，结合患者具体病情作出诊断和治疗决策。

二、证据的转化与传播

（一）必要性

知识转化与证据传播是循证医学发展的必然阶段，它为研究成果应用及其对社会影响之间搭起了一座桥梁。尽管各种形式的知识转化与传播行动促进了全球健康获益。然而，知识转化依然面临很多挑战，主要表现为培训教育资源获取的有限性、缺乏规范的培训和继续医学教育、临床审查不完善、可持续的质量改进程序并未整合进卫生体系中。因此需要利益相关方协同行动，多层面激励，消除证据应用、转化与实施过程中的障碍，促进健康结局改善和卫生保健质量的持续改进。

（二）证据转化与传播基本概念

证据转化（evidence translation），主要研究知识利用的决定因素并有效促进其吸收的方法。换言之，快速有效地将高质量循证医学证据应用到卫生保健实践，最大限度地利用现有卫生保健体系，促使用户获得最佳医疗保健效果。它是一个动态、交互的过程，包括证据的合成、传播、交换和良好伦理的知识应用。

证据转化的相近词有：知识转化（knowledge translation，KT）、知识转移（knowledge transfer）、知识交换（knowledge exchange）、知识交流（knowledge communication）和证据传播（evidence dissemination）等。

（三）证据转化的途径

证据转化主要包括基础研究—临床前研究—临床研究—临床应用—社区应用—医疗政策双向六阶段。临床研究到临床应用主要依靠循证医学的方法，临床应用之后还应扩大到社区应用和医疗卫生政策制定，如医疗卫生服务规划和医疗保险等，常用卫生技术评估、经济学评估和循证决策等方法。

证据转化的途径各种各样，但应注意知识转化行动的适当性及其范围。尤其是农村、民族地区和社区人群的接受度。此外，还应关注科学适当的方法、医生的行为改变、方式、应用界定及干预模式。由于每个学科、研究项目和知识用户群体都会有所不同，而且目前大多数研究证据来自发达国家，因而，证据转化未能整合用户的意愿或价值观。

现实中，受到多因素阻碍，大量临床研究并未在人群或社区中实施成功。实施不力或根本未实施的临床证据不会产生预期的健康益处。因此，应注意发现可供转化的研究内容、证据传播的对象、手段和应用环境，加强实施科学（implementation science，IS）理论系统研究，解决"知—行"之间的隔阂，缩小人群间的健康差距。如研究特定的活动和设计策略，推广应用经证明有效的循证实践（evidence-based practice，EBP），探究将 EBP 融入医疗和卫生常规工作中的科学方法和策略，改善服务流程和多部门参与合作，克服实施过程的障碍，提升卫生政策实施行动的公平、可及与效率。

（四）注意事项

1. **内容、形式易于传播和理解，方便获取证据**　转化与传播的目的是将整合的证据推荐给适当的用户，如政策制定者、健康照护者、消费者等。内容、形式应根据不同的用户需求，容易获取、传播和理解。若对象是临床医生，则主要通过 EBG、证据总结（evidence summary）等形式发布，为临床提供疾病的当前最佳证据和推荐意见。

2. **应以最经济的方式传递证据**　详细了解目标人群的不同需求，采用量身定制的方法，与用户共享研究证据，针对性传播和转化知识，如摘要开发、教育讲座等。

3. **良好伦理的知识应用**　在改善卫生保健过程中，知识利用应符合本国法律规范和良好的社会伦理原则。可通过专家推荐、制订循证实践规范，改变传统的以经验为主的诊疗理念，培养医务人员主动进行循证实践的能力与方法，营造循证临床实践的氛围。

三、循证临床实践

（一）基本概念

循证临床实践（evidence-based practice，EBP）是基于患者问题和临床实践的不确定性，主动有意识地寻找、评价与实施当前可得新知识的过程。

（二）循证临床实践步骤

循证临床实践基本步骤包括提出结构化临床问题、检索证据、评价证据、应用最佳证据和后效评价，简称"5A"。

1. **提出问题（ask）**　一般根据患者临床表现、实验室检查等疾病的诊断、治疗、预后和药物安全性等疑难或信息需求，遵循 PICOS 原则，即研究对象（participants，P）、干预措施（intervention，I）、对照（control，C）、结局（outcome，O）、研究设计（study design，S），转化成可以回答的问题。问题的提出应以有利于解决患者关键问题为目的。

2．寻找研究证据（acquire）　制定适当检索策略，检索合适的数据库。借助循证健康信息资源"5S"模型，由塔尖开始顺序检索循证医学资源，可达到事半功倍效果。参照 PICO 原则确定主题词和关键词进行检索，根据检索结果能否回答临床问题，调整和修正检索策略，重复检索步骤。

3．评价证据（appraise）　对搜集到的研究证据的真实性、可靠性、重要性和实用性及缺陷进行严格评价。一般评价原则如下：

（1）真实性评价：是证据评价的核心。影响证据真实性的因素有：①研究设计的科学、可行、合理性；②研究对象、纳入及排除标准、样本量、混杂因素；③研究方法，测量指标、指标的敏感性和特异性、测量偏倚；④研究结果，基线状况与可比性、统计分析方法、结果解释合理性等。

（2）重要性评价：证据的重要性主要是指研究结果本身是否安全、有临床价值。常借助定性或定量的客观指标，如是否有利于改善患者主要结局，减少不良反应。

（3）适用性评价：常影响证据的临床适用性的因素有研究对象的人口学特征、类型、自然及社会环境、经济水平、医疗卫生保障条件、社会伦理法规和语言文化环境等。

4．应用证据（apply）　在患者配合下，将经过评估的质量较高的证据用于临床实践。循证实践强调临床决策要基于最佳证据，但证据本身并不能替代决策。证据的应用不是机械地照搬证据，必须与患者的实际情况和疾病状态相结合，遵循临床指南或共识，整合临床工作者专业判断与患者意愿作出科学合理的决策。应用证据前需仔细考虑的问题有：患者与证据中的研究对象是否相似？研究者是否测量了所有重要的结局？证据在本单位应用是否可行？只有在充分评估患者与证据中研究对象的相似之处，同时考虑具体患者对疾病结局的价值取向与意愿等因素，才能进行合理的临床决策，实现利大于弊的效果。

5．后效评价（assess）　是评价和检验循证医学实践效果的关键环节，也是有别于非循证医学的其他实践的重要步骤。通过前述四个步骤，后效评价应用当前最佳证据指导解决具体问题的效果如何，若成功可用于指导进一步实践；反之，则应分析原因，找出问题，并针对问题进行新的循证研究和实践。

后效评价主要包括对循证实践能力的自我评价和循证实践的效果评价。循证实践能力的自我评价包括提出问题、检索证据、评价证据和运用证据等能力，有助发现自身不足，增强个人的循证实践能力。循证实践的效果评价包括临床实践质量的改善以及临床实践有证可寻的情况，提高卫生保健决策质量。通常情况下，医生面对临床实践问题，根据已有的知识、技术、教科书和指南，能够直接为患者提供医疗服务。当遇到棘手或不确定的问题时，就需要以患者利益最优化为原则，基于循证医学的理念和方法，主动有目的地查证用证，以获取更多的信息支持临床决策。若当前可靠证据显示临床问题的干预措施无效或有害时，则应禁止将其应用于具体患者；若现有证据不足以做出决策，应开展相关问题的研究。同时，需注意最佳证据具有明显的时效性。临床应用要随时进行效果评价，才能提高诊治水平。

临床各专业疾病的循证实践流程大同小异，不同之处是疾病的诊治和侧重点有所差异。需要注意的是，临床实践不是机械地照搬套用他人的证据，在某些领域，如新发疾病、少见疾病或病情，常缺乏现成可靠的外部证据，医生的经验和专业判断在处理个体化患者的过程中也非常重要。通过有意识地学习借鉴循证医学的理念与方法，主动培养发现问题、分析问题和解决问题的能力，不断提高临床诊疗水平及实践技能。鼓励有兴趣、时间和能力者，借助本书介绍的常用方法或参加相关培训开展循证医学研究，成为最佳证据的积极制作者、实践者和传播者。

（卫茂玲）

参考文献

［1］孟庆跃. 卫生政策与体系研究回顾与展望. 中国卫生政策研究，2017，10（07）：1-5.

［2］卫茂玲，史宗道. 知识转化//史宗道，华成舸，李春洁. 循证口腔医学. 3版. 北京：人民卫生出版社，2020：330-342.

［3］卫茂玲. 倡导循证决策促进社会发展——第九届Campbell年会纪实. 中国循证医学杂志，2009，09（6）：713-714.

［4］卫茂玲，苏维，李幼平，等. 医患沟通系统评价证据的循证分析. 中国循证医学杂志，2008，8（12）：1100-1104.

［5］卫茂玲，康德英. Meta分析的基本原理//詹思延. 系统综述与Meta分析. 北京：人民卫生出版社，2019：20-31.

［6］AlPER BS, HAYNES RB. EBHC pyramid 5.0 for accessing preappraise devidence and guidance. Evid Based Med, 2016, 21 (4): 123-125.

［7］知识转化资源库KT Clearinghouse. [2022-05-20]. http://ktclearinghouse.ca/.

［8］About the Cochrane Library. [2022-05-26]. https://www. cochranelibrary.com/cdsr/reviews.

［9］EVIDENCE-BASED MEDICINE WORKING GROUP. Evidence-basedmedicine. a new approach to teaching the practice of medicine. JAMA, 1992, 268 (17): 2420-2425.

［10］ESTABROOKSPA, BROWNSON RC, PRONK NP. Disscmination and implcmcntation scicncc for public health professionals: an overview and call to action. Prev Chronic Dis, 2018, 15: E162.

［11］MARTEM R, MIKKELSEN B, SHAOR, et al. Committing to implementation research for health systems to manage and control non-communicable diseases. Lancet Glob Health, 2021, 9 (2): e108-e109.

［12］THEOBALD S, BRANDES N, GYAPONG M, et al. Implementation research: new imperatives and opportunities in global health. Lancet, 2018, 392 (10160): 2214-2228.

第二章　基于循证理念的临床研究选题、设计、实施与评估

第一节　基于循证理念的临床研究选题

一、循证医学与临床流行病学的关系

循证医学的初衷是强调医疗卫生决策应基于科学证据，尤其是临床医生的医疗决策应基于可靠的临床研究证据。当然，在此决策过程不能忽略决策者（临床医生）的个人经验和专业技能，以及决策对象（患者）的价值观和选择。医生的经验是随着实践过程逐渐积累的，但是证据则需要开展临床科研，而临床科研的开展前提是提出临床相关的问题，按照临床科研设计的基本原则和方法实施研究，进而产生用于决策的证据，这个过程则是临床流行病学的范畴。

从学科层次来说，证据的应用分为两个阶段，用临床流行病学方法产生证据，进而用循证医学方法应用证据。因此，临床流行病学是循证医学的基础和前提。没有证据，就无法开展循证的临床实践，也就谈不上循证医学。诚然，循证的实践过程也是提出临床科研要解决问题的过程，也是循证决策需求的问题。两者相辅相成。为此，国内权威的学术机构，如中华医学会将临床流行病学专业委员会更名为临床流行病学与循证医学分会，进一步说明这两个学科的紧密联系。

二、基于循证理念的临床研究选题原则

前面提到临床流行病学是循证医学的基础。那么，循证医学提出前后，对于临床科研产生什么样的影响呢。首先，众所周知，经典的临床流行病学研究健康状态的分布、疾病的发生、发展演变和转归的科学规律，研究相应的干预对策和措施，涉及疾病的病因/危险因素、分布、筛查/诊断、预后、预防、治疗与康复。该学科是20世纪30年代国际上率先提出并逐步发展起来的，80年代引入中国并逐渐成熟独立成为一门学科。循证医学提出之前的临床决策大多基于个人的经验、教科书的知识，以及同行医生的经验分享，此决策的局限性在于有较大的主观性，可重复性较低。循证医学提出之后，更多的是针对临床决策中存在的不确定性和差异性，需要科学研究的证据来指导决策，并且将证据、经验和意愿相结合，做出合理、正确的决策。因此，循证医学时代对临床研究提出了更高的要求，需要开展基于决策需求的临床研究，使研究结果能够反馈临床，指导科学决策。这就是我们常说的基于循证理念的临床研究。

由此可见，循证理念的临床研究选题原则应当是临床问题导向、决策相关、科研资源合理配置、预期研究结果可以转化的、基于临床流行病学设计原理的研究。尤其在临床科研资源有限的情况下，需要从众多的、复杂的临床问题中梳理出来有待优先研究和解决的问题，如患病率高、病死率高、疾病负担重的领域来开展研究。

三、临床研究选题的思路与方法

临床研究的选题是从思路到方案形成的过程。好的选题首先是源自临床实践中的问题，是在经过系统的思考、观察、提问和充分掌握文献的基础上提出的。由于临床流行病学是研究健康状态与疾病的发生、发展演变规律，制定防治措施的科学，因此，可以将临床研究的选题范畴确定为以下任何一个或多个领域。健康状态的分布，根据 WHO 对健康定义的转变，可以采用经典流行病学的方法研究健康状态的分布（人群、时间、空间），包括身心健康以及采用各种生活质量测评量表所评价的健康状态。这类研究对医疗资源配置、健康公平性、疾病预防等都有重要价值和参考意义。从疾病的发生、发展演变至转归，所涉及的临床问题包括疾病发生的病因和危险因素、疾病的早期筛查、疾病的诊断、疾病预后、预防、治疗、康复及卫生经济学研究。从临床医疗的实际出发，更多的研究是围绕患者的需求开展，如所患的疾病（诊断问题）、如何治疗（治疗问题）。因此，这里面主要涉及有效性、安全性和经济性等。

大多数临床问题根据医生已有的知识和技能能够直接为患者提供医疗服务，有些问题不能从已有的教科书和指南当中获取，此时就需要查询更多的、及时的信息，当所提出的临床问题没有现成的答案，此时，结合该问题的临床价值，确定为需要开展研究的问题。而研究涉及经费和时间，因此需要通过课题或项目立项去获取经费和资源，进而开展研究。这个过程就是我们通常所说的选题、立题的过程。

不同的临床研究所采取的研究方法不同（详见本章第二节），比如健康状态或疾病的分布问题，通常采用横断面调查（现况调查）的方法进行研究；病因或预后的问题采用病例对照研究或队列研究的方法来开展；干预措施的有效性和安全性问题通常采用随机对照试验设计来进行。因此，提出临床相关问题之后的第二步就是确定恰当的研究方法。

从思路形成到问题凝练、假说建立，到方案设计的过程离不开文献的复习。一个好的选题除了具备临床相关性之外，要充分体现创新性和临床决策价值。而创新性的体现则是基于前人的研究文献，即需要掌握该问题涉及领域的国内外研究现状以及存在的问题。这也是为什么研究生在做开题报告之前需要系统性地复习文献，撰写综述，提出问题和解决问题的思路和方法。因此，启动一项新的临床试验需要基于系统评价的证据，才能提出在前人基础上的新选题。

（刘建平）

第二节 临床研究常用的设计类型

一、随机对照试验

迄今为止，随机对照试验仍被认为是评价医疗保健干预措施的金标准。自从 20 世纪 40 年代《英国医学杂志》（*The British Medical Journal*，BMJ）首次发表随机对照试验以来，对于整个医学界的进步乃至于循证医学的诞生和发展起到了至关重要的作用。

随机对照试验的原理是基于因果推断的基本准则，通过对研究对象的随机分组确保了组间基本特征的均衡可比，减少了选择性偏倚，因此被认为是最为严谨的科研设计。随着方法学研究的进步，随机对照试验的类型也逐渐多样化，从随机双盲安慰剂对照试验发展到实效性随机对照试验、加载试验（add-on trial）、集团随机对照试验（cluster randomized controlled trial）单个病例随机对照试验、随机交叉试验、分层随机试验、技能型随机对照试验等不同类型，以适用于医疗保健干预措施的差异性，也应对了当前疗效评价领域从单纯的效力（efficacy）评价向效果（effectiveness）评价的转变。

然而，随机对照试验也有其局限性，主要包括研究结果的外推性受限，不能完全反映临床实践的真实情况，因为患者对治疗措施的偏爱或选择导致随机分组的伦理性受到质疑。由此，近年来学术界开始倡导观察性真实世界研究设计，来弥补随机对照试验的不足。

根据研究的性质，临床疗效评价研究分为干预性研究（临床试验）和观察性研究（分析性和描述性研究）。临床试验属于前瞻性干预性研究，是医疗干预措施评价的金标准，一般指随机对照试验，其中最严谨的是随机双盲、安慰剂对照试验。用于评价预防、治疗、康复措施的效果。由于干预性研究需要控制诸多影响评价的因素，也被称为理想状态下的研究，这种研究与现实世界的环境不同，因此，在理想状态下评价证明有效果的干预措施（效力）如何能够在现实世界场景下发挥作用，是近年来研究领域范式的转变，即鼓励开展基于现实世界（也称为真实世界）的效果研究。这两种类型的研究特征有所不同（见表 2-1），研究者在设计阶段根据其目的，确定选择相应的研究范式。

表 2-1　理想世界与现实世界研究（效力与效果比较）的特征

特征要素	效力研究	效果研究
对象（P）	高度选择	代表性
干预措施（I）	单一、标准化	复杂干预
对照（C）	安慰剂	阳性药
结局（O）	疾病特异性指标	患者相关结局
设计（D）	小样本、双盲	大样本、开放

二、队列研究

队列研究属于观察性研究，分为同群组队列和不同群组队列，前者代表暴露组和非暴露组都来自同一个研究场所，而后者是指暴露组和非暴露组分别来自不同的研究场所。队列研究根据其时间顺序，分为回顾性队列、前瞻性队列和双向性队列（回顾加前瞻）设计。它与临床试验最大的区别在于分组的形成。临床试验是研究者根据研究目的不同人为地将事先设定好的两种或多种干预措施分配到不同的研究对象当中去，而队列研究是根据研究对象"自然"接受的各种暴露因素而分为不同的组别。比如，腰椎间盘突出症患者根据自身的就医行为分为外科手术暴露组、推拿治疗组、针灸治疗组、理疗组、牵引组等，这种分组不是根据研究目的来设定，而是根据现实当中的"自然暴露"而形成。可见，队列研究更加符合现实的临床情况，因此，也是真实世界研究当中最经典、最常见的研究设计类型。

队列研究在流行病学当中是非常经典的观察性研究设计类型，主要用于评价病因和危险因素，如评价吸烟与肺癌的关系、乙型肝炎病毒感染与原发性肝癌的关系等，近年来开始将其用于医疗干预措施的效果评价。例如，比较疫苗接种人群和未接种人群在某传染病发病率的差异，从而推断接种疫苗对于预防传染病的效果。

显然，在无法实施或难以实施随机对照试验的情况下，队列研究不失为一种良好的设计类型。在比较公认的牛津小组制定的循证医学的证据分级体系当中，队列研究的证据强度也仅次于随机对照试验。队列研究有其自身的优越性，比如评价某干预措施长期的疗效、特殊人群暴露于某干预措施的疗效、干预措施长期的副作用、外科领域的效果评价、新发突发传染病的疗效评价等。在疗效评价领域，某些特殊人群通常是不被纳入随机对照试验，如儿童、老年人、孕妇、严重肝肾功损害的患者等，因此，这类人群的循证医学证据就需要其他设计类型的证据来加以补充。在循证医学证据评价领域，采用 GRADE 证据分级体系当中就有将观察性研究证据进行证据级别升级的情况，比如设计严谨的观察性研究，当存在明显的效果或者剂量效应关系时，证据级别是可以提升 1 ～ 2 级。

三、病例对照研究

属于流行病学观察性研究中的回顾性研究，设计类型归属于分析性研究。它的设计原理是研究开始时观察的结局事件已经发生，分组的依据为是否发生了结局事件，然后回顾性地调查与结局事件相关的因素。这些因素可以是暴露因素，也可以是观察对象的基本特征或家族史。

比如，要了解感染新型冠状病毒（SARS-CoV-2，简称"新冠"）的患者发生死亡结局的相关因素，由此设计一项病例对照研究。那么，病例组就是确诊新冠感染死亡的病例（发生了死亡的结局事件），而对照组是确诊新冠感染而痊愈的患者，回顾性调查患者从发病至结局发生过程当中的所有相关信息，包括患者的人口学基本特征、实验室检查的各项生理、病理与病原学指标、发病时间地点、疾病严重程度、治疗措施等，进而分析两组患者的观察变量，了解哪些因素与患者死亡的发生相关联。需要注意的是，病例组和对照组应当是同一时期具有可比性的人群。通过比较病例与对照组的基本特征，就会发现死亡的患者通常是年龄偏大的，本身具有多种慢性基础疾病如糖尿病、肥胖、慢性阻塞性肺疾病等，这对于保护重点人群，及早治疗高危人群具有重要的临床指导意义。如果病例对照研究事先有初步的假设，比如想要探讨某治疗药物的副作用，那么就要排除组间由于混杂因素带来的偏倚和影响，这时，为了保证组间可比性，则通常可采用匹配的方法进行配对，比如说按照病例组的基本特征（如性别、年龄、居住地、病程等）去寻找与之相匹配而没有发生结局事件的患者作为对照组。

四、病例系列与个案报告

病例系列（case series）属于流行病学研究当中的描述性研究，是对具有某一特征的研究对象如同一种疾病的患者进行跟踪随访，观察其疾病发生、发展过程及其影响因素，探讨影响结局的相关因素，包括治疗或暴露因素。在干预措施疗效评价研究当中，病例系列可以为后续研究提供重要的参考价值，如初步的疗效评价为后续对照研究提供样本量估算的依据。同时，也可以观察患者对治疗的依从性、疾病的转归、探索干预相关的结局指标。对于新发突发传染病来说，病例系列是珍贵的初步证据，为筛选有效治疗措施提供极其重要的参考依据。对于罕见病来说，临床诊疗实践当中积累的病例系列将有可能成为医疗决策的重要依据。

个案报告（case report）在经典循证医学证据分级中归为五级证据。对于新发突发传染病来说，最初的个案报告是认识疾病特点和转归的重要线索，也是探讨医疗应急的依据。对个案报告的及时总结，有利于发现疗效和伤害的初级证据，疗效显著的案例可以为临床诊疗提供借鉴，而严重的伤害事件，如严重的不良反应，则会警醒人们对干预措施的安全性问题。在外科领域，个案报告往往是新术式发现的重要途径。国际上也有个案报告的国际报告规范，简称"CARE"（见 www.equator-network.org）。

（刘建平）

第三节　临床研究实施的质量控制

一、临床试验数据与安全监察会及其职责

众所周知，临床试验中应保证受试者不会承担可以避免的安全性风险。另一方面，保证试验持续足够的时间，不会因过早终止而不能回答预设的科学问题也十分重要。因此，临床试验有时需要成立临床试验数据与安全监察委员会（Data and Safety Monitoring Board，DSMB）来承担这些任务。我国 2020 年最新修订的《药物临床试验质量管理规范》（Good Clinical Practice，GCP）第五章申办者职责第三十六条也提出，申办者可以建立独立的 DSMB，以定期评价临床试验的进展情况，包括安全性数据和重要的有效性终点数据。数据与安全监察委员会也称为独立数据监察委员会（Independent Data Monitoring Committee，IDMC），也可简称为数据监察委员会（Data Monitoring Committee，DMC），本节统一采用数据与安全监察委员会（DSMB）进行相关内容的介绍。

（一）DSMB 的定义及组成

DSMB 是一个独立的具有相关专业知识和经验的专家组，负责定期审阅来自一项或多项正在开展的临床试验的累积数据，从而保护受试者的安全性、保证试验的可靠性及试验结果的有效性。通常，DSMB 的成员主要来自具有相关疾病专业知识的资深临床专家和临床试验统计学专家，但有时根据特殊需要也会邀请其他学科的专家。例如，有些试验需要邀请毒理学、流行病学、药学或医学伦理学等方面的专家来审阅研究中的试验数据。DSMB 由主席和一般成员组成，主席通常由申办者推荐，全权负责 DSMB 的运行。成员规模主要取决于工作范围和临床试验的复杂程度，应至少包含 3 名成员（含主席）。对于较为复杂的试验（如大型多中心 RCT），DSMB 的规模可以更大一些。

（二）哪些临床研究需要成立 DSMB

早在 20 世纪 60 年代初，美国国家心肺血液研究所就提出设立专家委员会，目的在于临时监察临床试验中的累积数据。根据 1998 年美国国立卫生研究院（NIH）发布了《数据和安全监测政策》，强调 NIH 组织的 "每个临床试验都应该提供数据和安全监测"。自 90 年代起 DSMB 的应用日益广泛，许多药品 / 医疗器械企业赞助的试验也将 DSMB 监察纳入其中，几乎所有联邦医疗随机试验都需要 DSMB。在其他发达国家企业发起的试验中 DSMB 应用也逐渐普遍。2005 年世界卫生组织（WHO）发布了《数据与安全监察委员会的建立及其职能的操作指南》，2006 年美国食品药品管理局（Food and Drug Administration，FDA）发布了《临床试验数据监察委员会的建立与工作技术指导原则》（2015 年修订），2020 年 9 月国家药监局药审中心发布的《药物临床试验数据监察委员会指导原则（试行）》均提供了 DSMB 的适用情况供临床研究参考。

在临床试验中，是否需要设立 DSMB，可视研究项目的具体需求而定。美国 NIH 规定，对受试者有伤害风险的临床试验必须成立 DSMB 以确保受试者的安全。我国《药物临床试验数据监察委员会指导原则（试行）》中建议：大多数早期探索性试验、没有重大安全性问题的短期研究，可能不需要设立专门的 DSMB；而确证性临床试验，特别是大样本、安全性风险高、包含适应性特征的复杂设计，或者观察周期较长的临床试验，设立 DSMB 就显得非常必要。即使是开放性试验，包括单臂试验，若有必要在试验过程中评估汇总数据，申办者也应考虑设立 DSMB。

简而言之，以死亡率或主要疾病发病率为终点指标的安全性临床试验以及基于有效性可能提前终止的临床试验，均有必要引入 DSMB 对临床试验全程监察以保证受试者的安全以及研究结果的科学性。

（三）DSMB 的职责

根据国家药监局药审中心发布的指导原则，DSMB 的职责可以包括以下几个方面：安全性监察、有效性监察监查、试验操作质量监察监察、试验设计调整建议等。DSMB 的主要作用是基于累积数据和阶段性研究情况的分析和评价，就研究是否继续进行试验向申办方（和 / 或申办方委托的指导委员会）提供研究是否继续、调整或者是终止该试验的相关决策的建议，而其建议是否被接受则由申办者决定。DSMB 具体的职责和任务，应在方案中描述并在 DSMB 章程中详细阐述。

1. **安全性监察**　DSMB 的首要任务是进行安全性监察以保护受试者的安全。若试验前有证据显示研究干预可能存在重大安全隐患，如严重不良反应、严重毒性、特殊安全性问题，或者针对的是危及生命的疾病，以及涉及临床试验的特殊患者群体（如未成年人、妊娠妇女、高龄或晚期疾病患者）等，尤其应考虑设立 DSMB。

在试验开始前，申办者应与 DSMB 成员充分讨论试验中可能观察到的所有值得特别关注的潜在不良事件和不良反应。即便如此，在安全性监察时仍可能遇到一些事先未曾考虑到的情况，比如其他已完成或正在进行的相关临床试验发布的外部安全性信息，对此 DSMB 需要了解更多细节和额外信息，才能做出正确判断。

如果对临床试验的安全性问题存在严重担忧，DSMB 可能会考虑向申办者提供终止临床试验、暂停试验并进一步查明试验的安全性问题等建议。

2. **有效性监察**　DSMB 的一个重要任务是通过审阅期中分析数据对有效性进行监察，并协助申办者做出是否提前终止试验的决策。通常情况，DSMB 根据研究方案事先确定的统计决策准则，经对非盲数据进行期中分析后，判断有效性结果是否满足提前终止临床试验的条件。提前终止试验的建议主要包括以下两种情况：①期中分析的结果显示预期按原计划完成试验得到阳性结果的概率较小，继续试验意义不大，故而提前终止试验；②期中分析的结果显示试验的有效性结果满足预设的统计决策准则，以阳性结果提前终止试验。

DSMB 应慎重考虑以阳性结果提前终止的决策，除满足统计学要求外，还需综合考虑期中分析数据的可靠性和成熟度、安全性信息的充分性、结果的内部和外部的一致性，以及监管部门对该类临床试验的相关要求。对于多区域临床试验（multi-regional clinical trial，MRCT），若考虑因有效性成立而提前终止试验，DSMB 需要关注区域疗效，特别需注意在仅收集了部分数据进行期中分析时，区域疗效很可能与整体疗效不一致。参加多区域临床试验的 DSMB 成员如果有区域代表性，可以更好地帮助监察监察整个试验以及各自区域试验的执行。

3. **试验操作质量监察**　DSMB 还可以通过审阅试验数据对试验操作质量进行监察，包括监察方案依从性、招募状态、受试者的脱落率和数据完整性等信息。如果发现试验执行过程中出现严重质量问题，DSMB 应建议申办者改善研究质量。例如，DSMB 通过审阅对所收集数据的分析结果，发现随机化错误、缺失数据比例太大或组间基线严重不均衡等问题，有必要及时建议申办者找出产生问题的原因并加以解决。

4. **试验设计调整建议**　对于采用适应性设计等复杂设计类型的临床试验，常需要基于已收集数据，对正在进行的试验要素进行调整和修改，如干预剂量、研究人群，或用于样本量估计的效应量及误差等。此时作为独立第三方的 DSMB 的参与是非常必要的。可以由 DSMB 根据事先在研究方案及 DSMB 章程中明确规定的规则、在保证试验完整性的前提下，对正在进行的试验设计提出调整的建议，这将有助于提升试验的科学性，并降低试验失败的风险。

DSMB 应执行研究方案中预设的计划，而不应直接参与研究方案的修订，特别是与有效性评价相关的方案修订。当涉及根据外部数据对试验设计调整时，也应由申办者，而不是 DSMB，提出试验设计调整（如调整终点指标、改变或增加预设亚组等）。

二、数据协调委员会及其职责

NIH 在 1998 年发布了《数据和安全监测政策》，2002 年由时任 NIH 临床中心主任约翰·加林博士组织团队编写了《临床研究原理与实践》，2008 年和 2012 年分别出版了第 2 版和第 3 版，著作中对临床研究的数据管理做了详细论述。按照国际临床研究数据管理规范，为了避免临床研究中数据管理的不规范，降低对临床试验干预措施有效性和安全性的影响，在数据管理和统计的环节上，通常采用独立的第三方数据管理机构，即数据协调委员会（Data Coordination Committee，DCC），也称为数据管理协调委员会（Data Management Coordination Committee，DMCC）或者数据管理协调中心（Data Management

Coordination Center，DMCC）。本节统一采用数据协调委员会（DCC）进行相关内容的介绍。

（一）DCC 的组成及职责

DCC 的人员组成包括负责人、数据核查与分析人员、数据协调员和质控管理人员（监察员）。项目负责人主要负责 DCC 工作的规划与安排，也可以承担其他角色的工作。数据核查员负责对电子数据库中日常数据的核查，数据的提取及统计分析。数据协调员专职负责与各分中心研究助手进行数据问题的沟通，及时将核查出的各种问题反馈给分中心研究助手，并监督与指导其及时将数据库中缺失及错误内容进行更新。质控员在研究开始纳入第 1 例病例时，以及每年 1 ～ 2 次到各分中心进行现场监察，包括研究进度和研究质量等，现场核对纸质病例报告表（CRF）与电子数据库的一致性，实地检查并解决远程沟通中未发现的问题，如仪器设备的使用，数据是否可溯源、有无方案违背，知情同意是否规范、样本的运输和保存是否规范等研究流程的细节问题。

（二）DCC 在临床试验不同阶段的作用

DCC 作为临床试验的中间枢纽，在临床试验的进展过程中具有举足轻重的作用，上对项目组专家，数据安全与监察委员会（DSMB）专家，下对各家分中心研究者、研究助手，均需做到直接联络与沟通。

1. 临床试验实施前参与设计 在试验研究方案起草阶段，需有 DCC 统计人员参与研究方案设计，根据主要结局指标进行样本量的估算，确保试验方案设计及随机分组的合理性；由 DCC 产生随机序列，并指导药品的编盲；制订研究方案对应的统计分析计划（statistical analysis plan，SAP），以避免在数据管理过程以及随后的统计分析方法选择上发生偏倚；选择适合的电子数据收集平台及构建 eCRF。

2. 临床试验运行过程中进行质控 数据核查员定期核查电子数据库，包括录入进度核查、缺失值核查、逻辑以及准确性核查、时间窗核查、违背方案核查、纠正共性错误、形成核查清单。所有问题汇总形成疑问清单反馈给各分中心研究助手，由数据协调员通过定期电话会议/网络会议总结问题并督促分中心及时改正。在试验运行后期，核查员需将数据库平台中的数据全部导出，对 CRF 中所有需要统计分析的数据再次进行数据的清理与核查。同时，DCC 需要负责提供每月 1 次的 DCC 报告，组织每季度 1 次的 DSMB 电话会议，向 DSMB 进行研究进度、受试者筛查情况、受试者脱落情况、方案违背/偏离情况、严重不良事件的上报和处理情况、重点结局指标的完整性以及试验的安全性进行整体报告。

DCC 质控人员开展现场监察，监察员组织协调项目组成员、机构管理人员和方案设计专家至各分中心进行现场监察。一般在研究开始纳入第一例病例时，质控员每年 1 ～ 2 次到各分中心进行现场监察。现场随机抽取 10% ～ 20% 的 CRF 逐页逐项进行详细检查，并与电子数据库中录入的内容一一核对，同时对研究中的关键数据进行溯源。现场观察受试者入组流程、发药流程、受试者生物样本收集及储存是否符合标准规范，有无方案违背/偏离、发现问题能现场解决的务必现场解决，不能现场解决的 DCC 会跟踪随访，直至问题全部解决，具体监察的详细内容见本节内容的第四部分。

3. 临床试验结束后统计分析　临床试验完成后，DCC 最重要的工作是按照统计分析计划进行盲态下的统计分析工作。一项大样本的临床试验需要历时几年，耗费大量的人力、财力，目的是验证最后的结果是"阴性"还是"阳性"。DCC 作为独立的第三方机构来揭示研究结果，可以做到不偏不倚，实事求是，增加结果的可信度。

三、临床研究标准操作规程（SOP）的制定

ICHGCP E6（R2）对临床研究标准操作规程（standard operating procedure，SOP）的定义为"有效地实施和完成某一临床试验中每项工作所拟定的标准和详细的书面规程"。SOP 是用来控制操作程序，以确保其研究工作符合 GCP 法规和监管要求，并能够反映临床研究的业务需求、明确工作职责和责任标准的书面说明。SOP 的范围能覆盖药物临床试验全过程，包括不同领域和岗位、各操作技术、行政管理业务等。我国最新版《药品管理法》已于 2019 年 12 月 1 日正式实施，提出从事药物临床研究应当遵守 GCP 的要求必须制定 SOPs。

四、临床试验要求制定的 SOP 范围

为了实施《药品管理法》以及 GCP 的要求，临床研究机构应制定药物临床试验全流程管理的 SOP，包括但不限于药物临床试验涉及的伦理审查与报告、知情同意、试验方案设计、统计分析计划与报告、数据管理计划与报告、受试者招募、入选排除标准、病例记录、不良事件记录与报告、试验药品管理、检查与临床评价、样本转移、影像与介入治疗等工作，明确试验过程与数据的锁定原则、参与临床研究各个环节的研究者培训等。研究者可以根据临床研究的流程在各个环节制定相应的 SOPs，见图 2-1。

五、现场监察的要点和注意事项

现场监察既是数据管理的一部分，也是临床研究质量控制的一部分。现场监察也可称为现场核查，分为现场观察和临床研究文件核查。现场观察主要包括受试者知情同意流程、入组流程、发药流程、受试者生物样本收集及储存流程等，通常用于第 1 例受试者的入组监察。常规监察以文件核查为主，主要包括以下 5 个方面：

1. 研究进度以及基本情况　核查入组病例数是否达到项目规定的进度，记录脱落 / 失访患者的比例，如果进度缓慢或者脱落 / 失访患者比例较高，通过研究者访谈查找原因；核查临床试验是否在国际公认的注册平台进行注册，网站注册的内容与研究方案是否一致，是否在注册获批前入组病例；核查研究是否在国家医学研究登记备案信息系统备案。

2. 伦理审查与知情同意　核对各个分中心的伦理批件日期与第 1 例受试者入组日期的先后关系，如项目周期超过 1 年，还需要核查跟踪审查批件；核对每一份知情同意书的签字和日期是否规范，注意核对知情同意时间与随机入组时间的先后关系，核对是否有先入组后知情同意的情况。

3. 方案修正和违背情况　通过研究者访谈了解是否发生方案修正，若有，是否获得伦

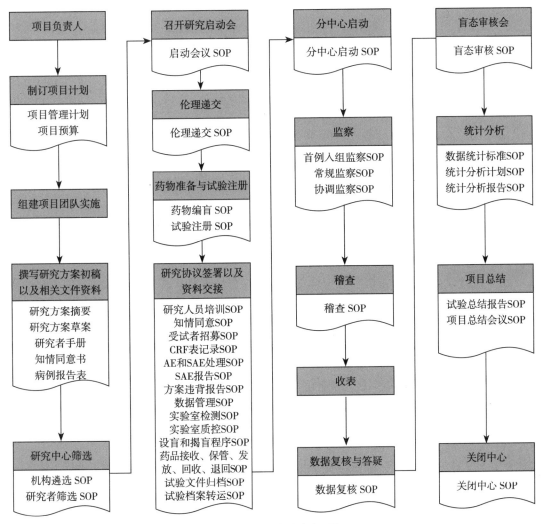

图2-1 临床试验流程图

理委员会以及项目组的批准；对照入选标准和排除标准清单核查每一个病例是否满足纳入标准；核查受试者是否按照规定的分组进行干预；核查随访信息，是否按照方案规定的时间或方法对受试者进行访视、检测或结局评估；核查严重不良事件（SAE）是否及时上报；核查标本采集及处理是否按方案进行；核查需要使用盲法的步骤是否存在破盲的风险。

4．**数据管理及溯源** 核查电子数据库的数据与纸质版 CRF 是否完全一致；核查每个随访时点的数据缺失情况；对临床研究的关键数据进行逐一溯源，比如核查原始化验单、影像学报告、量表的填写是否完整等。

5．**实验室和生物样本库管理** 凡进行实验室检查和生物样本管理的研究需要核查每一份样本是否具有完整的实验记录；是否按照方案规定存储样本；样本的采集、转运、处理情况是否有记录。

（韩梅）

第四节　临床研究的评估

　　临床防治研究的科学评价主要从研究的选题、设计、实施、资料整理和统计分析方法的科学性进行评价。从而判断研究的结论是否客观地反映事物的真实情况，可靠性和可信性如何？防治研究的评价标准可以参考以下方面。

　　（1）纳入研究的受试对象是否恰当，诊断有无金标准，代表性如何？

　　（2）采用何种设计方案，其论证强度如何？如果是采用随机对照试验设计，要分析是否真正随机分组；试验组与对照组可比性如何，是否做了两组的均衡性检验；是否采用盲法，有无破盲。

　　（3）疗效评定标准是否合适，所用指标是否可靠。

　　（4）样本量是否合适，如果样本量过小，达不到显著性水平，导致结论错误，尤其是 X^2，t 值接近显著性水平者更应注意。

　　（5）统计学处理是否正确，临床意义与统计学分析意见是否一致，临床差异主要指试验组和对照组治疗效果和副作用的差异，一般以此作为临床是否采纳的前提。统计学差异是用统计方法来衡量两组疗效差异有无显著性，是评价这种差异的真实程度。如统计学表示的 $P < 0.05$，即临床上发现的差异有 $< 5\%$ 的机会是来自偶然的机遇，而由防治措施引起的真正效应为 95% 以上。如果临床差异与统计学差异是一致的，那么该防治措施的价值就比较肯定；如果两者不一致，例如临床上有差异，而统计学无显著性，则应考虑：①样本量是否太小；②疗效判定是否标准；③结果波动过大，重复性差等问题。此时，可以考虑增加样本量重新试验。

　　（6）有无混杂因素、沾染与干扰存在。

　　（7）是否实事求是，如实地报告了正反两方面结果有的研究人员为了获得阳性结果，报喜不报忧，不如实报告疗效与副作用是不讲科学的态度，应报告有关试验的全部临床结果，注意近期及远期的效果及副作用，对疗效作出全面评价。对失访率应有明确交代，试验过程中丢失的病例数不应超过其总数的 10%，一旦失访或退出超过 20%，则会严重影响结果的真实性。

　　（8）有无重复试验结果，结论是否一致需要随时关注同类文献或专题检索相关报道，甚至开展系统评价。

　　（9）实用价值包括费用、药品供应、治疗措施的复杂程度以及患者的依从性等。

一、设计与实施的评估

　　临床研究设计的五项基本原则是对比、均衡、重复、盲法、伦理。这些原则实际是针对临床研究中可能存在的偏倚而加以制定的。众所周知，没有对比就没有鉴别，这是最基本的原则，因此，如果一项临床研究没有对照，尤其是没有同期平行对照，在下结论时要十分慎重。有了对照，就要关注对照组与试验组之间是否均衡可比，通常回顾性研究很难保证组间的均衡可比性，这也是为什么试验分组要采用随机分配，且按照预先设计好的方法进行分组。重复的原则告诉读者样本是如何选取的，确定样本量的依据是什么？观察到的效应是否受到随机误差的影响？这也就是为什么临床试验需要事先估算样本量，使得出结论的统计学把握度达到可以接受的程度。最后，临床研究对象是患者，需要做到充分的知情同意，研究启动之前获得所在机构的伦理委员会批准，方能开始临床研究。

　　临床研究实施过程的评估主要是看在设计阶段有没有标准的操作流程（SOP），尤其是多中心临床研究，启动之前是否对所有参研人员进行培训，试验实施过程当中有无不同层级的质量控制。大样本、多中心研究还要看是否有数据安全性监测委员会（DSMB），如有，该委员会是否按照计划召开监察会议，有无会议记录，发现问题是否进行整改，受试者的安全性是否得到充分保障，患者的依从性如何等。同时，作为前瞻性研究，试验方案是否在患者招募之前完成了注册，注册网址和注册号是否可溯源？研究团队撰写的研究报告与注册方案是否一致。

二、结果真实性评估

　　国际临床试验报告规范——《CONSORT声明》当中提到，试验报告结果部分需要明确报告四个阶段的信息，包括受试者招募、合格对象的筛选、随机分组、完成治疗和随访，以流程图的形式充分、透明地报告，以了解试验实施过程中发生的真实情况，评判实施情况与预先计划的是否存在出入；通过核查试验计划书、原始病例报告表、质量监察报告、统计分析报告、试验研究报告，对研究结果的可信度进行评估。重点关注数据的真实性、受试对象的依从性，数据处理和分析方法是否恰当，是否充分报告了计划书中预定的结局指标，是否有违背或偏离方案，缺失数据如何处理等。

　　针对随机对照试验的方法学质量评价（即研究结果的内部真实性），目前普遍公认的评价工具是Cochrane偏倚风险评估（RoB 2）。评价的主要维度包括随机方法和随机隐藏、盲法、退出脱落与失访、选择性结局报告、发表偏倚。根据该评价工具，研究的质量可以分为三级：低偏倚风险（高质量）、高偏倚风险（低质量）、某些偏倚风险（中等质量）。

三、结果外推性评估

　　结果的外推性有两层含义：一是研究人群的代表性；二是除受试对象之外的其他临床特征，如干预措施的种类、对照类型、结局指标及其测量。通常情况下，效力研究的外推性低于效果研究，前者的典型设计为解释性随机对照试验，后者的研究场景比较符合现实世界的临床实际，外推性比较好。

（刘建平）

参考文献

［1］黄举凯，张力，王忠，等. 临床研究数据与安全监查国际发展现状与思考. 中文科技资料目录—中草药，2019，042（001）：10-17.

［2］国家药品监督管理局药品审评中心.《药物临床试验数据监查委员会指导原则（试行）》. 2020.9.21. https://www.cde.org.cn/main/news/viewInfoCommon/5db2c8039ee431f074451f3f2ea42e00.

［3］卜擎燕，汪秀琴，熊宁宁. 数据与安全监查委员会的建立及其职能的操作指南——2005年世界卫生组织（WHO）/热带病研究和培训特别计划（TDR）. 中国新药杂志，2007，16（9）：657-662.

［4］国家药品监督管理局，国家卫生健康委员会. 药物临床试验质量管理规范.（2020-04-23）[2022-06-20]. https://www.nmpa.gov.cn/xxgk/ggtg/qtggtg/20200426162401243.html.

［5］邹宇玲，王雅雯，郑丽娥，等. 基于新修订《药品管理法》背景下的药物临床试验标准操作规程探讨. 中国药事，2019，33（12）：1400-1405.

［6］NATIONAL INSTITUTES OF HEALTH. NIHpolicy for data and safety monitoring.（1998-06-10）[2022-06-25]. https://grants.nih.gov/grants/guide/notice-files/not98-084.html.

［7］马红丽，高敬书，谢梁震，等. 数据协调委员会在不孕症临床研究不同阶段的作用和特点. 国际生殖健康/计划生育杂志，2020，39（1）：5.

第三章 系统评价选题、方案撰写与发表

第一节 系统评价的定义和选题

一、系统评价的定义和分类

由于医学知识和信息的迅速膨胀，临床医生和研究人员需要即时地更新知识、掌握医学研究的前沿。往往因为时间和资源的有限而不能及时获得，因此对原始研究的结果进行综合、汇总的理念和需求就应运而生。20世纪70年代，研究人员将综合研究方法应用于临床医学领域，对一些干预措施的效果进行了系统研究，所采用的统计学方法被称为"Meta分析（meta-analysis）"。系统评价（systematic review）是指使用系统、明确的方法针对某一特定的临床问题，对相关的研究进行鉴定、选择和严格评价，从符合纳入的研究中提取并分析资料，得出综合性结论的研究。在系统评价中如采用统计学的方法对资料进行定量的综合即Meta分析。也可对资料进行定性的综合，即不用Meta分析的方法。因此系统评价有定性和定量之分。系统评价的同义词有"系统综述""系统综合"，英文systematic review的同义词有overview，systematic overview，pooling，science of research synthesis等；而Meta分析有人将其翻译成"荟萃分析""集成分析""综合集成"。

由此可见，系统评价与Meta分析并不完全等同，后者是指使用统计学的技术对强调同一问题的研究结果进行合并获得单一测量值的分析方法，它可以是系统的，也可以不是系统的。因此，近来总的趋势是使用系统评价或系统综述一词。何为"Cochrane系统评价"？Cochrane系统评价是系统地对医疗保健干预措施的获益（利）和危险（弊）的可靠证据进行更新的概括。Cochrane系统评价旨在帮助人们在实际工作中进行决策。其制作是通过Cochrane协作组织提供的Review Manager（RevMan）软件进行，在该软件的手册中有一套固定的格式可供系统评价作者使用。Cochrane系统评价完成后在Cochrane图书馆（*The Cochrane Library*）上发表。

系统评价的类型有定量的系统评价（即含有Meta分析的系统评价）、定性的系统评价、单个病例资料的系统评价（individual patient data）、网状Meta分析、系统评价的再评价（overview of systematic reviews）、快速评价（rapid review）、领域评价（scoping review）等。

二、系统评价的选题

系统评价的定义中强调了临床问题导向，这些问题包括病因及危险因素、疾病预后、筛查与诊断、预防、治疗、康复、疾病的遗传关联性、疾病分布等。近年来也有人将系统评价的方法用于动物实验的综合评价。以医疗干预措施为例，系统评价适用于下列情况：

①当某种疗法的多个临床试验显示的疗效在程度和方向上不一致或冲突时；②当单个试验的样本量都偏小，不能显示出统计学差异而不足以得出可靠的结论时；③当大规模的临床试验花费太大，消耗时间太长，不可能开展时；④当临床研究者计划新的临床试验时，首先进行系统评价将有助于课题的选定；⑤需要进行亚组分析时。

系统评价的用户包括医疗卫生决策者、政策制定者、临床医生、患者、研究人员、医学生、健康保险公司和药商等。系统评价尤其适用于干预措施效果或副作用不确定、干预措施在实际应用中存在很大变异。通过收集和综合来自原始研究的证据，对某一具体问题提供可靠的答案。对已知和未知的研究进行评价，还有助于提出新的研究项目或领域。对于疗效、安全性和成本的评价，可为卫生技术（包括保健、筛检、诊断、预防、治疗、康复措施）是否推广运用提供可靠的依据。由于系统评价在医疗卫生诸多领域的重要性，目前发达国家已越来越多地使用系统评价结果作为制定指南和决策的依据。如，英国政府部门规定，所有新药开发必须先进行相关领域的系统评价；澳大利亚新药审批要求提交系统评价资料；世界卫生组织利用 Cochrane 系统评价的证据修改其制定的基本药物目录。此外，系统评价可提供开发和研究的线索和方向。

第二节　系统评价的方案撰写

一、Cochrane 系统评价方案的撰写

Cochrane 协作组织自 1993 年成立以来致力于系统评价证据的制作、维护、发表及传播，评价的领域包括医疗卫生的干预措施及诊断性试验等。Cochrane 系统评价首先需要申请注册研究题目，注册审核通过后再进行方案的撰写与发表、系统评价全文的撰写与发表，以及发表后还需定期更新系统评价。

循证医学强调利用最佳研究证据进行临床和医疗卫生决策。系统评价是鉴定并获取证据的最佳方法。Cochrane 协作组织对随机对照临床试验进行的系统评价被国际公认为高质量的系统评价。进行 Cochrane 系统评价步骤有：①提出并形成问题；②撰写研究方案；③检索并选择研究；④对纳入研究的质量进行评价；⑤提取资料；⑥分析并形成结果；⑦对结果的解释；⑧系统评价的改进与更新。

Cochrane 系统评价以电子出版物的形式在"Cochrane 图书馆"上发表，同时主张作者在杂志上以书面形式发表，以传播并扩大系统评价的国际影响。该系统评价格式如下：

1. 封页　系统评价题目、评价者及联系地址、资助来源、制作时间、标准的引用格式。

2. 概要　以简明易懂的形式向普通患者和用户概要介绍该系统评价。

3. 摘要　以结构式摘要介绍系统评价的背景、目的、检索策略、资料收集与分析、主要结果、结论。

4. 正文　包括绪言（背景与目的）、材料和方法（试验的选择标准、检索策略、资料提取与分析方法）、结果（对经评价、符合纳入标准的研究进行综合描述和方法学质量评

价及系统评价结果）、讨论和评价结论（对临床实践和进一步研究的意义）。

5. **致谢**　利益相关的说明。

6. **图表**　列表说明纳入研究的特征、排除研究的理由、正在进行尚未发表的研究特征、图示干预的比较及其结果及其他附表。

7. **参考文献**　包括纳入、排除、待评估及正在进行的试验的参考文献和其他参考文献。

系统评价的步骤和方法：

（1）研究方案（protocol）的撰写：同任何科研工作一样，系统评价的方法需要预先确定。研究方案包括题目、研究背景、目的、纳入评价的研究标准、检索策略、评价方法、致谢、利益冲突、参考文献及附表。背景中应提出要解决的临床问题的合理性和根据，提出问题的重要性、意义及需要解决的途径。研究方案在系统评价开始前应当获得发表以接受评论或批评，进行修改。

（2）研究的定位与选择：根据检索策略进行全面无偏倚的检索是系统评价与传统综述的关键区别。常用的数据库包括专业数据库和公共数据源库，如 MEDLINE、EMBASE、Cochrane 图书馆、CBM 等，还应包括手工检索发表或未发表的资料，无语言限制。

（3）选择研究：评估检索到的所有可能合格的研究报告是否满足系统评价的纳入标准。一般要求两人独立选择纳入的研究，出现不一致时由第三者或双方讨论协商解决。

（4）对纳入研究的偏倚风险进行评估：包括真实性和可能存在的各种偏倚（选择偏倚、实施偏倚、退出偏倚和测量偏倚）。Cochrane 系统评价常用的质量评价标准为偏倚风险评估（risk of bias）量表。系统评价应注意评估有无发表偏倚。

（5）资料收集：主要包括研究的合格性、研究特征，如方法、对象、干预措施、结局。方法部分通常包括设计类型、质量，如随机分配方案的产生、随机方案隐藏、盲法、病例退出情况、潜在的混杂因素等。研究对象包括种族、性别、年龄、诊断标准、研究背景、病例来源、纳入排除标准等。干预措施包括试验和对照干预的名称、使用剂量与途径、时间、疗程以及有无随访及随访的时间等。结局测量可有多种结局如病死率、发病率、生活质量、副作用等或同一结局采用不同的测量方法和测量时点。

（6）分析与结果描述：根据所评价资料的性质有定性和定量两种分析方法。定量的统计学分析（Meta 分析）是从单个研究收集的资料采用适当的统计学方法对这些资料进行分析与概括。此外，还应当探讨研究间是否存在异质性。

（7）结果解释（讨论）：主要涉及证据的强度、结果的可应用性、其他与决策有关的信息和临床实践的现状，以及干预措施的利、弊、费用的权衡。

（8）系统评价的改进与更新：当有新的临床研究证据出现，就应当进行更新。

二、系统评价与 Meta 分析计划书报告规范清单

2015 年在原有系统评价与 Meta 分析报告规范（PRISMA）的基础上又发展一个拓展版，即系统评价与 Meta 分析计划书撰写的报告规范（PRISMA-P）。该方案规定了系统评价计划书报告的条目和相关条目解读，见表 3-1。

表 3-1　系统评价和 Meta 分析计划书优先报告条目清单（PRISMA-P2015）

章节和主题	条目	清单条目
管理信息		
标题：		
识别	1a	从标题可以识别报告是系统评价的计划书
更新	1b	从标题可以识别计划书是对之前发表的系统评价进行更新
注册	2	如果已经注册，请提供注册网址和注册号
作者：		
联系	3a	提供参与计划书的所有作者姓名，所属机构单位，以及邮箱；提供通讯作者的详细通讯地址
贡献	3b	描述计划书中各个作者的贡献，并且明确担保人
修正	4	如果该计划书是对之前已完成或已发表的计划书的修正，请确认并列出修改清单；否则，阐述记录计划书重大修正的计划
支持：		
来源	5a	标明资金来源或其他支持
赞助	5b	提供资助者姓名或者赞助商名称
资助者或赞助商的角色	5c	如果资助者、赞助商和 / 或机构参与计划书其中，请描述他们的角色
前言		
论据	6	在已知的背景下陈述该系统评价的立题依据
目标	7	根据人群、干预、对照和结局（PICO）对系统评价的研究问题进行明确清晰的阐述
方法		
纳入标准	8	明确系统评价纳入研究的特点（比如 PICO、研究设计、试验场所、时间点）以及其他研究报告特点（比如发表年代、语种、发表状态）
信息来源	9	描述所有的信息来源（比如电子数据库、联系作者、注册试验或者其他灰色文献）以及计划检索的时间范围
检索策略	10	展示至少一个数据库的检索策略草案以及相应的限制策略，从而保证检索是可以重复的
研究报告：		
数据处理	11a	描述系统评价过程中处理记录和数据的方法
研究选择	11b	描述文献筛选过程（比如两个研究人员独立筛选）以及系统评价中研究筛选的每一个过程（也就是文献筛查、合格研究以及最终纳入定量合成的研究）
数据收集	11c	描述数据提取方法（比如预先设计的数据提取表、独立完成、一式两份），以及其他任何从研究者那里获取和确认数据的过程
数据条目	12	列出并定义所有数据变量（比如 PICO 条目、基金来源）以及任何计划前进行的数据假定和简化

章节和主题	条目	清单条目
结局和排序	13	列出并定义所有结局指标,并给出主要结局和其他结局指标的优先次序和相应理由
偏倚风险	14	描述评价单个研究偏倚风险的方法,并说明其在数据分析中的作用
数据分析	15a	描述将对哪些研究数据进行定量分析
	15b	如果数据适用于定量分析,描述合并统计指标,数据分析和合并方法,以及异质性的检验(I^2)
	15c	描述任何其他统计分析方法(比如敏感性分析、亚组分析、Meta 回归)
	15d	如果数据不能进行定量分析,描述计划采用的归纳总结方法
Meta 偏倚	16	明确任何计划前所用的 Meta 偏倚评价方法(比如发表偏倚和选择偏倚)
合并证据的可信度	17	描述证据体质量的分级(比如使用 GRADE)

注:强烈建议将本清单与 PRISMA-P 解释和详细说明(如有)一起阅读,以便对项目进行重要澄清。应对系统评价方案的修订进行跟踪并注明日期。PRISMA-P(包括清单)的版权由 PRISMA-P 工作组持有,并根据知识共享署名许可证 4.0 进行分发

第三节 系统评价方案的注册与发表

一、系统评价方案的国际注册

循证医学强调使用最佳研究证据进行临床决策和医疗卫生决策。基于多个随机对照试验证据的系统评价与 Meta 分析被认为是最高级别的证据,现行的临床实践指南也将系统评价证据作为指南制定的基础。因此,开展系统评价工作具有非常重要的现实意义和科研价值。国际上近 20 年来系统评价作为高级别证据在各类期刊上得以发表,且数量也呈上升趋势。

由于系统评价工作是基于以往已完成和发表的研究证据,具有回顾性研究的特征,因此,在实施过程中难免会出现人为的误差和偏倚。为了规范系统评价工作,国际上提倡在开展系统评价之前需要对系统评价的方案进行注册。最早提出此要求的是国际 Cochrane 协作组织,要求所有系统评价需要进行题目的注册,然后撰写研究方案(protocol),获得发表之后才能进行系统评价全文的撰写工作。方案注册的目的在于避免重复、保护知识产权、寻求合作伙伴、寻求基金资助。

由于大多数系统评价不属于 Cochrane 系统评价,因此,英国约克大学的 NHS 证据评价与传播中心建立了系统评价方案国际注册平台(www.crd.york.ac.uk/PROSPERO),旨在开展系统评价的前瞻性注册。注册的范围包括系统评价(systematic review)、快速评价(rapid review)和伞状综述(umbrella review),但不包括范围综述(scoping review)和文献浏览(literature scans)。由于该注册平台注册周期比较长(1～6 个月),部分研究者也在寻求快速注册的其他平台,比如 INPLASY(international platform of registered systematic review and Meta-analysis protocols）（inplasy. com）。该网站的注册目前均在一周之内注册完成。

二、系统评价方案的发表

为了增加系统评价工作的透明性和前瞻性，国际上也倡导注册的系统评价方案的投稿发表。如 Cochrane 图书馆当中系统评价方案（protocol）是作为独立文章进行发表。国际上倾向于鼓励发表系统评价的研究方案（计划书）。其中，BMC 出版集团旗下的 systematic reviews 是专门发表系统评价相关文章的开放获取电子专业期刊。该刊收录发表的文章类型包括与健康和疾病领域相关的系统评价研究方案，系统评价及其更新，系统评价方法学文章，同时也发表快速评价（rapid review），但不发表基于体外实验研究（in vitro studies）的系统评价。此外，也有诸多综合医学期刊发表系统评价的研究方案，如 BMJ Open，PLoS ONE 等。已经发表的系统评价研究方案，原则上在实施过程中不应当随意更改该方案，而应当严格按照方案确定的技术路线和方法进行，不应以结果的"好"或"坏"来选择性报告或做出违背结果的结论。

（刘建平　张辰昊）

参考文献

［1］ HIGGINS JPT, THOMAS J, CHANDLERJ, et al. Cochrane Handbook for Systematic Reviews of Interventions. 2nd ed. Chichester (UK): John Wiley & Sons, 2019.

［2］ STEWART L, MOHER D, SHEKELLE P. Why prospective registration of systematic reviews makes sense. Systematic Reviews, 2012, 1: 7.

［3］ MOHER D, SHAMSEER L, CLARKEM, et al. Preferred reportingitems for systematic review and Meta-analysis protocols (PRISMA-P) 2015 statement. Syst Rev, 2015, 4(1): 1.

［4］ SHAMSEER L, MOHER D, CLARKE M, et al. Preferred reporting items for systematic review and Meta-analysis protocols (PRISMA-P) 2015: elaboration and explanation. BMJ, 2015, 349 (jan02 1): g7647.

第四章　临床研究数据库检索与文献管理

第一节　证据来源

一、循证医学证据检索

循证医学证据指利用流行病学原理和方法开展关于疾病和健康的原始研究，以及在此基础上加工而成的二次、三次研究成果。根据检索目的，循证医学证据检索可分为两类：①使用证据。通过检索最佳证据找到临床问题的答案，作出临床决策，解决临床问题。这类检索首选循证知识库进行检索，强调查准。②制作证据。目的是全面检索当前所有相关研究，为生产循证医学证据提供全面资料。此时主要检索原始研究数据库，重在查全。

二、循证医学证据资源

2016 年，Brian Haynes 等更新证据资源"5S"金字塔模型，把常见证据资源分为五类（图 4-1、表 4-1），由下而上，证据可靠性、综合性、使用性依次增加。

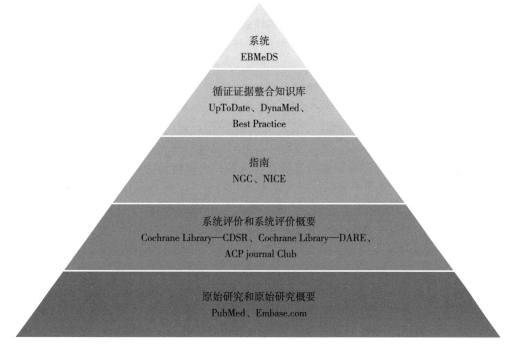

图4-1　循证资源"5S"金字塔模型

表 4-1 循证医学资源分类

分类	特点	易用性和局限性	举例
计算机辅助决策系统	将医院信息系统与循证知识库整合，主动向医师提供循证的诊断、治疗、药物及其他重要信息	高度整合、主动推送信息，但目前还不完善	EBMeDS
循证知识库	针对临床问题，综合各类证据，给出专家推荐意见、强度和证据级别	快捷易用，更新快；覆盖面小／主题面窄，有潜在利益冲突	UpToDate Best Practice DynaMed
指南／推荐	对指南、系统评价和原始研究证据进行简要总结，专家对证据质量和结论进行点评和推荐	资源较易使用，但不够系统，更新不佳	NGC NICE
系统评价类	基于原始研究的系统评价和系统评价的评述	易用性不佳；数量较多，报告冗长；质量参差不齐；更新较难保障	Cochrane Library
原始研究类	原始研究和原始研究评述	易用性差，数量庞大，质量无保障，须严格评价	PubMed Embase 数据库 Cochrane Library——CENTRAL、ClinicalTrials、中国临床试验注册数据、CBM、CNKI、万方、维普

1. **计算机辅助决策系统**（systems） 通常指将临床指南和各类证据整合到电子病历和计算机决策支持系统，可根据个体患者的特征链接相关证据，并提醒或告知医护人员治疗的关键所在。这类证据较少，现实中推广和普及还存在挑战，但 EBMeDS 已在一些欧洲国家应用。

2. **循证知识库**（synthesised summaries for clinical reference） 对临床问题，系统整合了相对较低层级的证据，直接给出推荐意见、推荐强度和级别，是当下循证实践的首选资源。

（1）UpToDate：7 100 余名医生作者、编辑和同行评审专家基于循证医学原则，运用临床专业知识，严格评估现有的医学文献，持续不断地将现有的医学证据、各国专家的临床经验相结合，经过多层多轮的筛选、消化、吸收，原创性地向用户呈现高水平的实用医学信息。UpToDate 还在综合性地整合研究证据的基础上，根据 GRADE 原则给出了证据分级和推荐意见，这些意见能够直接运用于临床实践。UpToDate 覆盖了常见的 25 个临床专科，涵盖了诊疗全流程和生命全周期的绝大多数疾病及其相关问题，可解答医生 94% 以上的问题。

（2）BMJ Best Practice：由来自 29 个国家的超过 1 600 名临床作者和编辑团队将重要的原始研究、二次研究结果、临床指南、专家意见及患者的意见和偏好整合在一起，为临床诊疗及学习提供可靠信息。内容涵盖了 32 个临床专科的 1 000 余个疾病（组）和症状主题，其中 80% 以上为临床常见疾病（组）。Best Practice 还收录了 3 000 余个诊断分组和 12 500 余个细分的诊疗方案，包括 10 000 余种诊断方法和 3 000 余种诊断性检测。其还提供国际权威指南，收录大量病症的彩色图像和证据表格等资料，嵌入了国际权威的药物处方指南以及患者教育内容。另外，Best Practice 也囊括了 700 余个关联的 Cochrane Clinical Answers、4 000 余个临床图像、250 余个医学计算器。该资源适合任何层次的医务工作者，尤其适用于年轻医师、全科医师和医学生。

（3）DynaMed：是一个临床决策支持工具，能为临床医师和其他医学工作者提供基于证据的临床参考意见。DynaMed 提供关于 3 200 多个主题的综述，能回答临床实践中面临的大部分问题。该团队每天检视 500 多种医学期刊的内容，评估文章的临床意义和科学价值。通过系统性文献调研，把最佳证据和医生专业知识融入 DynaMed 的内容中，所得综述代表最新医学证据的综合。

3. **系统推荐 / 指南**（systematically derived recommendations/guidelines） 主要包括美国国家指南交换中心（National Guideline Clearinghouse，NGC）、英国国家健康与临床卓越研究所（National Institute of Clinical Evidence，NICE）。

NGC 可链接到美国、英国、德国、加拿大、新西兰和其他一些提供指南的机构网站，还可实现指南之间的比较。NICE 职责是为临床医师提供日常临床决策指南，下设 7 个理事会：①临床指南中心；②卫生技术评估中心；③卫生和社会服务理事会；④学科、证据和分析理事会；⑤数字化信息和技术理事会；⑥交流沟通理事会；⑦财政、策略和转化理事会。

4. **系统评价类**（systematic reviews） 以 Cochrane 协作网的主要产品 The Cochrane Library 为代表，收录系统评价资料库（Cochrane database of systematic review，CDSR）、临床试验数据库（Cochrane central register of controlled trials，CENTRAL）、Cochrane 临床答案。CDSR 是公认的高质量系统评价证据的重要来源，收录了 Cochrane 系统评价各专业组完成的系统评价全文（completed Review）和注册方案（protocols）；CENTRAL 收集了全球随机对照试验和准随机对照临床研究。Cochrane 临床答案（Cochrane clinical answers，CCAs）使用 PICO 框架将系统评价加工成更易读、易理解和聚焦的临床问题答案，支持临床医护决策。

5. **原始研究类**（studies）

（1）PubMed：一个免费搜寻生物医学和生命科学文献的数据库资源，包含超过 3 300 万条文献记录，涉及生物医学和健康领域、生命科学、行为科学、化学科学和生物工程等相关学科。它虽然不包括期刊文章全文，但提供很多文献的全文来源链接。PubMed 系统的特征工具栏提供辅助检索功能、侧栏提供其他检索，如期刊数据库检索、主题词数据库检索和特征文献检索。

（2）Embase 数据库：作为全球最大较权威的生物医学与药理学文摘数据库，Embase 将荷兰医学文摘（EMBASE，1974 年以来）的 1 100 多万条生物医学记录与 900 多万条独特的 MEDLINE（1950 年以来）记录相结合，囊括 70 多个国家 / 地区出版的 7 000 多种刊物，覆盖各种疾病和药物信息，尤其涵盖了大量欧洲和亚洲医学刊物。

（3）中国临床试验注册中心（Chinese Clinical Trial Registry，ChiCTR）：由中国循证医学中心建立的非营利性临床试验注册数据库，是世界卫生组织国际临床试验注册平台（WHO ICTRP）的一级注册机构。ChiCTR 检索方式为：①基本检索，可设置研究设计类型，按注册题目、状态、注册号、研究课题代码等条件筛选；②按试验研究信息统计，研究对象、干预措施、疾病代码、研究类型、注册状态等；③按基本信息统计，国家、省

（市）、试验实施单位、试验主办单位等。ChiCTR 接纳全球范围的临床试验注册，并公开共享已注册临床试验的设计方案、研究疾病等信息。

（4）美国临床试验数据库（ClinicalTrials. gov）：1997 年由美国国立医学图书馆与美国食品药品管理局联合开发。ClinicalTrials. gov 提供了免费的临床试验注册和查询功能，减少了试验重复和资源浪费。其注册流程简洁，基本信息、设计方案和进展程度均可查阅，部分试验会开放研究结果。检索方式为：①专题搜索，输入 NCT 编号、药品名称和研究者姓名检索；②按国家、研究状态（招募或尚未招募研究、所有研究）检索；③限定条件可选：状态（尚未招募、招募中、已停止等）、标准（年龄阶段、性别）、研究类型、研究阶段、资金类型等；④高级检索，包含 PICO 策略检索和目标检索（地点、日期等）。

（5）中国生物医学文献数据库（CBM）：CBM 收录 1978 年至今 1 800 余种中国生物医学期刊以及汇编、会议论文的文献题录。CBM 系统支持快速检索、高级检索、主题词检索等多种检索方式。

（6）中国国家知识基础设施（China national knowledge infrastructure，CNKI）：简称"中国知网"，始建于 1999 年 6 月，提供中国学术文献、外文文献、工业类、农业类、医药卫生类、经济类和教育类多学科文献。包括期刊论文、学位论文、报纸、会议、年鉴、工具书、专利、标准、成果、图书等，涵盖 90% 以上的中国知识资源。中心网站的日更新文献量达 5 万篇以上，支持跨库检索、统一导航、在线阅览和下载服务。

（7）其他：实践中，若上述常用数据库未满足需求，还可借助其他资源，如 Trip Database、专利数据库和搜索引擎等信息源，查询相关参考依据。CINAHL 数据库提供了涵盖护理学、生物医学、健康科学图书馆学、替代 / 补充医学、消费者健康等 17 个健康学科文献的索引，提供保健书籍、护理学论文、会议论文集、实践标准等资源。 Health A to Z，Healthlinks，Medical World Search 是比较专业的医学类搜索引擎，百度文库、谷歌学术也可提供相关医学信息。

第二节　证据检索技术与步骤

证据的检索可分以下 5 步：①明确问题；②选择数据库；③制定检索策略；④评估检索结果，调整检索策略；⑤管理检索结果。

一、明确问题

在检索之前，须明确检索主题。分析检索课题的主题结构、类型、专业范围、性质，形成若干能代表信息需求且有检索意义的主题概念。需力求分析的主题概念能准确反映检索需要，明确所需文献信息的数量、语种、年代范围、类型及其他特征，明确检索内容涉及的主要学科范围等。可按 PICO 原则提出可解答的临床问题，明确问题及问题类型。背景问题的答案常见于教材；而前景问题的答案在传统教材中不易找到，需从循证知识库、临床指南、系统评价、原始研究等证据资源中查找，宜选用 UpToDate、DynaMed、PubMed 等数据库。

二、选择合适的数据库

首先要了解各种检索工具收录资源的内容范围、特色、功能和检索方法，再根据检索目的选出合适的资源数据库。若只是使用证据，则根据"5S"模型自上而下选择数据库：①优先选择 System 类数据库；②若 Systems 类数据库不可获得或不能解决问题，再依次选择 Summaries、Recommendations、Systematic reviews 和 Studies 类资源。若经上述步骤查无证据，则研究者可制作新的系统评价证据，此时检索应以原始研究数据库为主。

三、制定检索策略

制定检索策略时常需确定检索的敏感性和特异性。若制作系统评价，需要侧重高敏感性，扩大检索范围，提高相关文献检出的比例，提高查全率；若使用证据，则应注重特异性，缩小检索范围，迅速锁定目标，提高查准率。检索者可根据检索目的和检索要求不断调整检索策略的敏感性和特异性。总结和指南类数据库的信息经过专家评价与总结，高度浓缩，只需输入简单关键词就可获得想要的结果。若通过这类数据库不能解决问题，按 PICO 原则构建问题，再根据所选数据库综合考虑检索词及其组合。

（一）不同的临床问题需要不同的证据

一般来说，治疗问题主要查找随机对照试验；诊断检验则需查找横断面研究；病因学则查找随机对照试验、队列研究、横断面研究、病例对照研究；预后问题查找队列研究、病例对照研究。

（二）选择适当的检索词与检索途径

1. 正确选择检索词是获取证据的必要步骤，是表达信息需求和检索内容的基本元素，直接影响检索结果。在临床用证检索中，通常选择主题词检索和关键词检索。主题词有严格的规范，可将多个相同概念、名词术语、同义词等统一为规范化的受控检索语言，对于明确词义、扩大或缩小检索范围、提高文献检索的查全率和查准率有重要作用。关键词是指出现在文献中的具有检索意义、并能表达信息实质内容的名词和术语。如选择的检索系统无主题词检索或其功能不完善，或需检索问题无适当主题词时，宜采用关键词检索，以避免漏检。

2. 检索词通过 AND、OR、NOT 三种布尔逻辑运算符进行组合

• （1）AND：逻辑**与**，表示概念之间的交叉关系。检索式"A AND B"，表示检出的文献中必须同时含有*A*和*B*两个检索词，可缩小检索范围，提高查准率。

• （2）OR：逻辑**或**，表示概念之间的并列关系。检索式"A OR B"，表示检出的文献中含有*A*或*B*中任何一个检索词，可扩大检索范围，提高查全率。

• （3）NOT：逻辑**非**，表示概念之间的排斥关系。检索式"A NOT B"，表示检出的文献中在含有检索词*A*的同时，不能含有*B*，可缩小检索范围。

除布尔逻辑检索技术外，还包括截词检索、词组检索、精确检索、位置检索等常用检索技术。这些检索技术在不同数据库中使用规则可能不同，在使用前先查阅各数据库的帮

助文档。

初学者制定检索策略时，可参阅与拟研究主题相近的 Cochrane 系统评价检索策略，并不断修改完善直至满意。

（三）制定检索表达式并实施检索

1. 针对疾病选用多个检索词，用"OR"连接。
2. 针对干预措施选用多个检索词，用"OR"连接。
3. 针对纳入试验的设计类型选用多个检索词，用"OR"连接。
4. 用逻辑运算符"AND"连接以上三套检索式。

四、评估检索结果

获得检索结果后，可参照 Cochrane 系统评价中临床研究偏倚风险评估原则逐步获取相关文献，并对其质量进行严格评价。若检索结果不满足需求，有必要对已检索过的数据库进行再次检索或依次选择下一级别的证据源，调整检索式。如此反复，直至得到满意的答案或证明该证据是当前可得最佳证据。

五、管理检索结果

通常文献检索结果数量较大，手工整理难以实现，需把检索结果导入文献管理软件进行存储、整理、分析，提高效率。文献管理软件包括 EndNote、Zotero、Mendeley、JabRef、NoteExpress 等。EndNote 是最常用的文献管理软件之一，操作简单快捷，便于导入、排序、去重、筛选等操作。以万方医学网使用为例，在万方医学网（www.med.wanfangdata.com.cn/）执行基本检索"新冠肺炎"，点中"全选"，鼠标停留在"批量导出"，就会弹出格式选项，选择"Endnote"，即可将本页显示的 10 条记录保存为 Endnote 格式的记事本文档（或直接点击"批量导出"，在新弹出的网页内亦可操作）。打开 Endnote20 软件，点击 File-Import-File，在弹出的对话框内点击"Choose"，找到刚才保存的文档—打开—"Import Option"选择"EndNote Import"—Import，就可将万方查询记录导入 Endnote。版本不同，可能"Improt Option"稍有不同，建议使用新版本。

使用证据和制作证据在文献检索时均可参照 PICO 原则确定检索策略，但须注意各自在检索策略和方法等方面的差异，见表 4-2。

表 4-2　证据利用和证据制作检索的比较

区别	证据利用	证据制作
检索来源	循证知识库	综合性文献数据库
	临床实践指南数据库	专题性文献数据库
	其他综合评价资源期刊	循证医学数据库

区别	证据利用	证据制作
检索来源	循证临床指南、二次研究等	各国家生物医学文献数据库
		在研临床试验数据库
		灰色文献（药厂、会议论文）
检索顺序	遵循"5S"自上而下循证信息服务模型	先检索主要原始研究数据库，再扩展检索其他相关资源
检索策略	关注查准率，重点检索主题词相关内容	关注查全率，确保最大限度查找相关研究
检索方式	首选计算机检索，人工检索不做强制要求	计算机检索，要求辅以人工检索
检索结果	关注证据级别和推荐强度高的报告	关注高质量原始研究

第三节　证据检索实践

　　患者，女，51岁，入院诊断为肺腺癌，术中同时扫除肿瘤附近2个淋巴结，病检Ⅲ期。术后家属咨询医师，靶向治疗的效果如何？

　　首先，提出临床问题：肺腺癌Ⅲ期靶向治疗的作用是否优于传统辅助化疗？

　　P：成人，肺腺癌。

　　I：靶向治疗。

　　C：传统化疗。

　　O：缓解率、长期生存率和毒性。

一、系统评价的检索策略制定与实践案例

　　在制作系统评价证据时，通常需根据研究计划书中制定的检索策略，选择适当的专业数据库、综合性文献数据库（如PubMed、Embase、CENTRAL）、灰色文献数据库（如临床试验注册网站）和区域数据库，如CBM、CNKI、万方、维普等，全面系统检索相关原始研究，如随机对照试验。本例拟选用"肺癌＋靶向治疗"为检索词，限定纸质版发表时间为2021年9月30日截止（检索时间为2022年1月）。

　　1. 检索PubMed（www.pubmed.ncbi.nlm.nih.gov/）

　　（1）高级检索：在PubMed主界面点击"Advanced"进入高级检索界面（图4-2），输入"lung cancer"，选择"Title/Abstract"，点击"Search"执行检索。以此对"target therapy"执行检索。

　　（2）主题检索：主页点击"MeSH Database"进入主题词检索界面，在检索提问框中输入"lung cancer"，点击"Search"或回车，系统自动将该词转换成相应主题词，显示其定义，选择Lung Neoplasms（在Lung Neoplasms前面的方框内打"√"），点击"Add to search builder"按钮将选择的主题词添加到主题词检索框，最后点击"Search PubMed"完成主题检索（图4-3）。

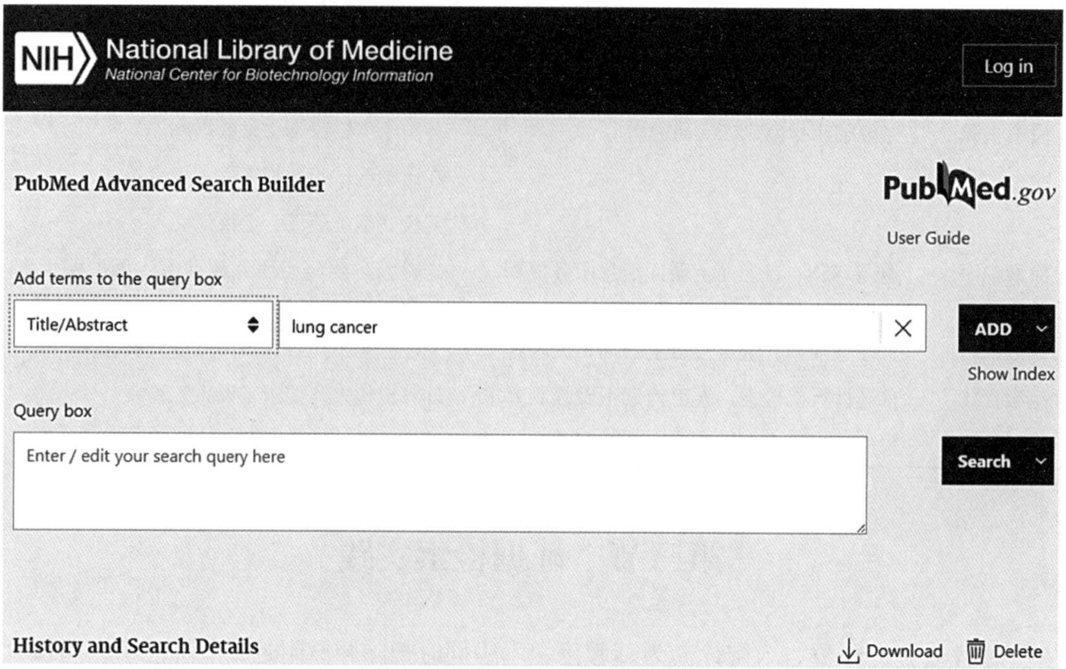

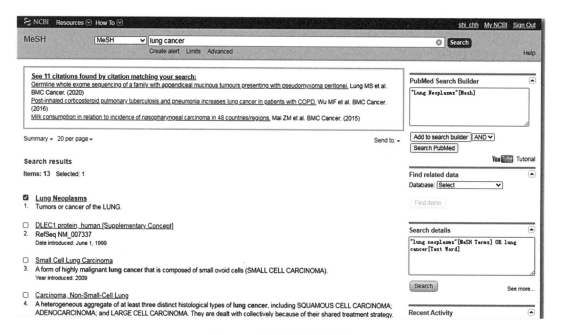

图4-2　PubMed高级检索界面

图4-3　PubMed主题检索界面

　　但在对"target therapy"执行主题检索时出现了问题，显示的6个主题词均不符合要求。请教呼吸科专家后，还有"targeted therapy""EGFR-TKI（表皮生长因子受体酪氨酸酶抑制剂）"和"targeted therapies"三个词可用作关键词。此时，用"targeted therapy"试着做主题检索，得到主题词 Molecular Targeted Therapy。

若对前述实践用证结果不满意，可将"target therapy"换成"targeted therapy"重新检索，同时修正高级检索，将 4 个关键词用"OR"连接，重新检索。

（3）高级检索与主题检索组合检索：回退高级检索界面，进入检索历史界面，对当前检索结果进行组配，具体检索过程见图 4-4。

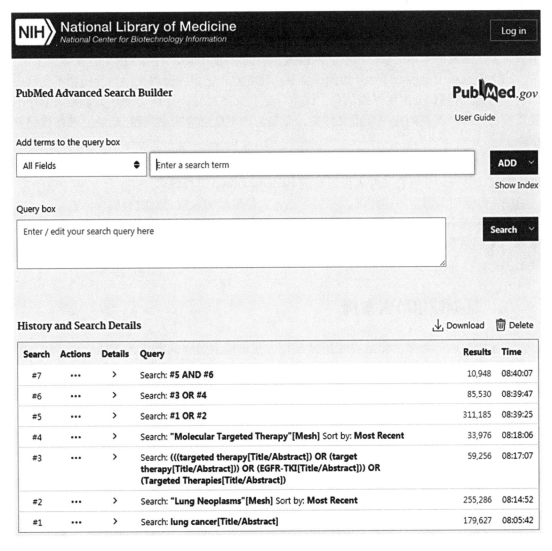

图4-4 PubMed检索历史界面

最后，对结果进行出版时间限定，先在"Query box"中输入"#7"，然后选择"Add terms to the query box"最左侧"Date-Publication"，填写起止日期，点击右侧"AND"按钮，再点击"Search"执行检索。

2. 保存检索结果 点击"Save"按钮，弹出保存对话框，选择"All results"，Format选 PubMed，最后点击"Create file"，即生成 txt 格式文件。本章选择只保存当前页显示的前 200 条（先设置为每页显示 200 条）为示范。

3．导入 Endnote　Endnote 中点击 file—import—file—选中刚生成的 txt 文件—import option 选 Pubmed（NLM），默认下拉框中若无，则从 other filters 选择—其他选项不变—import，即可将检索结果导入 Endnote 软件。

4．文献管理

（1）排序：共导入 600 条文献记录，All References—文献记录上方 Title，即可将所有记录按字顺排序，先数字、再中文、最后是英文文献。

（2）去重：All References—上部菜单 Library—Find Duplicates，点击 Cancel，对话框消失，显示重复的 4 条记录，可一次性拖拽 2 条记录到 Trash，剩余 598 条，完成去重。

（3）筛选：去重后，即可开始筛选文献。比如点击记录"肺癌靶向治疗药物不良反应的护理"，最右侧就会出现详细信息，浏览标题和文摘可知，此篇文章是关于靶向治疗不良反应的，故可在左侧建一分组文件夹，命名为"不良反应"，然后把此条记录拖拽到分组内。

自建分组的方法：右键点击 My Groups（注：非大写 MY GROUPS）—Create Groups，就可新建文件夹，还可在文件夹点击右键 Rename Group 进行改名。

注：筛选时分组应尽量详细，一目了然，方便最后纳入或剔除时有据可依。

制作系统评价时还需检索 Embase、CENTRAL、临床试验注册数据库、区域性数据库、专题数据库等各种资源，检索原则、思路和步骤基本相似，限于篇幅不做具体介绍。

二、证据使用检索案例

临床医务人员更多情况是要使用证据，为演示检索过程，本章将选择分属"5S"的多个数据库进行比较。

1．Systems 类数据库　国内很少使用，暂略。

2．Summaries 类数据库

（1）UpToDate（www.uptodate.cn/）：按上述网址进入 UpToDate 临床顾问，我国 IP 现已默认为简体中文。点击"检索入口"，检索框输入"stage Ⅲ lung cancer"，回车或点击"search"按钮，逐一浏览检索结果的标题判断是否满足需求。

（2）BMJ Best Practice（www.bestpractice.bmj.com/）：进入 BMJ Best Practice 主页，点击"China"标志进入中文模式，在主页"点击查看更多内容"，可按 30 余个医学亚专业提供最新的诊疗信息，点击"呼吸病学"，下拉浏览并点击"非小细胞肺癌"，根据需要可点击概述（小结），理论（流行病学、病因学、病史），诊断（诊断路径、病史和体格检查、辅助检查、鉴别诊断、诊断标准、筛查），治疗（治疗路径、治疗流程、新兴治疗、预防），随访（监测、并发症、预后）和资源（指南、图片和操作视频、证据）等进行检索。

3．Recommendations 类

（1）NGC（www.ahrq.gov/gam/）：在检索框输入"（lung adenocarcinoma）AND（target therapy）"，点击"Search"后，浏览检索结果的指南标题判断是否满足需求，若符合要

求，可点击指南名称，阅读指南概要，指导临床实践。注意：NGC 检索时，词组要用括号。

（2）NICE（www.nice.org.uk）：在检索框输入（lung adenocarcinoma）AND（target therapy），点击执行检索按钮，然后浏览检索结果，可以选择指南或路径，再阅读标题判断是否满足需求，若符合要求可点击名称，阅读指南概要，指导临床实践。

4. Systematic reviews 类数据库 Cochrane Library（www.cochranelibrary.com/）

高级检索：点击主页"Advanced Search"进入高级检索界面（图 4-5），输入"lung cancer"，点击"Run search"执行并显示检索结果。

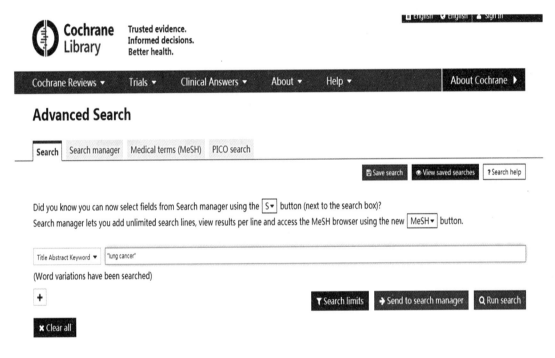

图4-5　Cochrane Library高级检索界面

点击"Send to search manager"将本次高级检索添加到"search manager"，以便进行组合检索（注：此处检索的短语要加双引号，否则会导致结果偏多）。

主题检索：点击图 4-5"Medical terms（MeSH）"进入主题检索界面，输入"lung cancer"，点击"Look up"转到主题词检索结果界面（图 4-6），点击"Add to search manager"将本次主题检索添加到"search manager"，以便进行组合检索。

按照上述步骤对"target therapy"执行高级和主题检索（主题检索显示结果为 0，按提示点击"Molecular Targeted Therapy"，并将检索结果添加到管理器）。

组合检索：点击"Search manager"进入组合检索界面，可显示已进行检索的策略和结果。在检索框内，使用逻辑运算符将上述检索结果的序号进行组合，直至图 4-7 的 #7 为最终检索，点击后面的 471 显示结果。然后逐篇阅读 Cochrane Reviews 的标题，点击满足需要的标题即可阅读。

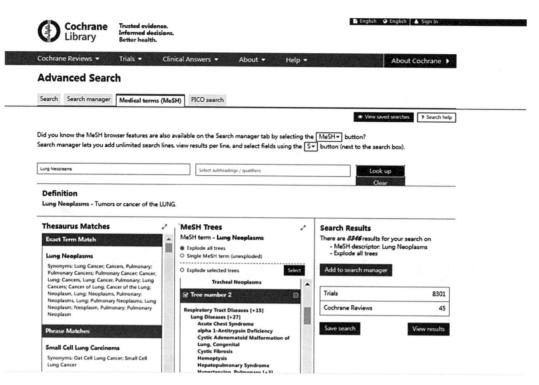

图4-6　Cochrane Library主题检索界面

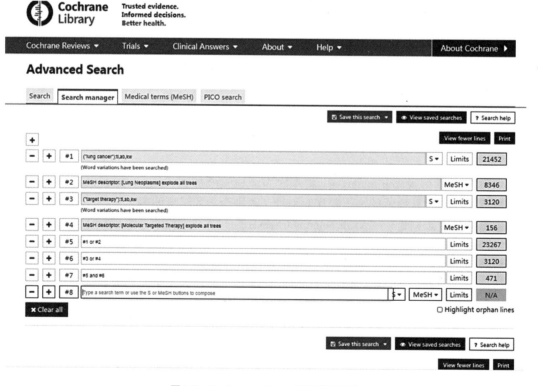

图4-7　Cochrane Library组合检索界面

5．Studies 类数据库

（1）PubMed（www.pubmed.ncbi.nlm.nih.gov/）：点击 PubMed 主页的"Clinical Queries"进入临床查询界面，检索框输入"（lung adenocarcinoma）AND（target therapy）"，执行检索后结果见图 4-8，用户可浏览题目和摘要进行临床决策。

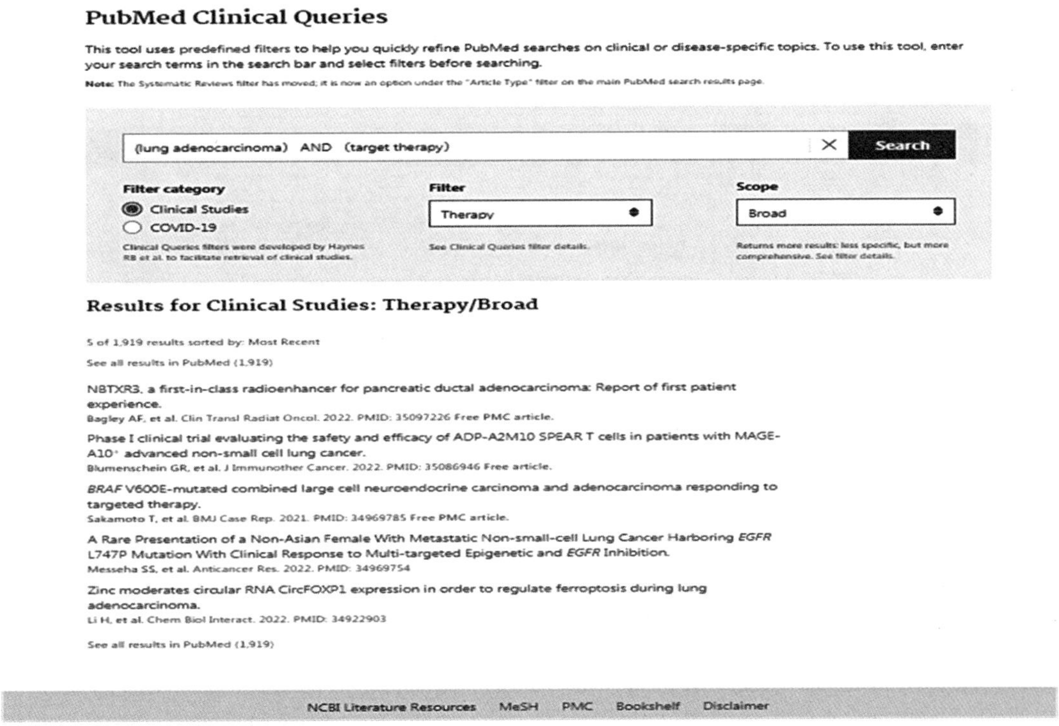

图4-8 PubMed Clinical Queries检索结果界面

（2）CNKI（www.cnki.net）：主页点击"高级检索"，再点击"专业检索"，按照 CNKI 规则输入检索式（图 4-9），点击"检索"后转到结果界面，使用者逐篇浏览篇名，点击篇名即可浏览摘要，根据临床具体情况选择证据进行决策。CNKI 是全文数据库，不提供主题词检索功能，故直接使用关键词检索。CNKI 中的主题检索并非主题词检索，而是代表在题名、关键词、摘要三个字段中检索。

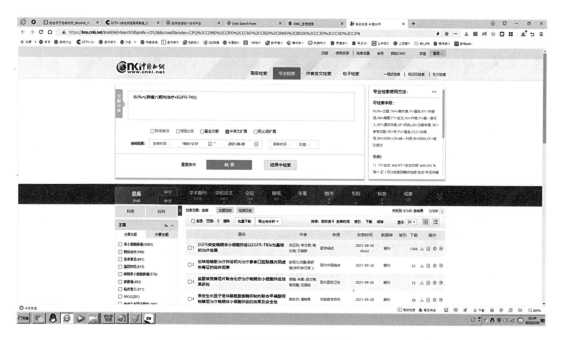

图4-9　CNKI专业检索界面

本章结语

参照 PICO 原则制定检索策略、熟悉证据来源、掌握检索技巧是制作系统评价与循证实践的重要基础。随着信息技术和循证医学的发展，证据的类型和产品越来越多，临床人员需熟悉常用医学文献数据库的特点和检索功能，提高自己的检索技巧。目前尚不存在可以满足所有信息需求的单一资源，常需联合使用多种资源。由于医学数据库的复杂性和相互关联性，在检索实践中遇到问题时可向医学信息专家寻求帮助。

（师成虎　沈建通）

参考文献

［1］杨克虎. 循证医学. 2版. 北京：人民卫生出版社，2013.
［2］孙鑫，杨克虎. 循证医学. 2版. 北京：人民卫生出版社，2021.
［3］李小平，胡德华. 医学信息检索与利用. 北京：人民卫生出版社，2019.
［4］郭继军. 医学文献检索与论文写作. 5版. 北京：人民卫生出版社，2018.
［5］VERDOORN S, KWINT, HOOGLAND P, et al. Drug-related problems indentified during medication review before and after the introduction of a clinical decision support system. J Clin Pharm Ther, 2018, 43 (2): 224-231.
［6］卫茂玲，康德英. Meta分析的基本原理//詹思延. 系统综述与Meta分析. 北京：人民卫生出版社，2019: 20-31.
［7］ALPER BS, HAYNES RB. EBHC pyramid 5.0 for accessing preappraised evidence and guidance. Evid Based Med, 2016, 21 (4): 123-125.

第五章 临床试验偏倚风险评估

第一节 临床试验偏倚的来源

临床试验与其他医学科研一样，在设计、实施、分析和报告的各个阶段都可能存在偏倚（bias，即测量结果偏离了真实的值），又称系统误差（systemic error）。临床科研中存在偏倚带有必然性、方向性与倾向性，换句话说，偏倚的存在将会使研究结果产生误差，这种误差具有方向性，在疗效评价中体现在疗效的夸大或缩小。可见，偏倚是影响研究质量的一个重要的因素，对于结果的解释将产生重大的影响。在循证医学对证据的评估当中，对研究质量的评估是必不可少的环节，评估研究质量也称为严格评价（critical appraisal），该项技能是循证临床实践的必备。本章将对临床试验当中存在的偏倚类型及其控制措施进行介绍。

一、选择偏倚（selection bias）

由于样本选择或分组方法在设计时考虑不周所造成的偏倚为选择性偏倚。由研究样本所得的有关数据不能代表该总体的实际情况，或分组时各组间的有关特征的构成比差异显著，并影响结果而导致错误的情况均属于此类偏倚。

选择性偏倚可以分为以下 6 种类型：

（1）诊断性偏倚：因纳入研究的病例，所采用的诊断标准不统一或者诊断不准确而引起的偏倚，这在多中心临床试验时尤其突出，为克服这类偏倚，建议尽可能采用金标准诊断。

（2）入院率偏倚（Berkson bias）：以医院病例为研究对象，由于各医院的性质不同、专科特长不同、床位多少不等，不同医疗机构对不同病种的收治标准悬殊。加之患者对医院的选择也不同，会造成入院率偏倚。对策措施是尽可能选择类型及等级相当的医疗机构作为多中心研究的病例来源。

（3）现患率—发病率偏倚（Neyman bias）：一般来说，急性病以发病率表达为宜，常用于病因或致病危险因素的探索性研究；慢性病以患病率表达为宜。影响患病率的因素较多，与疾病的病程、疗程、治疗措施的有效性等有密切关系，比如，缺乏有效治疗手段的疾病其患病率较高，病程长或疗程长的疾病患病率较高。

（4）易感性偏倚（susceptibility bias）：在评价疫苗预防接种的效果时，应选择无免疫力的易感人群为研究对象。如果事先没有筛查，随便挑选受试对象，则有可能因易感人群在组间分配不均而造成误差，此为易感性偏倚。

（5）无应答偏倚（nonresponsive bias）：临床试验在基线信息采集，或者在试验过程中对结局进行随访时，患者对提出的问题拒绝回答或拒绝配合，称作无应答。如果此类人群较多，对结果影响较大。在临床试验的随访过程中，患者丢失或拒绝回访，则出现某些信息的缺失，也归于无应答偏倚。原则上，临床试验需要将失访率控制在 5% ~ 10% 比较合适。

（6）分组偏倚：临床试验中最重要的是要保证组间基本特征足够相似，即均衡可比。如果研究者没有采用随机分组，而是随意或者是挑选患者分别进入不同的组别，结果就会产生分组偏倚。如重的患者被更多地分配到对照组，而试验组患者病情偏轻，则会使结果失真。这也是为什么临床试验要采用随机分组的道理。

二、实施偏倚（performance bias）

干预措施提供者由于知道分组情况在实施干预的过程中对研究对象在干预的强度、时间、辅助措施等方面产生偏差，比如过度关照试验组的患者而轻视对照组的患者，由此产生的偏差。

三、测量偏倚（detection bias）

测量偏倚又叫信息偏倚（information bias）或观察偏倚（observational bias）。是指对受试对象进行测量与观察时，所用的方法与标准有系统性误差，因而获得的信息不能反映出真实的情况，导致结论错误。这类偏倚中常见的有：①回忆偏倚，指两组之间在回忆过去的暴露史或既往史时，其准确性和可靠性存在系统误差所产生的偏倚。②检查偏倚（measurement bias），因检查方法的准确度或对检查的重视程度不同造成的偏倚。比如，多中心研究对同一指标由于检查方法不同、试剂不同、操作误差等造成。③调查者偏倚（observer bias）：因调查者主观因素的影响，在对试验组与对照组的调查标准不一而产生的系统误差。④受试者偏倚：受试对象的依从性对测量结果的影响很大。如果评价指标是以患者的主诉症状为结局指标，则很容易受主观因素的影响而发生系统误差。如受试者对医疗机构或主管医师或治疗方法比较信任，则有可能夸大对治疗的效应（霍桑效应），反之，对照组的受试者由于关心不够或者对治疗措施信心不足，有可能会降低治疗效果。

四、报告偏倚（reporting bias）

报告偏倚主要分为两类，一是选择性结局报告偏倚（selective outcome reporting bias），二是发表偏倚（publication bias）。临床试验属于前瞻性研究，必须事先有计划有方案，尤其是当前国内外都要求临床试验方案的注册，而方案注册就表明该试验的目的、受试者纳入与排除标准、干预措施和观察指标已确定。其中结局指标分为主要结局指标和次要结局指标。当试验完成并投稿发表文章时，同行评议专家往往会调阅当初注册的方案，比较计划书里面的试验方案与实际运行的方案是否相同，注册的结局指标与实际报告的结局指标有无差异。如果研究者根据分析结果的统计学显著性来挑选部分指标进行报告，这就构成了选择性结局报告偏倚。有的研究者会根据分析结果只选择那些有统计学显著性差异的指标进行报告，而忽略了那些呈阴性结果的结局指标。这在临床试验质量评价当中是一项重要的评价指标。

发表偏倚是指那些呈阳性结果的临床试验比较容易得到发表，而阴性结果的试验不容易得到发表而造成的误差。阴性结果的临床试验未得到充分发表的原因有很多，包括研究者因为没有达到预先设定的结果而不去撰写文章投稿，或者投稿后因为是阴性结果而不被审稿人或杂志编辑重视，最终未能获得发表。这种偏倚的评估在系统评价与 Meta 分析中是非常重要的环节。如果只检索发表的文章而忽略了未发表的文献，那么评价结果就会因为发表偏倚而得出错误的结论。如何在 Meta 分析中检测发表偏倚，详细的方法可见本书第三章和第八章的相关内容。

第二节　临床试验偏倚控制的方法

偏倚的控制应该在研究的设计阶段就要充分地考虑，并制定出相应的对策措施。总体来说，控制偏倚可以从以下 8 个方面着手：

（1）严格选定有代表性的受试人群。

（2）病例与对照的诊断均应有金标准，并应有明确的纳入与排除标准。

（3）尽可能按随机的原则抽样或分组。

（4）组间比较要有良好的可比性。

（5）评价指标尽可能采用客观的指标，要有严格的质量控制。

（6）尽量采用盲法设计。

（7）养成良好的科研作风，严谨求实的科学态度。

（8）争取患者良好的依从性，减少无应答或失访。

一、随机化

随机化有两层含义，包括随机抽样和随机分组。当开展流行病学调查时，由于不可能对所有人群进行整群抽样，需要选择一定的样本人群进行调查。此时，随机抽样是最常用且科学的方法，以确保研究对象的选择无偏，具有代表性。临床试验中，由于受试者是按照顺序入组参与试验的，因此，需要事先根据样本量和分组数，产生好随机分组的序列号（最常用的方法是查阅随机数字表产生）。之后根据受试者入组的先后顺序获得随机序列号。为了确保参与分组的研究人员事先无法预判下一位受试者会分配到哪一组，就需要把这些序列号先隐藏起来，常用的方法是采用密封、不透光、系列编码的信封，每个信封里面有一个随机序列号，按照受试者入组的顺序依次拆开信封取得随机号。这个隐藏序列号的过程叫做随机隐藏。其他的隐藏方法有中心随机、电话随机、电脑登录随机、系列编码的密封的容器等。

通过这些手段可以避免研究者对受试者的选择，并确保组间已知和未知因素得以均衡分布在两组，从而避免选择性偏倚。这也就是临床试验为什么要采用随机分组的随机对照试验的缘由。当对已经发表的随机对照试验进行质量评价时，随机化过程和分配隐藏两个阶段都分别要进行评价，即，该试验是如何产生随机分配的序列号码，随机分组的方案（序列号）如何隐藏。临床试验报告的国际规范要求充分报告这两条。

二、盲法

上节中提到的实施偏倚、信息偏倚、测量偏倚等可通过设定盲法来避免。根据试验的实际情况来设计盲法，对受试者施盲叫单盲，对受试者及医生施盲叫双盲，其他可以考虑设盲的对象包括结局评价者、数据采集者、统计分析人员、甚至试验报告的撰写人员。当所有这些人员都加以设盲，叫全程盲法。药物临床试验中常用的是双盲，非药物干预措施的临床试验一般要求结局评价者盲法，如外科手术、推拿治疗的临床试验，此时，对受试者或施术者设盲都不现实。值得注意的是，针刺的临床研究可以采用安慰针的方式对受试者设盲，实现单盲。

三、注册方案

为了避免将回顾性临床资料总结当成随机对照试验来写，或者避免临床试验的报告偏倚，国际医学期刊编辑委员会（International Committee of Medical Journal Editors ICMJE）早在 20 世纪 90 年代就鼓励临床试验进行注册，即将临床试验方案在公开获取的网站上进行免费注册，目的是公开试验的方案信息，以避免后期的结局报告偏倚或发表偏倚。

ICMJE、WHO、国家性政府组织共同支持临床试验注册。他们要求临床试验在招募受试者之前将试验具体措施向公众开放，并以此作为允许试验结果发表的条件。大多数重要医学杂志都要求临床试验进行注册。2004 年 9 月，ICMJE 成员联合发表述评，旨在推动所有临床试验进行注册。明确提出只有当某项试验在征集首位患者之前就进行了注册，才会考虑发表其研究结果。该政策适用于在 2005 年 7 月 1 日及以后开始征募患者的试验。确保所有临床试验证据发挥其有效性的唯一途径就是将每一个临床试验在其初始阶段就进行注册。

目前，国际性的临床试验注册机构主要有：WHO 临床试验注册平台（international clinical trials registration platform，ICTRP），包括中国临床试验中心。此外，美国的 ClinicalTrials. gov 注册资料库，英国国立研究注册库（Britain's National Research Register，BNRR），澳大利亚临床试验注册中心（Australian Clinical Trial Registry，ACTR）等；企业性的有英国的《国际标准随机对照临床试验编号》注册系统［International Standard Randomised Controlled Trial Number（ISRCTN）Register］等也是应用范围较广泛的注册库。以下是其他常见注册网址。

（1）澳大利亚临床试验注册中心：www.actr.org.au。

（2）美国临床试验注册资料库：www.clinicaltrials.gov。

（3）荷兰试验注册库（the Netherlands trials register）：www.Trialregister.nl。

（4）日本临床试验注册资料库（the Japan clinical trials registry）：www.umin.ac.jp/ctr/index/htm。

（5）中国临床试验注册中心（Chinese clinical trial register，ChiCTR）：www.chictr.com。

（6）印度临床试验注册中心（clinical trials registry-India）：www.ctri.in/。

（7）国际标准随机对照临床试验编号注册系统（the international standard randomisedcontrolledtrial number registry）：www.isrctn.org/。

四、意向性治疗分析

临床试验实施过程中不可避免会出现受试者不依从的情况，如脱落（drop off）、退出（withdrawal）或失访（loss to follow up）。受试者的依从性是指纳入试验并被随机分组的病例是否接受干预措施以及治疗和随访的完整性。依从性是评价随机对照试验报告质量的重要指标之一。临床试验应当报告依从性的问题，包括入组病例接受治疗的完整性、试验期间退出或失访的病例数及其原因。任何临床试验都不可能保证所有试验对象均完全按照试验设计方案的要求一个不漏地全部完成治疗或随访，必然存在依从程度的差异。一般说来，对象为门诊病例的依从性较差，而住院病例的依从性较好；干预措施为疗程短、使用方便、副作用小的治疗依从性较好，疗程长、使用不便和副作用大的治疗依从性较差。临床试验在设计阶段应当考虑到依从性的问题，并制订一些提高或确保依从性的措施，如给参加试验的患者详细地介绍试验目的、治疗方案及随访的重要性，建立良好的医患关系，减少不必要的检查和辅助治疗，定期核查治疗实施情况等。但无论如何，退出与失访不可避免。发表的试验文章中应明确报告符合纳入标准的病例数、实际参与随机分组的病例数、完成治疗和随访的病例数，并说明试验各个阶段病例离开试验的原因。

患者退出临床试验的原因较多，如有的患者最初判断符合纳入标准，后因证实诊断有误或患者经试验知情后拒绝参加试验；有的病例分组治疗期间由于对试验药物毒副反应很大或病情恶化，改为对照药物或其他治疗；有的患者没有按照试验要求接受全程治疗，如没有按规定的剂量、服用方法或疗程用药；有的患者因搬迁离开当地或治疗中途转院等中断治疗；有的虽完成了治疗，但在随访期间失访或随访不全。上述原因在临床试验中较常见，试验者应当如实报告，不得省略或隐瞒。

随机对照试验中的意向性治疗分析（intention-to-treat analysis，ITT），是指参与随机分组的对象，无论其是否接受该组的治疗，最终应纳入所分配的组中进行疗效的统计分析。该项原则强调只要是参与了随机分配的病例就应当纳入最后的结果分析。因为随机分配的原则是确保组间的可比性，如果排除退出和失访病例，只对所谓"资料完整"者进行分析就会破坏组间的均衡性。研究结果表明，退出试验病例的疗效普遍比完成治疗病例的疗效要差。因此，意向性治疗分析目的在于减少偏倚带来的影响，使结果更加真实，下结论趋于保守。以往对于不依从的病例在结局分析中采取简单排除，已被证明会夸大试验治疗效果。如果接受试验治疗的患者因疗效不佳或出现毒副反应而退出试验，排除这些可能无效的病例就会造成偏倚，从而影响结果的真实性。

简单地将退出、未完成治疗或失访的病例排除于结果的分析，由于破坏了随机化的原则，将会影响结果的真实性。因此，应将其纳入资料分析。结局指标的类型不同（计数与计量资料），意向性治疗分析的方法不同。对于结局为计数资料的试验，由于不能确定患者治疗的结局，通常将试验组和对照组退出和/或失访的病例作为治疗失败处理。还有一种处理方法是将治疗组退出或失访的病例作为治疗失败（无效），而将对照组退出或失访的病例作为成功（有效）处理，这种分析方法称为"最差情况的演示分析（worst-case scenario analysis）"。试验者可选其中一种或两种方法进行资料的意向性分析。

判断退出或失访对结果的统计学显著性检验结果有无影响，如果纳入与排除退出或失访病例对结果有显著的影响，则研究者下结论时要十分谨慎。对于计量资料的处理则有所不同。比如观察中药的降糖作用，结局评价指标为血糖的水平是否下降。由于无法获知退出或失访的病例治疗后或随访的结果，通常将失访病例前一次随访的结果（如血糖水平）作为最后一次随访的结局进行意向性治疗分析，这种方法被称为末次观测值结转法（last observation carried forward，LOCF）。需要注意的是，在使用 LOCF 法进行缺失值填补时的一个前提条件是，认为研究对象的病情在脱落或失访后保持不变，或者说不会发生太大的变化，但在实际研究中往往不太现实。所以也需要采用多重填补法（multiple imputation，MI）进行数据填补，该方法主要是病例脱落前的变量作为协变量，建立适当的回归模型，根据构建的模型对缺失值进行预测和填补。

第三节　临床试验偏倚风险的评估

国际上评价随机对照试验的工具或量表较多，比较广泛使用的是国际 Cochrane 协作组织研发的偏倚风险（risk of bias，RoB）评估工具，其最新版本为 RoB 2。以下介绍该量表的特点、清单和应用案例。

一、偏倚风险量表简介

Cochrane 随机试验偏倚风险评估工具的第 2 版（version 2 of the Cochrane collaboration's tool for assessing risk of bias in randomised trial，RoB2）用于评价系统评价与 Meta 分析中纳入的随机对照试验的偏倚风险。RoB2 相较于 RoB 的不同处：①形式结构上，RoB2 新增了信号问题的设计，让每个领域的判断过程更细致、标准化，在核查时有据可循。②分析思路上，RoB2 改变了过去从流行病学角度的不同偏倚类型和主要偏倚来源来入手评价的思路，转而以临床试验步骤流程的时间顺序为入手依据，分析不同试验阶段涉及了哪些偏倚来源，并针对该试验阶段的设计、执行和报告特点，对个临床阶段的多种偏倚进行总体性评价。③评价者的主观影响上，信号问题的细化让一些有争议的问题得到了解决。例如，因干预自身性质所限，无法设盲的研究，是否注定就是高偏倚风险？出现了偏离方案或明显脱落的情况的研究，是否注定就是高偏倚风险？RoB2 加强了对临床试验真实情况的宽容性，以试验缺陷最终对结果的影响情况为判断的第一考量。④RoB2 对 RCT 设计类型进行了细化讨论，针对整群 RCT、交叉试验计类型的 RCT，发布了 RoB2 扩展版本，可在 RoB2 官网下载。

二、偏倚风险量表的结构特点

RoB2 的结构包括几个固定的偏倚领域，即"随机化过程中的偏倚""偏离既定干预措施的偏倚""结局数据缺失的偏倚""结局测量的偏倚"和"选择性报告结果"的偏倚。其中，"偏离既定干预措施的偏倚"领域按照不同研究目的分为两种情况：一是研究"干预措施分配的效果"，二是"干预措施依从的效果"。RoB2 从多个不同方面评价临床试验设计、执行和报告中的偏倚风险，通过在每个领域内设置系列连续问题（即"信号问题"）来确定与偏倚风险相关的试验特征信息。信号问题一般有 5 种供选答案：是（Yes，Y）、很可能是（Probably Yes, PY）、很可能否（Probably No, PN）、否（No, N）、没有信息（No Information, NI）和不适用（Not Available, NA）。个别信号问题不允许回答 NI。当分析多位评阅者对某一研究的偏倚风险评价是否一致时，需将每道信号问题中的 Y、PY、N、PN、NI、NA 作为问题的同一性质答案。各领域的具体评价方法详见表 5-1～表 5-5。

表 5-1 随机化过程中偏倚的信号问题及供选答案

信号问题	供选答案
1 分配序列是否随机？	Y/PY/PN/N/NI
2 受试者参加并分配到干预措施，分配序列是否隐藏？	Y/PY/PN/N/N
3 组间基线差异是否提示随机化过程中有问题？	Y/PY/PN/N/NI

表 5-2 偏离既定干预措施偏倚的信号问题及供选答案

信号问题	供选答案
干预措施分配的效果	
1 试验过程中受试者是否知道自己分配到哪种干预措施？	Y/PY/PN/N/NI
2 试验过程中护理人员和干预措施提供者是否知道受试者分配到哪种干预措施？	Y/PY/PN/N/NI
3 若 1 或 2 回答 Y/PY/NI：是否存在由于研究环境造成的偏离既定干预措施的情况？	NA/Y/PY/PN/N/NI
4 若 3 回答 Y/PY：偏离既定干预措施的情况是否很可能影响结局？	NA/Y/PY/PN/N/NI
5 若 4 回答 Y/PY/NI：偏离既定干预措施的情况是否在组间均衡？	NA/Y/PY/PN/N/NI
6 是否采用了恰当的分析方法估计干预措施分配的效果？	Y/PY/PN/N/NI
7 若 6 回答 N/PY/NI：分析受试者时分组错误是否会对结果造成实质影响的潜在可能？	NA/Y/PY/PN/N/NI
干预措施依从的效果	
1 试验过程中受试者是否知道自己分配到哪种干预措施？	Y/PY/PN/N/NI
2 试验过程中护理人员和干预措施提供者是否知道受试者分配到哪种干预措施？	Y/PY/PN/N/N
3 若 1 或 2 回答 Y/PY/NI：重要的计划外的干预措施是否在组间均衡？	NA/Y/PY/PN/N/NI
4 未完成干预措施的情况是否有可能影响结局？	NA/Y/PY/PN/N/NI
5 不依从干预措施的情况是否有可能影响受试者结局？	NA/Y/PY/PN/N/NI
6 若 3 回答 N/PN/NI，或 4 或 5 回答 Y/PY/NI：是否采用了恰当的分析方法估计干预措施依从的效果？	NA/Y/PY/PN/N/NI

表 5-3 结局数据缺偏倚的信号问题及供选答案

信号问题	供选答案
1 是否可以获取全部或者几乎全部受试者的结局数据？	Y/PY/PN/N/NI
2 若 1 回答 N/PN/NI：是否有证据证明结局数据的缺失没有对结果造成偏倚？	NA/Y/PY/PN/N
3 若 2 回答 N/PN：结局数据的缺失是否有可能依赖于其真值？	NA/Y/PY/PN/N/NI
4 若 3 回答 Y/PY/NI：结局数据的缺失是否很可能依赖于其真值？	NA/Y/PY/PN/N/NI

表5-4　结局测量偏倚的信号问题及供选答案

信号问题	供选答案
1 结局测量方法是否不恰当？	Y/PY/PN/N/NI
2 结局测量或认定是否有可能有组间差异？	Y/PY/PN/N/NI
3 若 1 回答 N/PN/NI：结局测量者是否知道受试者接受到哪种干预措施？	NA/Y/PY/PN/N/NI
4 若 3 回答 Y/PY/NI：如果知道接受哪种干预措施，是否有影响结局测量？（例如患者自报告结局的测量）	NA/Y/PY/PN/N/NI
5 若 4 回答 Y/PY/NI：如果知道接受哪种干预措施，是否很可能影响结局测量？	NA/Y/PY/PN/N/NI

表5-5　选择性报告结果偏倚的信号问题及供选答案

信号问题	供选答案
1 结果的数据分析是否与揭盲前预先确定的分析计划一致？	Y/PY/PN/N/NI
2 正在评价的数值结果是否很可能是从多个合格的结局测量（如：多个分值、多个定义标准、多个时间点）的结果中选择性报告？	Y/PY/PN/N/NI
3 正在评价的数值结果是否很可能是从多个合格的数据分析的结果中选择性报告？（如：进行协变量调整的 VS 未进行调整；计量资料 VS 二分类资料 VS 等级资料；最终值 VS 治疗前后的差值）	Y/PY/PN/N/NI

三、偏倚风险判定原则

基于信号问题的答案，算法会生成关于每个领域产生偏倚风险的建议判定。每个领域的偏倚风险可分为三个等级："低风险"（low risk of bias）、"有一定风险"（some concerns）及 "高风险"（high risk of bias）。整体偏倚风险的判断，采用取最高风险的原则。即，如果所有领域都是"低风险"，则整体为"低风险"；有至少一个领域为"有一定风险"其他均为"低风险"，则整体为"有一定风险"；有一个以上领域为"高风险"，则整体为"高风险"。另外，当多个领域为"有一定风险"时，由于风险的累加效应，虽然没有"高风险"领域，整体偏倚风险仍应判定为"高风险"，举例见表5-6。

表5-6　整体偏倚风险评价标准

随机化过程中的偏倚	偏离既定干预措施的偏倚	结局数据缺失的偏倚	结局测量的偏倚	选择性报告结果的偏倚	整体偏倚
低风险	低风险	低风险	低风险	低风险	低风险
有一定风险	低风险	低风险	低风险	有一定风险	有一定风险
高风险	有一定风险	有一定风险	低风险	有一定风险	高风险
有一定风险	有一定风险	有一定风险	有一定风险	低风险	高风险

四、偏倚风险量表应用实例分析

一项研究中草药治疗重症肌无力的系统评价与 Meta 分析研究中使用了 RoB2 的 Excel 工具评估纳入研究的偏倚风险。

步骤一：结局的选取

该研究以重症肌无力的症状评分作为评价偏倚风险的结局。

步骤二：所有领域的评价

1. "随机化过程中的偏倚"　只有明确报告正确随机化方法，报告了随机隐匿方法，且报告了平衡的基线数据的研究，才是低偏倚风险。

2. "偏离既定干预措施的偏倚"　首先，由于该系统评价的研究目的为探索干预的疗效和安全性，所以只评价此领域中干预措施分配的效果。只有两类研究可以评为低偏倚风险，第一类是设计了双盲，没有出现由研究环境造成的偏离研究方案的情况或偏离情况不影响研究结果，或偏离明显但采用了正确的统计方法降低偏倚。第二类是研究的干预自身性质导致研究无法设置盲法，如心理干预、运动干预等，但是没有出现由研究环境造成的偏离研究方案的情况。中医临床试验在这部分最常见的情况是：已发表的试验未报告偏离情况，且没有证据表明存在偏离方案的情况，且试验未使用调整统计学方法（如 ITT 分析）来处理偏离，很多研究只报告了研究纳入人数和这些人的研究结果，在没有证据的情况下，作者认为试验使用了适当的分析来估计分配干预的效果，但这部分的信息不充分，有一定风险。

3. "结局数据缺失的偏倚"　这部分评价应结合预先确定的试验方案或统计分析报告以及发表文献原文的信息进行判断。若无法获取试验方案，也可以依据研究结局部分的报告信息进行判断。若无法获取方案和统计分析报告，试验原文没有报告脱落患者数量，也没有证据证明存在脱落，作者认为该 RCT 获取了全部患者的结局数据。若脱落比例＜ 10%，作者认为该 RCT 获取了几乎全部受试者的结局数据。

4. "结局测量的偏倚"　如果所使用的量表经过信度和效度的检验，并且已经被多次试验广泛使用，那么它就是一种合适的测量方法。当中药组患者因需要调整中药配方而就诊次数明显高于对照组时，作者认为干预组之间对结果的测量和疗效的判定可能存在差异。当研究没有报告是否对结局评价者实施盲法时，作者认为他们可能知道受试者所接受的干预，因为在医院环境中，门诊患者通常由同一位医生治疗和评估，而住院患者每天与所有的医生接触。结局评价者很容易知道受试者所接受的干预。

5. "选择性报告结局的偏倚"　应将报告结局与试验方案或预先指定的分析计划进行比较。如果无法获取方案或分析计划，则判定为没有该领域的信息。

6. "整体偏倚风险"　当四个或四个以上领域被评为"有一定风险"时，整体偏倚风险评为"高风险"，即使没有"高风险"领域。

步骤三：偏倚风险结果核对与图表制作

RoB2 发布了一个带有宏的可运行 Excel 文件作为评价软件。RoB2 的 Excel 评价软件和使用说明手册可以在 RoB2 的官网下载。若两位评阅者要独立进行评价，则需使用相同的 ID 进入同一个评价中，最后还要检查两者答案的差异。完成偏倚风险评价后，单击"Intro"（介绍）页上的"Summary"（总结）按钮和"Figures"（图表）按钮，系统将自动绘制出偏倚风险条形图和偏倚风险总结的点状图。

步骤四：偏倚风险结果的报告

RoB2制作团队建议，不仅要在文章中添加美观的偏倚风险总结图，还应尽量在文中报告每个领域的信号问题的具体答案，这样可以让读者更细致地了解纳入研究的偏倚来源，也方便将来同行专家对该研究评价偏倚风险的正确与否进行直观判断。

（张辰昊　朱思佳　刘建平）

参考文献

［1］ Risk of Bias 2 (RoB 2) tool. [2022-04-20].https://methods.cochrane.org/risk-bias-2.

［2］ A revised tool to assess risk of bias in randomized trials (RoB 2) .[2022-04-20]. https://www. riskofbias.info/welcome/rob-2-0-tool.

［3］ 刘津池，刘畅，华成舸. 随机对照试验偏倚风险评价工具RoB2（2019修订版）解读. 中国循证医学杂志，2021，21（06）：737-744.

［4］ ZHU SJ, WANG RT, YU ZY, et al. Chinese herbal medicine for myasthenia gravis: A systematic review and Meta-analysis of randomized clinical trials. Integr Med Res, 2022, 11 (2): 100806.

第六章　证据综合中的临床研究选择与数据提取

第一节　概述

系统评价（systematic review）是证据综合中常用的研究方法之一，有助于各层次决策者（临床医生、研究人员和卫生决策者等）应对信息时代的挑战、及时转化最新的研究成果以及确定优先研究方向。针对不同研究问题的系统评价其基本方法和步骤相似。本章将以目前临床实践需求大、方法学相对完善，论证强度高的"防治性措施的随机对照试验研究的系统评价"方法作为示范，聚焦系统评价中的临床研究选择和数据提取的基本概念、重要性、基本步骤、基本原则、避免偏倚方法及最新相关软件的使用等进行讨论。

第二节　临床研究选择

一、临床研究选择的基本概念及重要性

临床研究选择是指评估所有可能合格的研究是否满足系统评价的纳入标准。系统评价有别于传统文献综述的一个重要特点就是预先设定好了一个严格的研究纳入和排除标准，并有详细的文献选择过程，以此来评估所有可能合格的研究是否满足系统评价的选择标准，从而决定该研究是否被纳入。系统评价通过详细而严格的选择流程和纳入标准的制定，克服了传统文献综述缺点，使结果的可靠性和论证强度都大大增加。可见，一个系统评价的完成过程中，临床研究的选择和纳入是其核心环节之一。

二、临床研究的选择和纳入标准流程和基本步骤

（一）标准流程

Cochrane 系统评价被认为是评价干预措施疗效最佳的信息资源。Cochrane 协作网评价作者，基于统一工作手册，在相应 Cochrane 评价小组指导和帮助下完成。对于初学者及基层医务工作者，建议以 Cochrane 系统评价选择和纳入文献研究的标准流程为模板学习。表 6-1 就是一个 Cochrane 系统评价选择和纳入临床研究的标准流程。而在每个系统评价的计划书中都应该详细描述该系统评价中临床研究选择和纳入的具体流程。在系统评价全文中，附上研究筛选和纳入流程图（flow diagram），会更好地帮助读者快速又直观地了解该系统评价最终纳入和排除文献相关情况。

表 6-1 临床研究选择和纳入标准流程

> 1. 在文献检索之后，应该通过"参考文献管理系统"等文献管理软件来管理检索结果，建立数据库，去除明显的重复发表的研究。
> 2. 初筛——仔细阅读文献的题目和摘要，排除明显不相关的文献。
> 3. 查找可能符合纳入标准的相关文献全文。
> 4. 将同一研究的不同结果报道整合在一起。
> 5. 全文筛选——仔细阅读研究的全文，讨论其是否满足系统评价纳入标准。
> 6. 研究的相关信息不全或不清楚时，需进一步获取相关信息。有时可从文章中合理推断出所需信息。若否，就需联系作者以获进一步信息，仍然不能，此时需填写系统评价中的"等待评价文献表（studies awaiting assessment）"。
> 7. 最后就研究是否纳入做出最终结论，进入数据提取阶段。
> 8. 记录任何正在进行，尚未报道结果的临床研究，并完成系统评价中的"正在进行临床研究表（the ongoing studies table）"。

（二）基本步骤

系统评价制作过程中，在进行临床研究的选择和纳入时，包括 3 个基本步骤：初筛、全文筛选和获取更多信息。

1. **初筛** 初筛是通过仔细阅读所检索到的全部文献研究的题目和摘要完成。在初筛阶段，通过阅读文献的题目和摘要，来判断该研究与系统评价的研究问题之间是否相关。初筛标准较全文筛选的标准简单且易于操作，常只包含文献研究类型、所关注的研究对象临床特点和所关心的干预措施三方面。在初筛阶段，进行初筛的作者应该将执行标准放得较为宽松，因为文献一旦被排除，就没有机会再次讨论及再次被纳入。所以，除非非常肯定该文献与研究问题不相关，否则文献应该被留下，进入全文筛选阶段。对于排的文献，需要给出排除的理由。

2. **全文筛选** 在初筛完成之后，对于初筛选出的可能合格的文献进一步获取全文。仔细阅读和评估文献全文的方法学部分，提取文献中的相关信息，以确定文献是否符合系统评价的纳入标准，并决定该文献是否纳入，这就是全文筛选过程。一般说来，为了简化选择过程，提高系统评价的可信度以及提供对每个文献研究的决策记录，需要设计全文筛选表格来协助完成全文筛选。

制作系统评价中，纳入标准综合了所提出临床问题的各个方面以及回答这些临床问题的研究类型。临床问题中的研究对象，干预措施和对照措施常常直接转入系统评价的纳入标准之中。关于防治性研究系统评价中，临床研究的选择纳入标准主要包含 5 大要素，常以 PICOS 形式表达：①研究对象 P（types of participants）；②干预措施 I（types of interventions）；③对照措施 C（types of controls or comparison）；④结局指标 O（types of outcomes）；⑤研究的设计类型 S（types of studies）。研究结果通常并不作为纳入标准中的一部分，因为一般说来，系统评价是寻找针对某一研究人群的某一干预措施的所有研究，而不在乎这些研究的结果如何。

（1）研究对象：系统评价中所包含的研究对象（participants）的类型不能太狭窄，以确保含有足够多的研究。同时，研究对象也应该受到一定的限制，以保证整合研究时，可以获得有临床意义的答案。研究对象类型及要点总结见表 6-2。

表6-2　研究对象类型及特点

当纳入标准中包括研究对象时，需要考虑以下几方面：

1. 疾病的诊断标准是什么？
2. 研究对象的最重要特征是什么？
3. 是否包括相关的人口学特征？
4. 研究机构是哪种类型？
5. 谁来做出诊断？
6. 是否应该从系统评价中排除某些类型的对象？（因为这些对象有可能以不同的方式对干预措施发生反应）
7. 怎样处理仅仅包含了研究对象的某一亚组的研究？

（2）干预措施和对照措施：纳入标准中的第 2 个关键要素是详细说明系统评价所关注的干预措施（interventions）和与干预措施进行比较的对照措施（controls）。尤为需要表述清楚，干预措施是与一些阴性对照措施进行比较（如安慰剂、不治疗或者标准治疗），还是和阳性对照措施进行比较（如同一干预措施的不同剂量，不同的药物或者不同种类的治疗措施）。干预措施的类型及要点总结见表 6-3。

表6-3　干预措施的类型及特点

当纳入标准中包括干预措施时，需要考虑以下几方面：

1. 什么是系统评价关注的干预措施和对照措施？
2. 干预措施存在变异（如剂量、给药方式、给药者、给药次数和给药疗程）？
3. 是否包括了干预措施的所有变异？（如是否存在一个临界剂量，低于此剂量，干预措施可能在临床上并不适当）
4. 仅仅包括了一部分干预措施的研究如何处理？
5. 不仅包括了感兴趣的干预措施，还联合使用了另一种干预措施的研究如何处理？

（3）结局指标：纳入标准中的第 3 个关键要素是详细说明系统评价所关注的结局指标（outcome measures）。首先列出需要观察的重要相关结局指标，然后按结局指标优先顺序排列。结局指标类型及要点总结见表 6-4。

表6-4　结局指标类型及特点

当纳入标准中包括结局指标时，需要考虑以下几方面：

1. 结局指标是对医疗决策和患者非常重要的结果。
2. 主要结局指标是结局指标中最重要的指标，最多不超过的三项。
3. 次要结局指标是剩下的结局指标和其他对于解释干预措施的效应有用的结局指标。
4. 结局必须覆盖潜在的以及确实的副作用。
5. 考虑所有潜在与政策决定相关的结局，包括经济学指标。
6. 考虑结局测定的类型和测定的时间。

（4）研究类型：某些研究设计（design）比其他研究设计更适合回答某些问题。因此，在纳入标准的设计中，系统评价作者还需要考虑什么样的研究设计能提供更可靠的数据来回答系统评价所关注的问题。如果系统评价关注的临床问题是关于防治性医疗措施的效果，那么，随机对照试验是回答此类问题的主要研究类型。

3. 获取更多信息　有时研究者会发现，即使获得了研究文献全文，仍然没有所需信息。如，可能文献并没有表明该研究是怎样进行随机分配的；也可能文献没有写清楚参与者的类型如何；有时文献没有提供所需要的结局指标。当文献研究的相关信息不全或不清楚时，需要进一步获取相关信息。文献选择基本步骤见图6-2。

三、临床研究的选择基本原则

临床研究选择总体原则是基于研究的设计方法，而不是研究的结果。在制作系统评价全文时，临床研究的选择和纳入是一个主观判断过程，难免会发生偏倚和人为的错误。尤其是有时需要对成百上千篇检索出的文献进行筛选。决定是否纳入时，如何保证文献选择和纳入的准确可靠，尽可能减少偏倚和人为错误，同时又节省时间呢？掌握文献研究选择和纳入的基本原则就非常重要。

（一）选择标准的排序应该先重要、再次要

选择标准包含了对文献研究的很多方面的评估，有时只要有一项重要标准不满足，就足以将该文献排除。因此，实际操作中，设计文献筛选表格时（主要指全文筛选表格），系统评价的纳入标准应按照项目的重要性排序。一旦有一项标准不满足，就可将该文献排除，不需再进行评估。

（二）不能根据研究结果来决定是否纳入文献

之前已提及，决定文献是否纳入是基于研究的设计（方法学部分）。有些系统评价作者常常是在关注了文献研究本身的研究结果之后，再根据结果来决定文献是否被纳入。这种做法会给系统评价带来极大的偏倚，应该避免。

（三）如果要改变系统评价所提出的临床问题

在开始系统评价之前，就应该在计划书中提出临床问题，但是这些问题不应该成为阻止探讨一些意外问题的障碍。系统评价是分析已经存在的证据（回顾性系统评价），这些证据受限于以前所选择的研究人群、研究机构、干预措施、结果测定和研究设计。对于一个系统评价，如果没有与所关注问题相关的临床研究，就不能对该评价构成一个可以回答的问题。此时，就需要从证据的角度来调整系统评价所提出的问题。虽然充分的证据获得后，系统评价需要对临床问题进行某些变动和重新界定，但必须关注由此可能产生的偏倚。

（四）临床问题的范围

系统评价提出的临床问题可以是范围较广的问题，也可以是范围较窄的问题。如，临床问题可以是：抗血小板药物是否可以有效地阻止人类的所有血栓性疾病。这是一个范围

广的问题。另一方面，系统评价也可以关注某一个特定的抗血小板药物，比如阿司匹林，是否可以有效地降低有卒中史的老年人的再次卒中。这就是一个范围窄的问题。系统评价所关注的临床问题的范围取决于多种因素，包括问题本身的生物学和流行病学信息、对该问题的回答的有效性和潜在的综合性以及可获得的资源等。范围广的问题和范围窄的问题各有优缺点。范围广的系统评价的有效性有时被批判为"混合了苹果和橘子"，特别是当生物学和社会学证据都提示一个干预措施以不同的方式起作用，或者不同的临床状况是和干预的不同效应相联系时。

实际操作中，系统评价可以从一个范围广的临床问题开始，当证据积累到一定程度，原始评价变得困难时，可以将该系统评价划分为范围更小的评价，但需要针对新问题重新撰写新的计划书。

四、临床研究的选择和纳入避免偏倚的方法及注意事项

（一）临床研究选择和纳入是一个主观判断过程

决定一个临床研究是否纳入是系统评价的关键环节。此环节需要系统评价者的主观判断，而人都可能会犯错误、有偏倚，因此该环节也是最容易出错的环节。由此，纳入和选择研究的一个重要注意事项就是试图减小错误和偏倚。其中一个办法就是让一个以上的人来分别进行初筛和全文筛选，独立做出决定，然后将他们的结论进行比较。一旦两个或以上评价者的结论不一致，需通过讨论来解决分歧。如果讨论仍不能解决分歧，让第三方来进行判断和仲裁。这样可以有效避免犯错误和减少偏倚。如果是因为文献中的信息不足而导致分歧不能解决，需要将此文献划入等待评价范畴，等有足够的额外信息补充后，再决定文献是否纳入。有时，若评价者之间的差异过大，需要重新审视已制定的纳入标准是否合适。

（二）评价者的临床经历和专业也会影响临床研究的选择和纳入

有时，系统评价的文献评价者包含了所涉及的临床专业的专家。而专家可能有一些预先形成的观念影响其对于某研究的相关性和有效性的评估。另一方面，如果对某一领域的知识完全不了解又很难对研究做出判断。缩小该偏倚的方法就是让不同背景的研究者，如，一个专业人员和一个非专业人员，来做系统评价的文献评价员，对研究做出判断。

（三）盲法评价

也有建议，对系统评价的文献评价者隐瞒文章的某些细节，比如杂志的名字、作者、作者单位等，可以减少初筛或全文筛选偏倚的发生。但事实是，这种做法耗时耗力，却没有对 Meta 分析的结果产生实质性的有区别的影响，所以，除非必要，一般不用盲法评价。

（四）预试验

对于多数系统评价，需要进行文献选择和纳入的预试验。即根据系统评价计划书预先制定的选择标准，在设计文献筛选表格（指全文筛选表格）之后，选取 10 至 12 篇文献研

究（应该包括肯定纳入、可能纳入和排除的文献）。用此选择标准进行筛选和评估，以此讨论此选择标准是否合适。

（五）文献重复发表

一旦在系统评价中纳入了重复发表的文献研究，就会重复合并研究结果进行分析，可导致给某个研究的权重更大，常夸大治疗效果，产生很大偏倚。重复发表的文章可以表现多种形式，因此需小心识别。以下是一些有用的分辨重复发表文献的方法：①作者的名字相同（多数重复发表的文章有共同的作者，虽然作者的排序并不一致）；②作者的单位相同；③同一时间和同一地点做的研究；④干预措施的一些细节相似（如剂量、疗程等）；⑤研究对象的人数和基线资料相似；⑥研究的时期和随访时间相同；⑦以及相似的结果表格等。

（六）排除文献列表

系统评价应该包括排除文献的列表，详细描述认为应该纳入却没有被纳入的文献研究。通过列出被排除的文献，并注明它们被排除的理由，以表明系统评价者注意到了这些文献。一般是针对全文筛选阶段所排除的文献进行描述，不要求列出检索后被排除的所有文献。

（七）选择和纳入文献时，同时进行资料数据收集不可取

在选择纳入文献的同时进行资料数据提取的做法是不可取的。如果一篇文献研究不符合纳入标准，对其同时进行资料的提取浪费时间和精力。而且决定研究是否纳入时，应尽量避免被研究的结果所影响。

（八）按计划书执行

上述相关事宜均需提前在计划书中写明，并在系统评价的完成过程中，完全按照计划书的构建进行。如果有变化，必须注明变化是什么，并写明变化的原因。

五、临床研究选择和纳入基本步骤

（一）文献筛选和纳入流程图模板

以 2021 年发表在 Cochrane 图书馆第 12 期的系统评价"抗精神病药治疗阿尔茨海默病和血管性痴呆患者激越和精神症状（Antipsychotics for agitation and psychosis in people with Alzheimer's disease and vascular dementia）"为例，图 6-1 显示的是系统评价制作中，按照最新 2020 年版系统评价 /Meta 分析报告规范（the preferred reporting items for systematic reviews and meta-analysis，PRISMA）推荐的文献选择和纳入的流程。

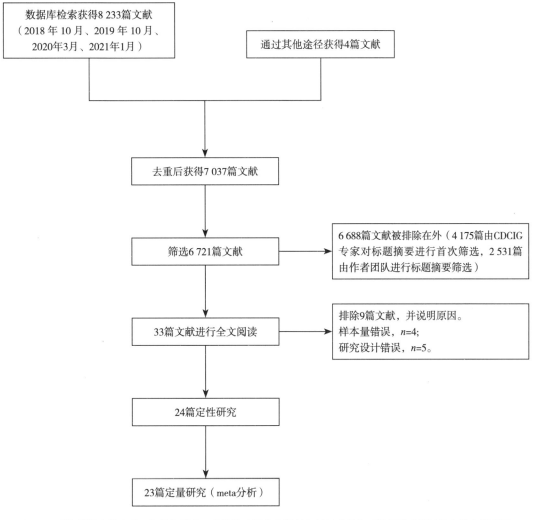

图6-1 "抗精神病药治疗阿尔茨海默病和血管性痴呆患者激越和精神症状"系统评价文献筛选和纳入流程图

（二）文献筛选基本步骤

图 6-2 显示的是临床研究筛选和纳入的基本步骤，包括初筛、全文筛选和获取更多信息。

（三）全文筛选表格设计及模板

全文筛选表格主要包括两大部分：①文献基本信息特征，包括文献编号、第一作者、发表时间、筛选者、系统评价者、筛选日期等。②文献选择标准，即前述的系统评价计划书中制定的文献纳入和排除标准，主要包括 5 个要素：研究设计类型、研究对象特点、干预措施、对照措施和结局指标的测定。全文筛选表格模板请参考 Cochrane 专业小组网站或本书附录相关信息。

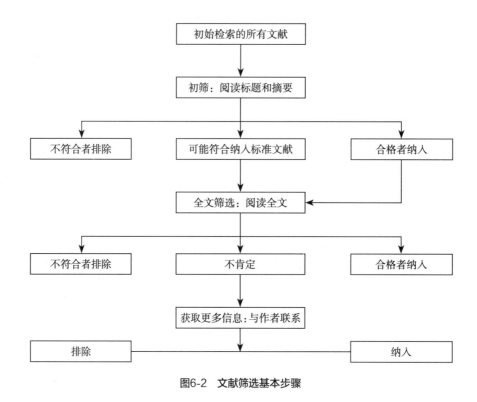

图6-2　文献筛选基本步骤

六、临床研究选择和纳入软件的使用

　　系统评价制作中，系统、全面地检索与研究问题相关的初始文献有时可达成千上万篇（如图 6-1），筛选文献耗时费力，具有很大挑战性。因此，近年有助于文献筛选和纳入的各种软件工具和软件包成了研究热点。目前，用于文献筛选和纳入的软件可分为支持文献筛选过程的系统和基于文本挖掘和 / 或机器学习的工具和技术两大类。这些软件信息可从"系统评价工具箱（systematic review toolbox）"获取。"系统评价工具箱"是由一社区推动，为系统评价制作提供支持，基于网络的工具目录。

（一）支持文献筛选过程的系统

　　包括基本工具和专用系统。基本工具如文字处理软件（Office Word）、电子表格（Office Excel）和参考文献管理软件（Endnote、Reference Manager 等）；专用系统如 Abstrackr、Covidence、DistillerSR、EPPI-Reviewer、Rayyan 等。

（二）基于文本挖掘和 / 或机器学习的工具和技术

　　研发该类工具和技术目的是实现半自动或全自动的机器进行文献筛选，即机器主动学习（active learning），降低人工筛选文献的负担。这是近年研究热点。研究提示使用此类自动工具进行文献筛选，至少可减少 30% 的工作量，甚至更多。目前此类工具如 Abstrackr、

Colandr、EPPI-Reviewer、Rayyan、RobotAnalyst、Swift-review 等。若制作 Cochrane 系统评价，能与制作系统评价软件"RevMan"相匹配的文献筛选工具，建议选择 Covidence 和 EPPI-Reviewer。

（吴红梅　郝勤建　李峻）

第三节　数据提取

一、临床研究的数据提取基本概念及重要性

临床研究数据提取（data extraction）是指从纳入的原始研究的全文或者研究者提供的资料中收集所需要相关数据的过程。这一过程不仅是从原始文献中摘抄信息，还涉及数据处理或换算和数据分析。数据提取是系统评价撰写过程中的重要步骤。系统评价的结果和结论需要基于纳入原始研究的数据。因此，为保证系统评价的真实性和可靠性，原始研究文献的数据提取应尽可能准确，避免偏倚或人为错误。

二、临床研究的数据来源和提取的基本原则

为说明数据提取的过程，首先需了解何谓数据（data）。数据是对客观事物的符号表示，是用于表示客观事物的未经加工的原始素材，如图形符号、数字、字母、文字等。在撰写系统评价时，数据不仅是统计数字，而是研究人员、研究时间、研究方法、研究对象、研究机构、研究背景、干预措施、结局指标、研究结果和出版机构等众多信息的集合。

撰写系统评价计划书时就应明确需要收集哪些数据，并针对数据提取制定详细的操作流程。所提取的数据将作为数据分析和合成的直接依据，也为撰写系统评价的结果、讨论及参考文献等部分提供数据支持。因此，数据提取应尽可能全面、准确，避免偏倚、错误和重复劳动。当通过文献选择和纳入步骤确定了该系统评价最终纳入原始研究，进行数据提取之前，首先需要知道数据的来源及提取的基本原则。

（一）数据来源

1. **发表的文献**　发表的文献是获取数据最主要的来源。文献可以发表在期刊、书籍、论文集、会议摘要、来信、勘误表和网站。不同来源的文献，其内容的可靠性不一，例如，发表于专业期刊网站的文献可靠性高于发表于普通健康宣教网站的文献。此外，不同来源的文献，内容的详尽程度也不尽相同，专业期刊文献的详尽程度通常高于会议摘要。如果纳入文献来源于会议摘要，可能还需要联系研究者以获取更多信息。

2. **临床试验注册数据库**（trials register）如 ClinicalTrials.gov　通过临床试验注册数据库，可比较临床试验计划书和完成后发表文献的结局指标和结果，获取发表文献未能提供的有关干预措施有效性和不良反应的更多信息。因此，临床试验注册数据库已成为重要的数据来源之一。

3．临床研究报告（clinical study reports，CSRs）　临床研究报告常包含未删减、全面的临床试验信息，包括研究问题、设计方案、执行方法和研究结果等，这些信息常被国际协调委员会（international conference on harmonisation，ICH）展示在报告的结构和内容指导之后。但临床研究报告很难获取，常常不会公开。评价者可从欧洲医药管理局（EMA）请求获取。美国食品药品管理局（FDA）不会公开临床研究报告全文，但在其网页上，常选择性地发布新药审批部分信息。

4．规范审查（regulatory reviews）　为获上市许可证，药品、生物制剂和医疗器械制造商会向 FDA 和 EMA 提供医疗相关信息。

5．联系研究者获取信息　在数据提取的过程中，评价者常会发现很多文献并未提供必要的全部信息。此时需要联系研究者以获取更多的信息。

6．单个患者数据　联系研究者获取单个患者的数据（individual patient data，IPD）是提取数据的"金标准"，其准确程度和完整性远高于从文献中获得的统计数据。

（二）数据提取的基本原则及避免偏倚的方法

为确保数据提取的完整性和可靠性，尽量减少偏倚或错误的发生，提高数据提取的效率，在数据提取的过程中应遵循一些基本原则。

1．客观　从原始研究中提取出的数据是评估原始研究质量和数据分析的基石。在数据提取的过程中应该遵循客观的原则，忠实于原始数据，避免评价者的主观判断影响研究结果的真实性和准确性。有时原始研究可能并未提供 Meta 分析需要的统计指标，此时需要进行数据换算，但也应该先记录原始数据，然后再按照相应的方法换算数据。在提取原始研究的方法学相关信息时，可能需要评价者主观判断研究的方法学质量（如是否采用随机分配的方法），此时为了尽可能客观地反映原始研究，要求引用原始文献中的句子作为评价的依据，以便于复核。

2．提前进行人员培训　在开始数据提取前，应该对参与数据提取的评价者进行培训。培训内容根据评价者的来源不同侧重点可能不同，但通常应该包括以下内容：数据提取的基本过程、数据提取表的主要内容、相关软件的使用，并考察不同评价者对特定表述方式理解的一致性。训练有素的评价者可以高效地完成数据的提取工作。

3．预试验　在开始数据提取前，选择几篇具有代表性的研究进行预试验（pretest），可以发现数据提取表的缺陷。常见的缺陷包括：遗漏某些重要项目、项目设置过多、代码设置有歧义、选择项设置不完善等。预试验不但可以帮助发现不同背景研究人员对同一问题理解上的分歧，还可完善数据提取表的架构，提高评价者理解问题的一致性。

4．多人提取数据　数据提取的过程中发生错误的概率较高，进行数据提取的评价者最好在两人以上，这样可以通过核对数据减少人为的错误或潜在的偏倚。由于数据提取过程涉及的内容广泛，需要多学科背景知识，建议提取数据的评价者最好来自不同的专业（如：一个统计学家或方法学家、一个临床专家），这样有助于减少发生偏倚的可能。

5．恰当处理分歧　当数据提取由多人独立完成时，经常会出现意见分歧。在撰写系统评价计划书时，就应明确出现分歧时如何解决。最常见的分歧是由于一方的疏忽或错误导致，此类分歧很容易通过协商讨论解决。如果协商讨论不能达成一致，则需要通过第三方（通常是系统评价者中经验最丰富的成员）仲裁解决。

6. **盲法**　尽管有研究表明，在数据提取过程中（尤其是提取方法学相关的信息时）采用盲法，即隐藏纳入研究的题目、作者、作者单位、杂志名称、研究结果等信息，而代之以编码，可以提高提取数据的可靠性。但这一结果并未得到大样本研究的支持，而且有时盲法难以实现。对于是否需要在数据提取时采用盲法，目前尚无定论。

三、临床研究数据提取基本步骤

撰写系统评价计划书时就应明确需要收集哪些数据，并针对数据提取制定详细的操作流程。所提取的数据将作为数据分析和合成的直接依据，也为撰写系统评价的结果、讨论等部分提供数据支持。因此，数据提取应该尽可能全面、准确，避免偏倚、错误和重复劳动。当我们掌握了数据提取的一些基本原则，那么该如何应用基本原则，有序地进行具体的数据提取呢？

（一）明确需要纳入的数据类型

开始数据提取前，应该根据研究目的、纳入研究的数量、参与研究人员的多少、研究时间和研究经费的多寡明确数据提取过程中需要纳入哪些数据类型（某些信息在数据提取过程中必不可少）。

（二）明确数据提取人员

在开始数据提取前（撰写计划书时）就应该明确由哪些人员来进行数据提取工作。为避免提取过程中的错误，提高数据提取质量，通常需要2人及以上分别进行数据提取工作。进行数据提取的人员最好包括对研究领域熟悉的临床专家和熟悉系统评价的方法学家，以便更好地处理数据提取过程中可能出现的各种复杂问题。

（三）设计数据提取表

由于数据提取的核心过程，就是填写数据提取表格的过程。因而，数据提取表格的设计是数据提取步骤中的关键环节。

1. **对数据提取表进行预试验，并对数据提取表进行修改和完善**　最初设计完成的数据提取表往往存在或多或少的缺陷，此时需要从拟纳入的参考文献中选择几篇有代表性的文章，进行预试验，以发现数据提取表的潜在问题，并加以修改和完善。

2. **开始数据提取**　采用经预试验后修改完善的数据提取表对原始文献的数据进行提取。这个过程不仅是简单的信息摘抄，有时还需要设计数据的换算和合并。

3. **数据核查、修改**　由2人及以上的评价者分别提取数据后，还应对提取后的数据进行核对检查，对存在分歧之处核对原始文献进行修改。

4. **处理意见分歧**　有时，数据提取的分歧并非由于评价者的粗心或错误所致。而是由于对原始文献的理解存在分歧。对这种情况通常有两种解决方案：评价者协商解决或者提请第三方（通常是系统评价撰写人员中经验更丰富的专家）进行仲裁。

总之，在撰写系统评价全文（或计划书）时，应该在方法学部分就如何提取数据进行扼要阐述，通常需包括以下内容：①收集数据的种类；②是否由多人提取数据；③评价者的专业背景；④数据提取表是否进行编码或设置选择项；⑤是否提前进行人员培训并进行预试验；⑥数据提取过程中的分歧如何解决。

四、数据提取表的设计

数据提取是通过填写数据提取表（data collection form）实现的。数据提取表是联系原始研究和系统评价结果的纽带，也是数据提取工作的核心。它有三个重要功能：第一，全面直观地展示原始研究的重要信息，是评价纳入研究质量的依据；第二，是整个评价过程中的众多决策（或决策变动）的历史记录；第三，是进行数据分析的原始数据库。

（一）数据提取表的基本内容

数据提取表的设计尚无统一标准。数据提取表可以设计为包含所有需要信息的一张表格，也可以由一系列表格构成，每个表格只评估某个方面的内容。例如设计专门的表格评估纳入研究的质量（偏倚风险），而另一个表格收集纳入原始研究的结果。

不同的系统评价需要提取的数据也不尽相同，因此每个系统评价的数据提取表都应该充分反映研究问题的特征，具有唯一性。但数据提取表又具有共性，即需要的基本信息是一致的。评价者没必要针对每个系统评价从头开始设计表格，只需要在一个表格模板的基础上修改（如 Cochrane 各专业小组数据提取表格模板），使之反应新的系统评价的特点即可。设计数据提取表时通常应该纳入以下信息：

1. **纳入研究的基本信息** 数据提取表应包括纳入研究的基本信息，以便于数据提取后进行检查核对，以及数据分析时引用。这些基本信息包括：纳入研究的编号、引用题录、通讯作者和联系方式等。此外，这部分通常还包括评价者的姓名或编号，以及数据提取的日期和修改日期，以方便必要时复查核对。在表头的下方最好预留出较多的空白，以便数据提取过程中书写备注，这些备注对于撰写系统评价非常有用。

2. **研究方法和可能存在的偏倚** 不同的研究方法可能产生不同的偏倚，从而影响研究结果的准确性。系统评价与传统综述的重要区别之一就是对纳入研究的方法学质量进行严格地评价。在数据提取阶段，需要提取研究方法的详细信息，以便于将来对偏倚风险评估和原始研究质量进行评价。对于不同类型的原始研究，需要评价的方法学特征不同。就干预性研究的系统评价而言，这部分通常需要收集以下信息：具体分组方法、分组方法是否隐藏、是否采用盲法、是否存在结局数据不完整、是否存在对结局指标选择性报告的可能。对每个条目而言，设计数据提取表时，不仅应包含条目名称，还应简要描述如何做出相应的判断；填写数据提取表时，不仅要填写评判结果，还需要引用原始文献中的语句作为评判的依据。

3. **研究对象特征** 提取数据还应包括研究对象特征的详细信息，这些信息将会被用来判断研究之间临床异质性，从而作为数据是否能进行合并或是否进行亚组分析的重要依据。在撰写 Cochrane 系统评价时，这部分信息还为填写 "characteristics of included studies" 表格提供素材。此外，这些信息还将方便系统评价的读者判断研究人群与自己的病患是否具有相似性，以便判断是否可以将系统评价的结果应用于临床病患。研究对象重要的信息特征包括：年龄、性别、种族、社会人口学特征、疾病诊断标准、疾病的严重程度、合并症、研究地点（如急诊、重症监护室、大学医院、社区医院、养老院或照护所等）等。

4. **干预措施和对照措施**　试验组和对照组接受的所有干预措施的细节都应收集到数据提取表。这些信息应尽可能详细，以便读者在必要时可以重复该研究。最常见的干预措施是药物，通常需收集以下信息：药物名称、给药途径（如口服或静脉）、剂量、开始给药时间、疗程等。而对于心理治疗、物理治疗、行为治疗、患者教育等更为复杂的干预措施而言，在提取数据时还需要收集干预措施的具体内容、实施人员、实施时间等信息。

5. **结局指标**　研究报告常包含多个结局（如死亡率、发病率、生存质量等），也可能采用多种测量方法来报告同一结局，还可能包括亚组分析以及不同时间点测得的结局。为了避免潜在的错误，应先按原始研究报告的格式收集数据，然后，如需要，再进行数据换算。在提取数据前，评价者需要事先确定是提取纳入研究的所有结局指标，还是仅提取部分（在计划书中）事先设定好的结局指标。Cochrane 协作网建议采用后一种方法。但是，所有的结局指标的名称都应该收集到数据提取表中，以便下一步评估原始研究是否存在选择性报告的情况。结局指标的数据提取包含 5 个要点：结局指标的名称、测量方法或工具、结果的特定指标、数据类型和结果测量时间。

不良反应（adverse effect）是一类较特殊的结局指标。在收集与不良反应相关的信息时应该注意以下问题：①收集不良反应相关数据时应尽可能全面；②有些研究在发表的文献中并未报告不良反应，但这并不意味着不良反应不存在；③不同的研究对不良反应的定义不尽相同，应该将各个研究对不良反应的定义也收集到数据提取表中。

6. **研究结果**　通常认为此部分只需要收集事先（在计划书中）设定好的，需要分析的研究结果。但有时在提取数据的过程中会发现一些重要的而事先又未设定的结果（尤其是严重的不良反应），这些数据也可以收集到数据提取表中。由于这样做已经修改了计划书的内容，因此必须在发表的系统评价中作特别说明。

对于同一结局指标，原始研究往往报告几个不同的结果。例如，采用不同的测量尺度，按不同的亚组进行分析或者在不同时点测量的结果。选择不同的结果进行数据合并得到的综合效应结果往往相差甚远。因此，在撰写计划书时就应该尽可能详细地对拟分析的研究结果进行限定，例如，限定测量尺度、测量时点以及数据表述方式（是采用终点数值还是采用终点与基线的差值）。

不同的原始研究对结果的统计学表述方法可能不同，有些数据可以直接用于 Meta 分析，而有些数据还需要经过必要的统计学数据转换（如将标准误转换为标准差）。建议先将数据按原始研究报告的格式收集到数据提取表，然后再进行统计学数据转换，以便将来核查。

在收集研究结果的相关信息时，对于每个研究结果，均需收集样本量、分组情况、治疗时间、测量尺度、测量时点、数据类型（分类变量还是连续变量）、统计学数据等信息。对于不同的数据类型，结果数据的表述方式不同。

7. **其他需要收集的信息**　除上述数据外，还需要收集其他一些重要的信息，如重要的引文、资助机构、潜在利益冲突。还有一些信息反映了文章的质量，也可以考虑收集到数据提取表。例如，是否获得伦理学委员会的批准、研究设计时是否计算了需要的样本量等。

（二）选择项的设定和编码

为提高效率，同时规范填写术语，避免不同评价者采用不同的表述方式而产生歧义，在设计数据提取表时可以采用设定选择项或编码的方式。

在设计选择项时，除了"是"和"否"选项时，还应该设计"不清楚（unclear）"和"未报告（not reported）"选项，以全面客观地反映数据的特征。

（三）表格类型

数据提取表可以是纸质表格（如 Office Word）、电子文档（如 Google Form）和商业或定制的数据系统（如 Covidence, EPPI-Reviewer, Systematic Review Data Repository, SRDR），三者各有优势。纸质表格更适合纳入研究文献较少，评价者在同一单位（协作方便）的情况；对于纳入研究文献较多，数据量较大或者需要跨区域协作的系统评价而言，采用电子文档或商业定制数据系统显然更具优势。但建议初学者，设计数据提取表，仍以纸质表格为主。

评价者应该根据纳入研究的多少、数据复杂程度、参与提取数据的评价者人数、评价者的地理位置、评价者提取工具的熟悉程度、设备、网络资源、费用等因素综合考虑，选择合适的工具设计电子文档或数据系统。

五、不同类型结局指标的提取

（一）二分类数据的提取

二分类数据（dichotomous data，或 binary data）也称为二分类变量（dichotomous variable），是医学统计中一类常见的数据，对二分类数据进行 Meta 分析时需要 4 个值，即试验组和对照组分别的样本量和发生目标事件的例数。最理想的情况是收集各组发生目标事件的例数和未发生目标事件的例数，但有时候原始文献报告的是目标事件的发生率（如死亡率），此时需要进行换算：目标事件例数 = 各组总样本量 × 事件发生率。

（二）连续型数据的提取

连续型数据（continuous data），也称为连续型变量（continuous variable）、数值变量（numerical variable），是医学统计中另一类重要的数据类型。常见的连续性变量如血压值、身高、体重和各种实验室指标。为了对连续型数据进行 Meta 分析，需要收集以下数据：各组的均值、标准差和样本量。与二分类数据比较，连续性数据的报告更为复杂混乱。有些研究报告中位数而非均数；有些研究报告标准误、置信区间、四分位间距，甚至最大值和最小值，而不报告标准差。常见的错误是将标准误误认为标准差。不同研究在报告的标准上也各不相同，有些报告原始数值（raw scale），有些则报告对数值（logarithmic scale）；有些报告干预后的最终值（final value），有些报告干预前后（与基线）的差值（change from baseline）。不论是最终值，还是与基线的差值都可以通过 Meta 分析进行整合。因此，撰写系统评价时选择其中的任何一种皆可。

（三）有序数据的提取

有序数据（ordinal data）或有序分类资料（ordinal data）的各类别之间有程度的差别。如尿糖化验结果按 −、±、+、++、+++ 分类；疗效按治愈、显效、好转、无效分类。一般先按等级顺序分组，清点各组的观察单位个数，编制各等级的频数表，也称为等级资料。分析这类资料时，建议采用有序分类变量相对应的统计学方法进行分析，如有序变量的 Logistic 回归。

（四）计数数据的提取

计数数据（count data）是先将观察单位按某种属性或类别分成若干组，再清点各组观察单位个数所得到的资料。前述的二分类资料也属于计数资料的一种。但有时候目标事件在随访期间于单个个体身上不止发生一次（如哮喘患者在 2 年的随访期间可能有 5 次急性发作），此时如果只统计发生目标事件的人数占总人数的比率，可能丢失大量信息，而统计目标事件发生的频数则更为准确。

（五）至时间事件数据的提取

有时人们关注的不是某事件的发生率，而是发生某事件的时间。例如，肿瘤患者的生存时间、哮喘患者复发入院的时间等。这种结局指标称为至时间事件数据［time-to-event（typically survival）data］。对于这类指标，通常需要获取个体患者数据，才能准确进行 Meta 分析。

（六）估计值的数据提取

有时原始研究并未报告各个研究组的具体数据，而只报告了整个研究的估计值（estimates of effects）和对应的标准误，此时也可通过普通方差倒数法进行 Meta 分析。该情况多见于非随机对照试验、交叉试验、整群随机试验等。若原始研究报告了估计值及与之对应的 P 值或置信区间，还需要将 P 值或置信区间换算为标准误，才能进行 Meta 分析。

六、临床研究数据提取表格模板

如前所述，不同的系统评价需要提取的数据不尽相同，因此每个系统评价的数据提取表都应该充分反映研究问题的特征，具有唯一性。但系统评价数据提取表包含的基本内容是一致的，即至少包括以下 5 项信息内容：①基本信息特征；②研究方法学和质量评价；③研究对象特征；④干预措施特征；⑤结局指标和结果。有时为了避免不必要的数据提取，有些作者还在数据提取表的基本信息特征之后，加入"纳入研究合格性"（study eligibility）内容，最后确认最终纳入的研究是否确实符合系统评价的选择标准，即再次证实纳入研究的合格性。进一步内容请参考本书相关章节及附录提供资源信息。

（吴红梅　刘龚翔　杨茗）

参考文献

［1］ LEFEBVRE C, GLANVILLE J, BRISCOE, et al. Searching for and selecting studies.// HIGGINS JPT, THOMAS J, CHANDLER J, et al. Cochrane Handbook for Systematic Reviews of Interventions (version 6.2,). Cochrane, 2021. [2022-05-20].www.training.cochrane.org/handbook.

［2］ 吴红梅，李峻. 临床研究选择和纳入//. 刘鸣. 系统评价、meta-分析设计与实施方法. 北京：人民卫生出版社，2011：53-65.

［3］ MUHLBAUER V, MOHLER R, Dichter_MN, et al. Antipsychotics for agitation and psychosis in people with Alzheimer's disease and vascular dementia. Cochrane Database of Systematic Reviews 2021, Issue 12. Art. No.: CD013304.

［4］ LI T, HIGGINS JPT, DEEKS JJ.Collecting data//HIGGINS JPT, THOMAS J, CHANDLER J, et al. Cochrane Handbook for Systematic Reviews of Interventions (version 6.2). Cochrane, 2021.[2022-05-20].www.training.cochrane.org/handbook.

［5］ 吴红梅，杨茗. 数据提取//刘鸣. 系统评价、meta-分析设计与实施方法. 北京：人民卫生出版社，2011：77-96.

第七章　常用统计学方法及实施过程

第一节　概述

一、原始研究证据的统计学方法

提供临床证据的任何一项原始研究中，统计学方法是重要的组成部分。统计学是通过对数据的收集、整理、概括、分析，并从抽样样本或总体中做出推断的过程，可以分为描述统计学（descriptive statistics）和推断统计学（inferential statistics）。在 20 世纪，统计学以其大量高级方法学的建立彻底改变了包括医学在内的众多学科，而且随着计算机技术发展，科研工作者可以在自己研究领域轻松应用和实现高级统计学方法，如贝叶斯方法等。但实际上，即使是简单的统计学技术也有助审视和描述数据，如采用极值、均数、中位数、标准差和四分位间距等均可用于数据的探索、概括和可视化等。

描述性统计是生物医学研究重要的组成部分，通过数值法和图表法等用来描述研究数据的基本特征。其主要有三种类型：频率测量（频率、百分比等）、集中趋势测量（均数、中位数、众数等）、离散趋势或变异测量（方差、标准差、标准误、四分位间距、百分位数、极差、变异系数等）。推断统计学是使用从总体中随机抽样的数据来对整个总体做出描述和推断。根据数据需要遵从某一假定条件与否，可以分为参数检验（parametric tests）与非参数检验（non-parametric tests）。

在循证医学研究和实践过程中，原始研究从计划阶段就要将统计工具正确地结合于方法学中，合理选择统计学方法，建议从以下几个方面来考虑：

（1）研究目的：根据研究目的不同可分为差异性、关联性和描述性。差异性研究是比较两个或两个以上组的变量如测量值之间的不同，可选择学生 t 检验、方差分析等；关联研究是探讨两个或多个变量之间的关联性或相关性，可选择相关分析、多元回归等；描述性研究仅是描述数据或汇总数据，可以选择均数、百分比等。

（2）研究设计：研究的组数，单个组、两个组，还是两个组以上；组间设计（各组相互独立）还是组内设计（重复测量设计）或混合设计（含组间设计和组内设计）；平行设计还是交叉设计；是单因素设计还是多因素设计等。如，若是重复测量设计、交叉设计必须要考虑同一受试者前后测量结果之间的相关性。

（3）变量类型：变量是临床研究的关键要素，它是对研究中对受试者特征（如性别、年龄等）或环境因素（如温度等）的描述。变量有自变量、因变量和协变量等不同分类。自变量可再细分为控制自变量和属性自变量，前者是研究者施加至受试者的因素，如某种干预；后者是不能被研究者控制，但有可能是研究重点的因素，如受试者的性别、年龄等。因变量是指因自变量变化而变化的观察结果或指标，用来评价或测量自变量效果的变量。协变量是指在研究中不是研究者感兴趣的主要变量，但可能会影响因变量的外部变量，如环境因素等。请注意两点：不同的统计学专著中，自变量和协变量互指；变量必须是可变的，有不同的取值或水平称为变量值。根据变量取值不同，可以将研究资料分为计量资料（如连续型数据）、计数资料（如二分类数据、多分类数据）、有序（等级）资料等。可以根据不同的资料类型选择合适的统计学方法，如连续型数据可选学生 t 检验、方差分析等，二分类数据可选卡方检验等。

一般情况下，大部分医学研究问题都会同时包含三个或三个以上的变量（如通常有两个或多个自变量和一个或一个以上的因变量），称为复杂或多元差异问题，称为复杂研究，可以选择多元方差分析、分层线性模型、多元或 logistic 回归等。

（4）数理条件：参数检验需要模型服从一定的假设，如单因素方差分析需要满足样本相互独立、测量值服从正态分布、等方差等数理条件；而非参数检验则不需要满足某些假设条件。

常用统计学方法的合理选择如图 7-1 所示：

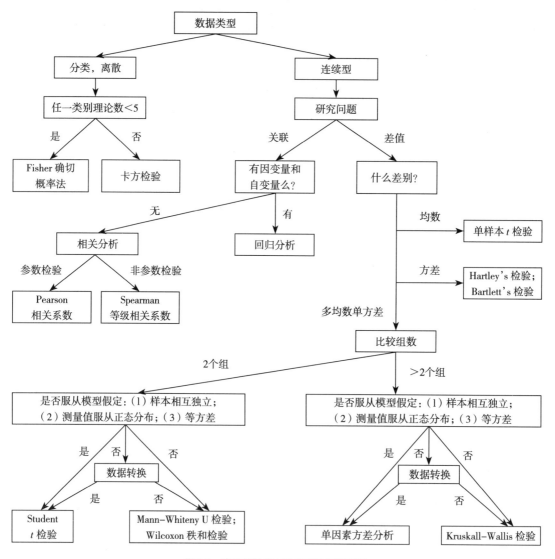

图7-1　常用统计学方法合理选择流程图

二、二次研究证据的统计学方法

二次研究证据（secondary research evidence）是指针对某一临床问题尽可能全面收集原始研究证据，进行严格评价、数据整合后所得出的综合结论，是对多个原始研究证据再加工后得到的证据。在二次研究证据制作过程中，需要使用系统评价方法，可为解决某一具体问题提供高质量综合证据。但有时，因研究者时间和经费限制，难以进行系统评价。此时一些替代的基于综述知识合成方法，如快速综述（rapid review）等也在使用。

三、Meta 分析概述

（一）Meta 分析基本概念

Meta 分析的定义有广义和狭义之分。广义定义是指运用定量方法汇总多个研究结果的系统评价，即全面收集所有相关研究并逐个进行严格评价和分析，再用定量合成的方法对资料进行统计学处理得出综合结论的整个过程；狭义定义是指对独立研究的结果进行统计分析的方法，它检验研究结果间差异的来源，如果判断结果具有足够相似性（同质性好），则可对结果进行定量合成。目前国内外文献中以广义概念应用更为普遍，常和系统评价交叉使用，但应明确只有当系统评价采用了定量合成的方法对资料进行统计学处理时才称为 Meta 分析。

目前对 Meta 分析尚未有统一的分类方法。在医学领域主要的分类有：①按研究问题来分，一般可分为描述性（如单个比例的 Meta 分析）、比较性（如经典 Meta 分析）、相关性（如相关系数的 Meta 分析）和预后或预测模型的 Meta 分析等；②按可获得的数据比较形式来分，一般可分为头对头直接比较（经典 Meta 分析）、间接比较、混合比较（网状 Meta 分析）的 Meta 分析；③按 Meta 分析时原始研究结果发表与否来分，一般可分为经典 Meta 分析和前瞻性 Meta 分析等。

Meta 分析可以进行定量综合，具有潜在的优势，如，提高研究精度、增加检验效能、回答原单个研究未能解决的问题、解决因研究结果相互矛盾产生的争议或产生新的假说。Meta 分析也存在不足，如：费时费力；Meta 结果依赖于原始研究，而且质量依赖于原始研究的方法学质量；研究选择时潜在问题，如选择偏倚、纳入小样本研究等。

（二）Meta 分析的基本步骤

Meta 分析主要的步骤和过程与系统评价相似。一般可分为以下几个基本步骤：明确临床研究问题，并制定相应的研究计划；制定合适的诊断标准和纳入、除外标准；制定检索策略，检索、收集、选择研究；提取数据；研究偏倚风险评估；定性和定量分析（Meta 分析）；解释和讨论结果；撰写总结报告并发表；更新。

（三）Meta 分析的基本原理

1. 经典 Meta 分析基本原理　经典的 Meta 分析是典型的二步法分析策略：①第一步，计算纳入 Meta 分析的每个研究的统计量，用相同的方法来描述每个研究干预效应，如对于二分类数据选择风险比（RR）统计量，连续型数据选择均数差（MD）等。②第二步，通过对每个研究的干预效应进行加权取平均数来获得总的合并效应量（干预效应）。

公式为：合并效应量＝加权平均数＝$\dfrac{\sum y_i w_i}{\sum w_i}$，式中，为 y_i 第 i 个研究中的干预效应，w_i 为第

$i(i=1,2,...,S)$ 个研究的权重。可以发现，权重越大的研究对加权平均数的贡献越大。加权的方法有多种，最常用的是每个研究效应量的方差倒数。③可以通过合并效应量的标准

误为 $SE=\sqrt{\dfrac{1}{\sum_{i=1}^{s} w_i}}$ 来计算合并效应量 95% CI，以及合并效应量点估计及相应标准误进行

统计推断、获得相应 P 值等。

2. **网络 Meta 分析基本原理**　经典的 Meta 分析两个干预措施头对头比较的数据，但在实际情况下，许多干预措施缺乏或没有直接比较的证据，则可以通过网络 Meta 分析（network meta-analysis，NMA），在一个证据体中同时评估多个干预措施，通过合成直接和间接比较的证据，可以获得证据体中任一对比较的干预措施之间更为精确的相对效应估计，并根据分析结果（如有效性和安全性）进行排序。基本原理是：

假设 NMA 中共含有 S 个研究，T 个干预措施，N 个直接配对比较，干预措施 k 相对于干预措施 c（式中 k, $c=1,2,...,T$）的相对效应为 μ_{ck}，实际上并不需要计算所有 μ_{ck}，只需要估计部分基本参数即可，基本参数 μ_t ($t=1,2,...,T-1$) 表示（$T-1$）个相互独立的合并干预效应。简单方法，通过选择 T 个干预措施中某一个为参照（如 A），则每个 μ_t 代表干预措施 t 相对于 $A(t=1,2,...,T; t\neq A)$，所以 $\mu_t \equiv \mu_{At}$，NMA 需要估计所有 $\mu_t S$，因此，所有其他比较（功能参数）的合并效应则可以通过一致性等式 $\mu_{ck}=\mu_{Ak}-\mu_{Ac}=\mu_k-\mu_c$ 获得。

第二节　研究效应量计算及合理选择

一、数据结构

进行 Meta 分析时，从原始研究获得的数据结构一般可分为聚合数据（aggregated data，AD）和个体参与者数据（individual participant data，IPD）。

聚合数据最为常见，又可分为研究（study）水平概要统计量数据和臂（arm）或组（group）水平概要统计量数据。研究水平概要统计量是指效应测量（effect measure）的估计值及其相应标准误（Standard Error，SE）。效应量可以是比数比（odds ratio，OR）、危险比（risk ratio，RR）、风险比（hazard ratio，HR），有些研究报告的不同标准误而是 95% 置信区间（confidence interval，CI），但可以根据不同效应量的 95% CI 计算出相应的标准误。臂水平概要统计量是针对原始数据简单的概要性统计，如针对二分类数据统计每个臂的总人数和事件发生人数等。根据测量结局，一般可以获二分类数据、连续型数据、有序数据、计数数据、至事件时间数据等类型。本节主要讨论臂水平概要统计量计算效应量及相应标准误的方法。

IPD 是指一项研究中的每个参与者的数据记录，包括重要的基线临床特征如年龄和性别等、治疗前后的某一观察指标数值等，可以看作是原始资料来源。

二、二分类数据效应量计算

二分类数据是指研究中对于每一干预组只有非彼即此两种结果，如死亡或存活、临床治疗成功或失败等。假设 Meta 分析中共有 $S(i=1,2,\ldots,S)$ 个研究，则每一个表显示一个研究（层），其中第 i 个研究有两个臂，干预组发生事件人数、未发生事件人数、总人数分别为 a_i、b_i、n_{i1}，对照组发生事件人数、未发生事件人数、总人数分别为 c_i、d_i、n_{i2}，可以计算 OR、RR、危险差（risk difference，RD）、反正弦差（arcsine difference，AS）等效应量，计算公式分别为：

OR 的对数尺度及相应标准误分别为：$\ln OR = \ln\left(\dfrac{a_i/b_i}{c_i/d_i}\right)$，$SE[\ln OR] = \sqrt{\dfrac{1}{a_i}+\dfrac{1}{b_i}+\dfrac{1}{c_i}+\dfrac{1}{d_i}}$。

RR 的对数尺度及相应标准误分别为：$\ln RR = \ln\left(\dfrac{a_i/n_{i1}}{c_i/n_{i2}}\right) = \ln\left(\dfrac{a_i/(a_i+b_i)}{c_i/(c_i+d_i)}\right)$，$SE(\ln RR) =$

$\sqrt{\dfrac{1}{a_i}+\dfrac{1}{c_i}-\dfrac{1}{n_{i1}}-\dfrac{1}{n_{i2}}} = \sqrt{\dfrac{1}{a_i}+\dfrac{1}{c_i}-\dfrac{1}{a_i+b_i}-\dfrac{1}{c_i+d_i}}$。

RD 及相应标准误分别为：$RD = \dfrac{a_i}{n_{i1}}-\dfrac{c_i}{n_{i2}} = \dfrac{a_i}{a_i+b_i}-\dfrac{c_i}{c_i+d_i}$，$SE(RD) = \sqrt{\dfrac{a_ib_i}{n_{i1}^3}+\dfrac{c_id_i}{n_{i2}^3}} =$

$\sqrt{\dfrac{a_ib_i}{(a_i+b_i)^3}+\dfrac{c_id_i}{(c_i+d_i)^3}}$。

AS 及相应标准误分别为：$AS = \arcsin\sqrt{\dfrac{a_i}{n_{i1}}}-\arcsin\sqrt{\dfrac{c_i}{n_{i2}}} = \arcsin\sqrt{\dfrac{a_i}{a_i+b_i}}-\arcsin\sqrt{\dfrac{c_i}{c_i+d_i}}$，

$SE(AS) = \sqrt{\dfrac{1}{4n_{i1}}+\dfrac{1}{4n_{i2}}} = \sqrt{\dfrac{1}{4(a_i+b_i)}+\dfrac{1}{4(c_i+d_i)}}$。

三、连续型数据效应量计算

连续型数据是指在某一特定范围内取任意值，每一个测量结果都是一个具体的数值。一般需要提取的数据为：每一试验组测量结果的均数、标准差及样本量。假设 Meta 分析中共有 $S(i=1,2,\ldots,S)$ 个研究，第 i 个研究中有两个臂，干预组的样本量、均数、标准差分别为 m_{i1}、SD_{i1}、n_{i1}，对照组的样本量、均数、标准差分别 m_{i2}、SD_{i2}、n_{i2}，可以计算均数差（mean difference，MD）、标化均数差（standardized mean difference，SMD）、均数比（Ratio of means，RoM）、几何均数比（ratio of geometric means，$RoGM$）等效应量，计算公式分别为：

MD 及其相应标准误为：$MD = m_{i1} - m_{i2}$，$SE(MD) = \sqrt{\dfrac{SD_{i1}^2}{n_{i1}} + \dfrac{SD_{i2}^2}{n_{i2}}} = \sqrt{\dfrac{SD_{i1}^2}{a_i + b_i} + \dfrac{SD_{i2}^2}{c_i + d_i}}$。

SMD（Hedges' g）及相应标准误为：$g = \dfrac{m_{i1} - m_{i2}}{s_i}\left(1 - \dfrac{3}{4N_i - 9}\right)$，式中

$s_i = \sqrt{\dfrac{(n_{i1} - 1)SD_{i1}^2 + (n_{i2} - 1)SD_{i2}^2}{N_i - 2}}$，$SE(g) = \sqrt{\dfrac{N_i}{n_{i1} n_{i2}} + \dfrac{g_i^2}{2(N_i - 3.94)}}$。

RoM 的对数尺度及相应标准误为：$\ln(RoM) = \ln\left(\dfrac{m_{1i}}{m_{2i}}\right)$，

$SE(\ln RoM) = \sqrt{\dfrac{1}{n_{i1}}\left(\dfrac{SD_{i1}}{m_{i1}}\right)^2 + \dfrac{1}{n_{i2}}\left(\dfrac{SD_{i2}}{m_{i2}}\right)^2}$。

四、有序数据效应量计算

有序数据是指建立在概念"顺序"或"序列"基础上的数据类型，指每一个研究对象被分为几个有自然循序的类别，如病理变化程度的"轻""中""重"、治疗效果的"治愈""好转""无效"等。假设 Meta 分析中共有 $S(i = 1, 2, \ldots, S)$ 个研究，第 i 个研究中有两个臂，某测量结局有 m 个等级 $C_1, C_2, \ldots, C_m$，则干预组和对照组每个分类的人数分别为 $n_{i1T}, n_{i2T}, \ldots, n_{imT}$ 和 $n_{i1C}, n_{i2C}, \ldots, n_{imC}$，可以直接计算比例优势比、Cliff's$\Delta$ 等有序数据的效应量；也可以通过合并相邻的分类（如果有序分类较少或尺度较短），变为二分类数据，计算 OR、RR、RD 等效应量，或视为连续型数据（如果有序分类较多或尺度较长），可以计算 MD、SMD、RoM 等效应量。

五、计数数据效应量计算

在许多研究中，某些种类的事件可以在某一患者重复发生，如心肌梗死、反复住院等，需要关心的数据并不是每个人经历的事件，而是在某一观察时间段内事件发生的重复次数，此类数据称为"计数数据"。假设 Meta 分析中共有 $S(i = 1, 2, \ldots, S)$ 个研究，第 i 个研究中两个臂，干预组和对照组发生事件人数和人时风险总数分别为 E_{it}、T_{it} 和 E_{ic}、T_{ic}，可以计算"率比"（rate ratio, RR），也可以选择"率差"（rates difference, RD）等效应量，具体计算公式如下：

RR 的对数尺度及相应标准误分别为：$\ln RR = \ln\left(\dfrac{E_{it} / T_{it}}{E_{ic} / T_{ic}}\right) = \ln\left(\dfrac{E_{it} T_{ic}}{E_{ic} T_{it}}\right)$，

$SE(\ln RR) = \sqrt{\dfrac{1}{E_{it}} + \dfrac{1}{E_{ic}}}$。

RD 及相应标准误分别为：$RD = \dfrac{E_{it}}{T_{it}} - \dfrac{E_{ic}}{T_{ic}}$，$SE(RD) = \sqrt{\dfrac{E_{it}}{T_{it}^2} + \dfrac{E_{ic}}{T_{ic}^2}}$。

六、至事件时间数据效应量计算

许多研究观察的变量是某些重要临床事件，如死亡、疾病进展等发生的时间，或者是某些特殊临床意义的疾病事件，如卒中等发生的时间，称为至事件时间数据（time-to-event data），其重点在于目标事件发生前经历的时间跨度，最常见的是生存数据。数据表达可以数值如中位生存期、生存曲线等形式，可以计算生存率、中位生存时间、风险比/危险比（hazard ratio，HR）等效应量。

第三节 Meta分析的效应模型及合理选择

一、经典 Meta 分析模型

（一）效应模型

一般认为，经典的 Meta 分析合并数据最流行的模型主要有两个：固定效应模型（fixed effect model，FE 模型）和随机效应模型（random effects model，RE 模型）。实际上，这两个模型关于数据的假设有根本不同：FE 模型假设纳入分析的所有研究均有一个相同的干预效应（量级和方向均相同），不同研究的观测效应量之间的差异均由抽样误差造成；RE 模型假设纳入分析的研究间干预效应可以不同，观测效应量不同由随机误差和真实干预效应不同。

Bender 等根据研究目的和假设等将模型拓展为 3 个：共同效应模型（common-effect model，CE 模型）、固定效应模型（fixed-effect model，FE 模型）和随机效应模型（random-effects model，RE 模型），在 Stata16 软件中关于 Meta 分析的统计模块采用的是这 3 种模型。请注意固定效应模型的英文表达不同。假设纳入分析的第 $i(i = 1, 2, \dots, S)$ 个研究的观测效应量为 y_i，其相应方差为 v_i，真实效应量为 θ_i，研究间异质性方差为 τ^2；令随机变量表示第 i 个研究的抽样误差 ε_i，随机变量表示研究间异质性 δ_i，合并效应量为 θ，则三个模型表达、假设、结果解释等比较如表 7-1 所示：

表 7-1 不同 Meta 分析模型的比较

模型	表达	假说	结果解释
CE 模型	$y_i = \theta + \varepsilon_i$，$\varepsilon_i \sim N(0, v_i)$，$\mathrm{Var}(y_i) = v_i$	即为经典的"FE 模型"。假定纳入分析的研究具有共同的效应量，该假设为强假设。研究问题和推断严重依赖于假设，在实践中常会违反这一假设。该模型仅适用于每个研究合理地具有相同参数这一假设时，如重复研究	共同效应 $(\theta_1 = \theta_2 = \dots = \theta_k = \theta)$

模型	表达	假说	结果解释
FE 模型	$y_i = \theta_i + \varepsilon_i$, $\varepsilon_i \sim N(0, v_i)$, $\mathrm{Var}(y_i) = v_i$	假设纳入分析不同的研究具有不同效应量，但效应量是"固定"的。用于回答"纳入 Meta 分析的研究平均真实效应量大小是多少"的研究问题。适用于研究间真实效应量大小不同但研究目的是仅对其平均值感兴趣时	纳入分析的研究真实效应的加权平均数
RE 模型	$y_i = \theta_i + \varepsilon_i$, $\theta_i = \theta + \delta_i$, $\varepsilon_i \sim N(0, v_i)$, $\delta_i \sim N(0, \tau^2)$, $\mathrm{Var}(y_i) = v_i + \tau^2$	假设纳入分析不同的研究具有不同效应量，但效应量是"随机"的，来自大量研究的随机抽样。该模型的研究目的在于基于对纳入 Meta 分析的研究抽样来对总体研究进行推断。如果研究间异质性方差 $\tau^2 = 0$，则退化为 CE 模型	θ_i 的均数分布

Bender 等提出的 CE 模型和 FE 模型使用的加权平均统计量是相同的，因此这两个模型分析所获得的结果也相同。

（二）效应模型的合理选择

对于如何选择模型，历来存有争议，即使是第 6 版《考科蓝干预措施系统评价手册》（*Cochrane handbook for systematic reviews of interventions*，version 6.2，2021）也未能提供权威的统一推荐意见。

建议在制定系统评价 /Meta 分析研究方案时，应考虑选择合适的模型，从统计模型假说、Meta 分析目的、纳入 Meta 分析的研究数量和样本量、研究间异质性、抽样框架等方面综合考虑选择合适的统计模型。基于 RE 模型的假说和抽样框架更符合实际、统计推断目的对研究者而言更有吸引力、从数学角度而言 CE 和 FE 模型是 RE 模型的特例等方面来考虑，除非使用 RE 模型不可能（如只有一个研究）、不合理（异质性参数估计不可靠）等情况外，在 Meta 分析时应首先选用 RE 模型。

二、网络 Meta 分析模型

NMA 中，简单的网络结构为由 A、B、C 三个干预措施构成的星形结构，假设有"A vs C"和"B vs C"直接比较的证据，则可以把 C 作为共同比较对象，通过校正间接比较（adjusted indirect comparison，AIC）方法按 NMA 一致性等式获得"A vs B"的证据，也就是最早用于 NMA 统计分析的 Bucher 法。后来逐渐发展起来并在当前最为流行的 NMA 数据统计分析模型如层次模型、多元 Meta 分析模型、Meta 回归模型、两步策略线性模型等都是基于 NMA 基本原理中一致性等式，最小化需要待估计的参数数量，虽然模型各异，但均为广义线性模型（generalized linear models，GLM）的拓展，实质上是等效的，无优劣之分。

三、Meta分析框架

Meta分析模型均可基于频率学框架和贝叶斯框架等不同分析框架来拟合。Meta分析最初的数据分析方法是基于频率学方法实现的，特别是在经典Meta分析中应用广泛，后续在多元Meta分析、个体参与者数据Meta分析、NMA中均得到应用。贝叶斯方法不但可以轻松处理经典Meta分析数据，而且在复杂和特殊数据（如多重比较数据、非独立数据、稀疏数据等）分析方面，更能显示出其独特优势，特别是在NMA中应用广泛。

第四节　Meta分析常用的统计方法

一、倒方差法

（一）基本原理

倒方差法（inverse-variance method）或通用倒方差策略（generic inverse-variance approach）是Meta分析中最常用和最简单的近似似然方法，适用于所有模型（如固定效应模型和随机效应模型）和众多数据类型（如二分类数据、连续型数据等），也为众多统计软件所采用。

假设纳入Meta分析的第i（$i=1,2,…,S$）个研究的观测效应量为y_i（可以为$\ln OR$、$\ln RR$、$\ln HR$、RD、MD、SMD等效应量），其相应方差为v_i、标准误为SE_i，研究间异质性方差为τ^2，合并效应量为θ，则：

固定效应模型中的权重仅和研究内方差有关，其估计合并效应量为 $\theta = \dfrac{\sum y_i w_i}{\sum w_i} =$

$\dfrac{\sum y_i(1/v_i)}{\sum (1/v_i)} = \dfrac{\sum y_i(1/SE_i^2)}{\sum (1/SE_i^2)}$，相应标准误为 $SE(\theta) = \dfrac{1}{\sqrt{\sum_{i=1}^{s} w_i}} = \dfrac{1}{\sqrt{\sum_{i=1}^{s}(1/v_i)}}$。

随机效应模型中的权重和总方差有关，其估计合并效应量为 $\theta = \dfrac{\sum y_i w_i}{\sum w_i} = \dfrac{\sum y_i(1/(v_i+\tau^2))}{\sum(1/(v_i+\tau^2))} =$

$\dfrac{\sum y_i(1/(SE_i^2+\tau^2))}{\sum (1/(SE_i^2+\tau^2))}$，相应标准误为 $SE(\theta) = \dfrac{1}{\sqrt{\sum_{i=1}^{s} w_i}} = \dfrac{1}{\sqrt{\sum_{i=1}^{s}(1/(v_i+\tau^2))}}$。

合并效应量近似95% CI 为：$\theta \pm 1.96 \times SE(\theta)$。

统计推断：根据合并效应量及其标准误计算Z值：$Z=\theta/SE(\theta)$，假设其服从标准（近似）正态分布，可以根据Z值进行统计推断和获得相应的P值。

由上述公式可知，一般要采用本章第二节中所述方法获得每个研究的效应量及其方差（或标准误），即可采用倒方差法合并效应量。此外，在随机效应模型中还应估算研究间方差等参数。

（二）研究间方差估算

不同效应模型中的研究内方差都可以从单个原始研究中计算所得，而随机效应模型研究间方差（between-study variance）则有不同的估算方法，研究者在实践中需根据数据情况合理选择使用。

最大似然估计法中：限制性最大似然估计（restricted maximum likelihood，REML）法可以提供无偏、非负估计 τ^2，在大多数情形下执行良好，实践中作为常规使用。效应量为 MD 和 SMD 时，推荐使用该法。若研究数量较多，最大似然（maximum likelihood，ML）法效能较 REML 高。若研究数量少（在 Meta 分析中很常见），则易产生估计偏倚（低估），需要 REML 法来纠正。

矩估计法中：德西蒙尼亚—莱尔德（DerSimonian-Laird，DL）法对 RE 模型分布不做任何假设，是最流行的方法之一，但有可能低估 τ^2，特别是在研究数量少且变异性很大时。经验性贝叶斯（empirical Bayes，EB）法针对二分类数据和连续型数据，较其他 RE 模型更趋向于低偏倚。其效能较 REML 和 DL 低。当效应量为 RR、OR 或 SMD 时，推荐使用。亨特—施密特（Hunter-Schmidt，HS）法在进行相关系数的 Meta 分析时使用。

误方差模型中：西迪克—姚克曼（Sidik-Jonkman，SJ）法在方法学上与 EB 法相似。从偏倚而言，如果 τ^2 很大，SJ 与 EB 法是最佳的估计方法。当效应量为 OR 时推荐使用。

贝叶斯方法中，全贝叶斯（full Bayes，FB）模型允许所有参数（含 τ^2）具有不确定性，故 Meta 分析中适用贝叶斯策略合适。当研究数量多时，先验分布对结果影响不大。但数量少时先验分布非常重要，不同的先验分布对研究间方差估计结果影响大。

（三）异质性检验

对异质性描述性评价的统计方法主要有 Q 统计量、I^2 统计量、H 统计量等 3 种检验方法。

1. Q 统计量　假设纳入分析的第 i（$i=1,2,\dots,S$）个研究的观测效应量为 y_i，平均效应量（合并效应量）为 θ，则有 $Q=\sum_{i=1}^{k} w_i(y_i-\theta)^2$，$Q$ 统计量服从自由度为 $k-1$ 的 χ^2 分布，Q 值越大，其对应的 P 值越小。

意义：一般将 α 水平定在 0.1，如果 $Q \geqslant \chi^2_{\alpha,k-1}$，$P \leqslant \alpha$，则表明研究间存在异质性；如果 $Q < \chi^2_{a,k-1}$，$P > \alpha$，则可以认为各研究间是同质的。Q 值统计量检验法是应用较为广泛，但其检验效能较低，检验结果不可靠，因此，在应用 Q 检验法的结果时需要慎重。

2. I^2 统计量　描述由研究间变异占总变异的百分比，计算公式为：

$$I^2=\begin{cases} \dfrac{Q-df}{Q} & \text{如果 } Q>df \\ 0 & \text{如果 } Q \leqslant df \end{cases}$$，其中，Q 为 χ^2 统计量，df 是它的自由度（即研究总数 -1）。

意义：《考科蓝干预措施系统评价手册》（5.0 版及其后续版本）将异质性分为 4 个程度：I^2 在 0 ～ 40% 之间，异质性可以接受（轻度异质性）；在 30% ～ 60% 之间，中度异质性；50% ～ 90% 之间，相当大的异质性；75% ～ 100% 之间，很大的异质性。因为区间划分有交叉，在实际使用时需要灵活掌握，一般认为 $I^2 > 50\%$ 时则认为研究间存在异质性。

3．H 统计量 通过对统计量 Q 进行自由度（文献数）的校正，H 统计量：$H = \sqrt{\dfrac{Q}{K-1}}$，其相应 95% CI：$\exp(\ln H \pm Z_\alpha) \times SE[\ln(H)]$，式中 $SE\left[\ln(H)\right] = \dfrac{1}{2}\dfrac{\ln(Q) - \ln(k-1)}{\sqrt{2Q} - \sqrt{2k-3}}$，$k$ 为纳入系统评价的研究数；如果 $Q/(k-1) < 1$，则认为 $H=1$。

意义：统计量 $H=1$ 表示研究间无异质性；$H < 1.2$ 表示各个研究是同质；H 在 1.2 ～ 1.5 之间，若 H 值的 95% CI 包含 1，在 0.05 的检验水准下无法确定是否存在异质性，若没包含 1，则认为存在异质性；$H > 1.5$ 提示研究间存在异质性。

如果发现研究间存在明显的异质性，则可按图 7-2 所示的流程图来处理，其中最主要的方法有亚组分析、Meta 回归：

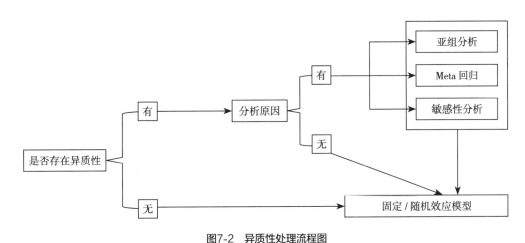

图7-2 异质性处理流程图

二、确切似然法

经典 Meta 分析中，倒方差法基于正态—正态层次模型，假定每个研究的效应量服从（近似）正态分布。但该假设常难以成立，特别是对于 OR、RR、HR 等效应量，即使是经对数转换后也可能不服从正态分布。而且众多医学 Meta 分析中涉及稀疏数据的现象十分常见，如感兴趣的测量结局（如某种干预措施的不良事件）为二分类数据且十分稀疏等，特别是常见纳入 Meta 分析的单个研究中有 1 个或 2 个臂的事件发生数为 0 的情况，此时难以根据本章第二节相关公式来计算标准误，不适用倒方差法。因此，可以考虑采用确切似然（exact likelihood）法直接对研究臂水平概括统计量进行建模。该方法主要用于二分类数据，常用的方法如 Mantcl-Haensze（Mantel-Haenszel，MH）法、Peto 法（Peto's method）、条件 logistic 回归方法，可以选用 R 软件的 meta 包及 metafor 包来计算。此外，确切似然法也可用于连续型数据的 Meta 分析。

三、广义线性模型

广义线性模型由 Nelder 和 Wedderburn 于 1972 年定义，是传统线性模型的延伸，一般包括线性部分（linear component）、随机部分（random component）、连接函数（link function）等三个组成部分。

GLM 是 NMA 中的核心统计模型，是目前众多贝叶斯 NMA 的基础。该模型由 Lu 与 Ades、Dias、Salanti、Chaimani 等提出和不断完善，建模灵活、易于扩展，应用广泛，可以通过不同的连接函数拟合服从二项分布、正态分布、泊松分布等指数分布的数据。NICE 决策支持机构（decision supportunit，DSU）制作的技术支持文档（echnical support documents，TSDs）中提供了层次模型针对不同数据类型的贝叶斯 NMA 代码，有兴趣者可以从 DSU 官网（nicedsu.org.uk）上下载学习。

如以二分类数据为例，假设有 $N(i=1,2,...,N)$ 个研究，每个研究有 $k(k=1,2,...,K)$ 个干预措施（臂），第 i 个研究中的干预措施组合为 D_i（即是前文所谓的设计），第 i 个研究第 k 个臂中感兴趣的参数为 η_{ik}，该参数可由不同度量模型（measurement model）用来描述数据，对于二类数据，以 p_{ik} 表示第 i 个研究第 k 个干预措施组事件发生概率，总人数 n_{ik}，发生的事件人数为 r_{ik}，r_{ik} 服从二项分布：$r_{ik}\sim Binomial(p_{ik},n_{ik})$，而概率 $p_{ik}=\dfrac{\exp(\eta_{ik})}{1+\exp(\eta_{ik})}$。

层次模型有两种建模策略，第一种为 Ades、Salanti、Dias 等提出的基于对比（contrast-based）模型，指定每个研究中的臂 b_i 作为基线参照，则有 $\eta_{ik}=\mu_{ib_i}+\delta_{ib_ik}(k\in D_i)$。式中，$\mu_{ib_i}$ 称为研究截距，是固定效应，针对二分类数据表示第 i 个研究中臂 b_i 的发生事件（例如戒烟数据中戒烟成功）比数的自然对数。δ_{ib_ik} 表示第 i 个研究中臂 $k(k\in D_i)$ 相对于 b_i 比较的特定比较效应，相应为比数比的自然对数（lnOR），当 $k=b_i$ 时，$\delta_{ib_ik}=0$；若 $k\neq b_i$，则随机效应模型为 $\delta_{ib_ik}\sim N(\mu_{b_ik},\sigma_{b_ik}^2)=N(\mu_{1k}-\mu_{1b_i},\sigma_{b_ik}^2)$，模型中 μ_{1k} 关键参数，表示如果以干预措施 1 为参照干预，对于 $k>1$（表示在 1 之后）的臂 k 与 1 比较的平均干预效应，显然 $\mu_{11}=0$。若为固定效应模型，则有 $\sigma_{b_ik}^2=0$，$\delta_{ib_ik}=\mu_{b_ik}=\mu_k-\mu_{b_i}$。

研究间异质性（方差）σ_{kc}^2 有几种不同的假定，如研究间同方差（σ^2）或异方差结构（σ_{kc}^2），要注意的是，当纳入的研究为多臂研究时，各个臂之间效应存在相关性，必须指定效应值的方差–协方差矩阵。设第 i 个研究的随机效应的估计向量为 $\boldsymbol{\delta}_i$，假设其服从多元正态分布，简单处理，假设研究间同方差为 σ^2，则有：

$$\boldsymbol{\delta}_i=\begin{pmatrix}\delta_{i12}\\\vdots\\\delta_{i1a_i}\end{pmatrix}\sim N_{a_i-1}\left(\begin{pmatrix}\mu_{t_{i1},t_{i2}}\\\vdots\\\mu_{t_{i1},t_{ia_i}}\end{pmatrix},\begin{pmatrix}\sigma^2&\sigma^2/2&\cdots&\sigma^2/2\\\sigma^2/2&\sigma^2&\cdots&\sigma^2/2\\\vdots&\vdots&\ddots&\vdots\\\sigma^2/2&\sigma^2/2&\cdots&\sigma^2\end{pmatrix}\right)$$

式中，$a_i(a_i=2,3...i)$ 表示第 i 研究的臂的数，$\mu_{t_{i1}t_{ik}}=\mu_{1t_{ik}}-\mu_{1t_{i1}}$；由 $\boldsymbol{\delta}_i$ 的方差—协方差矩阵可知，对于任意两个臂之间的协方差为 $\sigma^2/2$。根据多元正态分布的条件分布公式可得每一个 $\delta_{i,1k}$ 条件分布为：

$$\delta_{i1k}\left|\begin{pmatrix}\delta_{i12}\\\vdots\\\delta_{i1(k-1)}\end{pmatrix}\sim N\left(\left(\mu_{1t_{ik}}-\mu_{1t_{i1}}\right)+\frac{1}{k}\sum_{j=1}^{k-1}\left[\delta_{i1j}-\left(\mu_{1t_{ij}}-\mu_{1t_{i1}}\right)\right],\frac{k}{2(k-1)}\sigma^2\right)\right.$$

第二种为 Hong、Hawkins 等提出的基于臂（arm-based）建模策略。仍假设有 $N(i=1,2,...,N)$ 个研究，每个研究有 $k(k=1,2,...,K)$ 个干预措施（臂），第 i 个研究中臂的总数为 K，$s[k]$ 表示研究中臂 k，$t[k]$ 表示该臂施加给患者的干预措施，d_t 表示干预措施 t 相对于参照干预（$t=1$）的干预效应，显然有 $d_1=0$，臂 k 事件发生数与未发生数的比值对数为 η_k，$\mu_{s[k]}$ 表示参照干预的研究特定测量结果，根据异质性假设不同可以分为固定效应模型和随机效应模型：一，假定不同随机效应方差发生在个体干预措施水平，则为具有干预措施特定方差随机效应模型（random treatment effects with treatment-specific variance），$\eta_k=\mu_{s[k]}+\delta_{s[ki],t[k]}$，式中 $\delta_{s[k],t[k]}\sim N\left(d_{t[k]},\frac{\sigma^2_{t[k]}}{2}\right)$；二，假定所有比较间随机效应方差相同，则为共方差随机干预效应模型（random treatment effects with common variance），$\eta_k=\mu_{s[k]}+\delta_{s[ki],t[k]}$，式中 $\delta_{s[k],t[k]}\sim N\left(d_{t[k]},\frac{\sigma^2}{2}\right)$；三，如果研究间无异质性，则为固定效应模型 $\eta_k=\mu_{s[k]}+d_{t[k]}$。

第五节　Meta分析统计的实施过程

一、Meta 分析的常用软件

随着 Meta 分析的普及与发展，不断涌现出各种 Meta 分析软件。一般分为 3 大类：一类是 Meta 分析专用软件包，如 Review Manager、Comprehensive Meta-Analysis 等；一类是具有 Meta 分析功能的综合软件包（如 NCSS 软件）或用户为通用综合软件包编写的 Meta 分析宏命令或扩展包，如 Stata 软件的 Meta 分析系列命令（Stata16.0 及后续版本将 Meta 模块整合到官方命令中）、R 的 meta 包、SAS 相关宏命令等，此类通用软件可以实现更多统计分析及图形绘制，如 Meta 回归等；一类是为 Microsoft Excel 软件编写的插件，如 MetaEasy 等。读者可根据 Meta 分析软件特点和功能，结合自己需要合理选择使用。

本章以自由软件 R 作为示例软件。R 是属于 GNU 系统的一个自由、免费、源代码开放的软件，是一套完整的数据处理、计算和绘图软件系统。更新较快，截止到 2021 年底，最新版本为 4.1.2 版（2021-11-01 发布）。它的部分统计功能是整合在 R 环境的底层，但是大多数功能则以扩展包的形式提供。不论是经典的 Meta 分析方法，还是高级的 Meta 分析方法，几乎都可以在 R 中实现。如 R 软件中，经典 Meta 分析核心包为 meta 包和 metafor 包；用于 NMA 的包有 gem tc 包、multinma 包、bnma 包、pcnetmeta 包、netmeta 包等。R 软件官网免费下载网址：www.cloud.r-project.org/。

二、经典 Meta 分析实施过程示例

（一）示例数据

以来自 Coldit 等探讨卡介苗预防肺结核的 Meta 分析数据为例。该示例曾被多个研究引用和分析过，具体如表 7-2 所示，共纳入 13 个研究。

表 7-2　卡介苗数据治疗肺结核的 Meta 分析数据

研究序号	作者	发表年限	治疗组		对照组		研究地点（维度）	随机分配方法
			肺结核阳性人数/人	总人数/人	肺结核阳性人数/人	总人数/人		
1	Aronson	1948	4	123	11	139	44	1
2	Ferguson & Simes	1949	6	306	29	303	55	1
3	Rosenthal et al	1960	3	231	11	220	42	1
4	Hart & Sutherland	1977	62	13 598	248	12 867	52	1
5	Frimodt-Moller et	1973	33	5 069	47	5 808	13	2
6	Stein & Aronson	1953	180	1 541	372	1 451	44	2
7	Vandiviere et al	1973	8	2 545	10	629	19	1
8	TPT Madras	1980	505	88 391	499	88 391	13	1
9	Coetzee & Berjak	1968	29	7 499	45	7 277	27	1
10	Rosenthal et al	1961	17	1 716	65	1 665	42	3
11	Comstock et al	1974	186	50 634	141	27 338	18	3
12	Comstock & Webste	1969	5	2 498	3	2 341	33	3
13	Comstock et al	1976	27	16 913	29	17 854	33	3

（二）meta 包实现经典 Meta 分析过程

meta 包的作者为 Schwarzer，最新版本为 5.2-0（于 2022-02-04 发布），提供了丰富 Meta 分析的函数，具体可参考该包的自带帮助文件。本章以卡介苗预防肺结核数据为例，具体说明 meta 包以命令行操作方式实现经典 Meta 分析的过程。

1. 建立数据集以 data.frame() 函数建立数据框格式的数据集，并再产生一个名为"mlatitude"的变量，是对变量"latitude"进行中心化处理（每个研究的维度减去平均维度 33.46），以用于 Meta 回归分析。请注意，">"为操作提示符，不需要输入。

> bcg.dat<-data.frame(
study=c("Aronson 1948", "Ferguson 1949", "Rosenthal 1960", "Hart 1977", "Frimodt-Moller 1973", "Stein 1953", "Vandiviere 1973", "TPT Madras 1980", "Coetzee 1968", "Rosenthal 1961", "Comstock 1974", "Comstock 1969", "Comstock 1976"),

```
rt = c (4, 6, 3, 62, 33, 180, 8, 505, 29, 17, 186, 5, 27),
nt = c (123, 306, 231, 13598, 5069, 1541, 2545, 88391, 7499, 1716, 50634, 2498, 16913),
rc = c (11, 29, 11, 248, 47, 372, 10, 499, 45, 65, 141, 3, 29),
nc = c (139, 303, 220, 12867, 5808, 1451, 629, 88391, 7277, 1665, 27338, 2341, 17854),
  latitude=c (44, 55, 42, 52, 13, 44, 19, 13, 27, 42, 18, 33, 33),
  allocation=c (1, 1, 1, 1, 2, 2, 1, 1, 1, 3, 3, 3, 3))
>bcg.dat$mlatitude<-with (bcg.dat, latitude-33.46)
```

2．安装并加载 meta 包。

```
>install.packages ("meta")
> library (meta)
```

3．异质性检验、合并效应量，并绘制森林图采用 metabin() 函数拟合随机效应模型，选择 *OR* 为效应量，采用倒方差法、以 REML 估计研究间异质性方差；并以 print() 函数显示结果；以 forest() 函数绘制森林图。结果显示小数点后三位数。

```
>result.meta<- metabin (event.e=rt, n.e=nt, event.c=rc, n.c=nc, data=bcg.dat, sm = "OR",
method = "Inverse", method.tau = "REML", studlab = study)
> print (result.meta, digits=3)
> forest (result.meta, digits=3)
```

主要合并效应量的数字化结果如下，绘制森林图如图 7-3 所示。可以发现，异质性检验结果 Q 统计量卡方值为 163.16，相应 $P < 0.000\ 1$；I^2 统计量 =92.6%，均提示有很大的异质性。数字化和森林图均同时提供了共同效应模型和随机效应合并 *OR* 点估计及 95% *CI* 的结果，均不与无效线 1 相交、且位于其左侧，说明卡介苗预防肺结核病有效。

```
Number of studies combined：k = 13
Number of observations：o = 357347
Number of events：e = 2575


                            OR              95%-CI         z  p-value
Common effect model  0.647 [0.595；0.702] −10.32 < 0.0001
Random effects model 0.475 [0.330；0.683]  −4.01 < 0.0001


Quantifying heterogeneity：
 tau^2 = 0.3378 [0.1302；1.1812]；tau = 0.5812 [0.3608；1.0868]
 I^2 = 92.6% [89.2%；95.0%]；H = 3.69 [3.04；4.47]
```

Test of heterogeneity：

Q d.f. p-value

163.16 12 < 0.0001

Details on meta-analytical method：

- Inverse variance method

- Restricted maximum-likelihood estimator for tau^2

- Q-profile method for confidence interval of tau^2 and tau

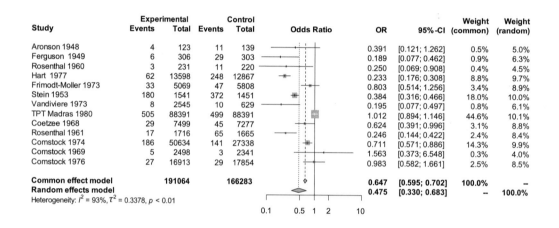

图7-3 森林图

4. 探索异质性来源 异质性检验结果提示纳入 Meta 分析的研究间异质性很大，必须对其解释和处理，常用方法有亚组分析、Meta 回归或不做 Meta 分析等。作为示例，本章首先按随机分配方法不同进行亚组分析，结果只通过森林图显示，如图 7-4 所示。可见，每个亚组 I^2 统计量均 > 75%，提示亚组的研究间异质性依然很大。

```
>result.submeta<- metabin (event.e=rt, n.e=nt, event.c=rc, n.c=nc, data=bcg.dat,
subgroup=allocation, sm = "OR", method = "Inverse", method.tau = "REML", studlab = study )
> forest（result.submeta）
```

针对 metabin() 函数产生的结果，选择纬度（需要中心化处理）为自变量，采用 metareg() 函数进一步进行 Meta 回归分析。命令及结果如下：

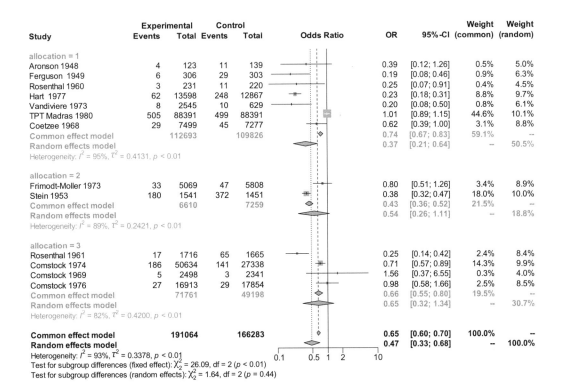

图7-4 亚组分析森林图

>metareg (result.meta, ~ mlatitude)

Mixed-Effects Model (k = 13; tau^2 estimator：REML)

tau^2 (estimated amount of residual heterogeneity)： 0.0504 (SE = 0.0449)

tau (square root of estimated tau^2 value)： 0.2246

I^2 (residual heterogeneity / unaccounted variability)：57.39%

H^2 (unaccounted variability / sampling variability)：2.35

R^2 (amount of heterogeneity accounted for)： 85.06%

Test for Residual Heterogeneity：

QE (df = 11) = 25.0954，p-val = 0.0088

Test of Moderators (coefficient 2)：

QM (df = 1) = 25.2424，p-val< .0001

Model Results：

```
             estimate   se      zvalpval   ci.lb    ci.ub
intrcpt      −0.7541  0.0952  −7.9187  <.0001   −0.9407  −0.5674  ***
mlatitude    −0.0315  0.0063  −5.0242  <.0001   −0.0438  −0.0192  ***


---
Signif. codes：0 '***' 0.001 '**' 0.01 '*' 0.05 '.' 0.1 ' ' 1
```

结果中，"intrcpt" 表示维度为 33.46° 时比值比对数尺度（lnOR）；"mlatitude" 表示模型的回归系数，可以用于预测某纬度 x 的研究 OR 的对数值：$\ln OR = -0.754 - 0.032 \times (x - 33.46)$。结果发现，将 "mlatitude" 纳入模型后，对其检验有统计学意义，且研究间异质性方差由 0.34 降为 0.05，说明研究地点（纬度）是研究间异质性来源之一，提示对卡介苗预防肺结核病的疗效有影响。

5．**绘制漏斗图及漏斗图不对称检验**　示例数据纳入 13 个研究，可以绘制漏斗图，并对漏斗图不对称进行检验。漏斗图不对称检验有秩相关法（Begg 法）、线性回归法（Egger 法）、改良线性回归法（Harbord 法）、修正 Mascaskill 检验法（Petter 法）、反正弦法（Rücker 法）、剪补法（trim and fill method）等方法。如 meta 包的 funnel() 函数绘制森林图、结果如图 7-5 所示。以 metabias() 函数采用 "Harbord" 法和 "Egger" 法进行漏斗图不对称检验，"Harbord" 法结果 t 值为 –1.26，相应 P 值为 0.244 2；"Egger" 法结果为 t 值为 –1.51，相应 P 值为 0.237 2。

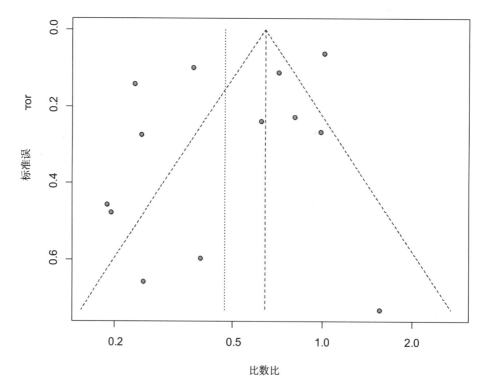

图7-5　经典漏斗图

> funnel (result.meta)
>metabias (result.meta，method="Harbord")
>metabias (result.meta，method="linreg")

经典漏斗图从视觉上明显存在不对称，但"Harbord"法和"Egger"法检验未发现不对称，两者似乎结果不一致。实际上，当前对漏斗图不对称检验的方法统计效能都比较低，有可能检验不出存在的不对称。众所周知，发表偏倚可导致漏斗图不对称，但引起漏斗图不对称的原因还有研究方法学质量低下、异质性大、真正的机遇等。可以结合剪补法、附加轮廓线漏斗图进一步进行分析引起漏斗图不对称的原因。

>result.trimfill<- trimfill (result.meta)
>funnel (result.trimfill, comb.random=TRUE, level=0.95, contour=c (0.9, 0.95, 0.99), col.contour=c ("darkgray", "gray", "lightgray"))
>legend (1.2, 0, c ("0.1 > p > 0.05", "0.05 > p > 0.01", "< 0.01")，fill=c ("darkgray", "gray", "lightgray"))

结果图 7-6 所示。可以发现，经过剪补法补了 4 个研究（右侧区域中的白色圆点）后漏斗图基本对称，因为缺失的研究出现在有统计学意义的区域，说明漏斗图不对称不是由发表偏倚引起，结合前面的分析可以认为漏斗图不对称的主要原因是研究间异质性太大。

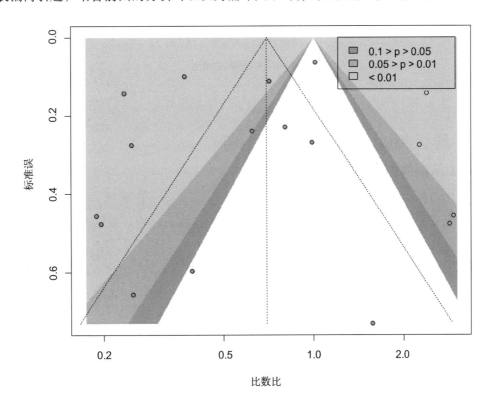

图7-6　剪补后附加轮廓线漏斗图

6. 影响分析　可以采用 metainf() 函数逐一将每个研究排除后将剩余的研究进行 Meta 分析，查看哪个研究对总的合并效应量影响比较大。如联合 forest() 函数的结果（从略），没有发现哪个研究对总的合并效应量影响比较大（图 7-7）。

>forest (metainf (result.meta, pooled = "random"))

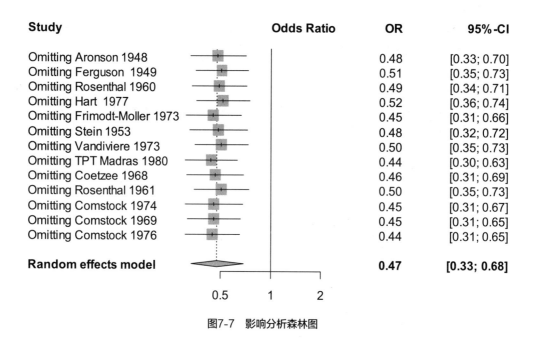

图7-7　影响分析森林图

三、网状 Meta 分析实施过程示例

（一）示例数据

Dias 等曾作为网状 Meta 分析示例引用和分析过的帕金森病数据。该数据共纳入 7 个研究，含有安慰剂（Placebo）等 5 种干预进展性帕金森病药物。观察的是指标是出现运动并发症时间——"关"时间减少（off-time reduction）。数据类型为连续型数据。各个研究中每个干预措施组的样本量、均数和标准差等臂水平格式数据如表 7-3 所示。

表 7-3　帕金森病分析数据

研究	干预措施	均数	标准差	样本量
Lieberman 1997	Placebo	−0.7	3.7	172
Lieberman 1997	Pramipexole	−2.4	3.4	173

研究	干预措施	均数	标准差	样本量
Gutttman 1997	Placebo	−0.3	4.4	76
Gutttman 1997	Pramipexole	−2.6	4.3	71
Gutttman 1997	Bromocriptine	−1.2	4.3	81
Lieberman 1998	Placebo	−1.22	3.7	54
Lieberman 1998	Ropinirole	−1.53	4.28	95
Brunt 2002A	Ropinirole	−0.24	3	128
Brunt 2002A	Bromocriptine	−0.59	3	72
Brunt 2002B	Ropinirole	−0.73	3	80
Brunt 2002B	Bromocriptine	−0.18	3	46
Gershanik 1994a	Bromocriptine	−1.8	2.48	154
Gershanik 1994a	Cabergoline	−2.1	2.99	143
Gershanik 1994b	Bromocriptine	−2.2	2.31	137
Gershanik 1994b	Cabergoline	−2.5	2.18	131

（二）multinam 包实现网状 Meta 分析过程

R 软件中用于 NMA 中扩展包 gemtc、bnma 和 multinma 等均是基于对比策略建模。本章选用 multinma 包，过程和思路为：首先是数据输入如臂水平格式；其次用 set_agd_arm() 函数将数据转换为适用于网络 Meta 分析的格式；最后是 nma() 函数进行数据分析。具体可以阅读该包自带帮助文件。接下来，以帕金森病数据为例，具体说明 multinma 包以命令行操作方式实现 NMA 的过程。

1. 建立数据集以 data.frame() 函数建立数据框格式的数据集；并计算各个研究中每个臂测量结局—"关"时间减少测量均数的标准误。

>parkinsons.dat<-data.frame (

study=c ("Lieberman 1997", "Lieberman 1997", "Gutttman1997", "Gutttman1997", "Gutttman 1997", "Lieberman 1998", "Lieberman 1998", "Brunt 2002A", "Brunt 2002A", "Brunt 2002B", "Brunt 2002B", "Gershanik 1994a", "Gershanik1994a", "Gershanik 1994b", "Gershanik 1994b"),

treatment=c ("Placebo", "Pramipexole", "Placebo", "Pramipexole", "Bromocriptine", "Placebo", "Ropinirole", "Ropinirole", "Bromocriptine", "Ropinirole", "Bromocriptine", "Bromocriptine", "Cabergoline", "Bromocriptine", "Cabergoline"),

mean=c (−0.7, −2.4, −0.3, −2.6, −1.2, −1.22, −1.53, −0.24, −0.59, −0.73, −0.18, −1.8, −2.1, −2.2, −2.5),

```
sd=c (3.7, 3.4, 4.4, 4.3, 4.3, 3.7, 4.28, 3, 3, 3, 3, 2.48, 2.99, 2.31, 2.18),
n=c (172, 173, 76, 71, 81, 54, 95, 128, 72, 80, 46, 154, 143, 137, 131))
>parkinsons.dat$se<- with (parkinsons.dat, sd/sqrt (n))
```

2．设置种子数，安装并加载包 multinma 包。

```
>set.seed (12345)
>install.packages ("multinma")
> library (multinma)
>options (mc.cores = parallel::detectCores ())
```

3．数据处理使之符合 NMA 数据格式，令 multinma 包自动设置参照干预。

```
>parkinsons.network<- set_agd_arm (parkinsons.dat, study = study,
trt = treatment, y = mean, se = se, sample_size = n)
```

4．模型选择和比较首先拟合一致性模型，分别拟合固定效应模型和随机效应模型，并进行比较。对干预效应和研究特定截距等效应参数的先验均指定为正态分布 $N(0,100^2)$，对于研究间异质性参数 τ 指定为半正态分布 $half - N(1)$。

```
>nma.fit.FE<- nma (parkinsons.network, trt_effects = "fixed",
prior_intercept = normal (scale = 100),
prior_trt = normal (scale = 100))
>nma.fit.RE <- nma (parkinsons.network, trt_effects = "random",
prior_intercept = normal (scale = 100),
prior_trt = normal (scale = 100),
prior_het = half_normal (scale = 1),
adapt_delta = 0.99)
> (nma.fit.FE<- dic (nma.fit.FE))
> (nma.fit.RE <- dic (nma.fit.RE))
```

主要结果从略。两个模型都很好地拟合帕金森病数据，固定效应模型 DIC 为 24.3，随机效应模型 DIC 为 26，两者 DIC 之差＜3，从模型简约考虑，选择拟合固定效应模型。

接下来，分别拟合一致性模型和不一致性模型（均选择固定效应模型），并进行比较，参数设置同前。

```
>nma.fit.con<- nma (parkinsons.network, trt_effects = "fixed", prior_intercept = normal
(scale = 100), prior_trt = normal (scale = 100))
>nma.fit.ume<- nma (parkinsons.network, consistency = "ume", trt_effects = "fixed",
```

prior_intercept = normal (scale = 100)，prior_trt = normal (scale = 100))

> (dic.con<- dic (nma.fit.con))

> (dic.ume<- dic (nma.fit.ume))

主要结果从略，一致性模型 DIC 为 24.3，不一致性模型 DIC 为 27.6，两者 DIC 之差 > 3，所以选择拟合一致性模型。

5. 报告一致性模型（固定效应模型）结果 print() 函数显示其他不同干预措施与 "Bromocriptine"（由 multinam 包自主选择）相比较的结果，以 relative_effects() 函数显示不同干预措施之间两两比较的结果。为节省篇幅，仅报告固定效应模型的两两比较结果：

	mean	sd	2.5%	25%	50%	75%	97.5%	Bulk_ESS	Tail_ESS	Rhat
d[Cabergoline vs. Bromocriptine]	−0.30	0.21	−0.73	−0.44	−0.30	−0.17	0.11	2784	3141	1
d[Placebo vs. Bromocriptine]	0.50	0.48	−0.46	0.18	0.50	0.83	1.41	1594	2122	1
d[Pramipexole vs. Bromocriptine]	−1.31	0.52	−2.37	−1.67	−1.31	−0.95	−0.28	1681	2149	1
d[Ropinirole vs. Bromocriptine]	0.04	0.32	−0.60	−0.17	0.04	0.26	0.66	1849	2387	1
d[Placebo vs. Cabergoline]	0.80	0.52	−0.26	0.45	0.80	1.16	1.79	1693	2330	1
d[Placebo vs. Cabergoline]	−1.01	0.56	−2.12	−1.38	−1.01	−0.63	0.10	1761	2242	1
d[Ropinirole vs. Cabergoline]	0.34	0.38	−0.41	0.09	0.35	0.60	1.06	2034	2651	1
d[Pramipexole vs. Placebo]	−1.81	0.33	−2.47	−2.02	−1.80	−1.59	−1.15	5358	3228	1
d[Ropinirole vs. Placebo]	−0.46	0.48	−1.38	−0.79	−0.46	−0.14	0.49	2374	2817	1
d[Ropinirole vs. Pramipexole]	1.35	0.54	0.31	0.98	1.35	1.70	2.40	2379	2997	1

可以发现，各参数的 Rhat 均 = 1，说明马尔可夫链已收敛。"Pramipexole vs. Placebo" "Pramipexole vs. Bromocriptine" 等相比，前者均可以使 "关" 时间（off-time）减少。

6. 疗效排序以 posterior_ranks() 函数产生疗效秩次，以 posterior_rank_probs() 函数产生秩次概率或累积秩次概率。

>nma.rank.FE<- posterior_ranks (nma.fit.FE, lower_better = TRUE)

>nma.rank.FE

>nma.rankprob.FE<- posterior_rank_probs (nma.fit.FE, lower_better = TRUE)

>nma.rankprob.FE

>nam.cumrankprob.FE<- posterior_rank_probs (nma.fit.FE, lower_better = TRUE, cumulative = TRUE)

>nam.cumrankprob.FE

主要结果从略。三种检验结果一致，疗效排秩由好到差顺序依次为：Pramipexole、Cabergoline、Bromocriptine、Ropinirole、Placebo。但需指出的是，NMA 虽然允许多个不同干预措施进行比较，并根据合并结果进行排序，但聚焦于概率排序第一的方法可能会存在潜在的误导性，一个排名第一的干预措施也可能会有排名最后的较高概率，其获益与其他干预措施相比，可能仅有很小的临床价值，因此在解读排秩结果时需要小心。

（张天嵩 董圣杰）

参考文献

［1］张天嵩，李博，钟文昭. 实用循证医学方法学. 3版. 长沙：中南大学出版社，2021.

［2］张天嵩，董圣杰. 例解贝叶斯Meta分析：基于R语言. 北京：人民卫生出版社，2021.

［3］张天嵩，董圣杰，周支瑞. 高级Meta分析方法：基于Stata实现. 上海：复旦大学出版社，2015.

［4］HIGGINS JPT, THOMAS J, CHANDLER J, et al. Cochrane Handbook for Systematic Reviews of Interventions (version 6.2). Cochrane, 2021. [2022-05-21]. www.training.cochrane.org/handbook.

［5］MCELREATH R. Statistical Rethinking: A Bayesian Course with Examples in R and Stan. 2nd ed. New York: Chapman and Hall/CRC, 2020.

［6］张天嵩. 经典Meta分析统计模型的合理选择. 中国循证医学杂志，2020，20（12）：1477-1481.

［7］BEBDE R, FRIEDE T, KOCH A, et al. Methods for evidence synthesis in the case of very few studies. Res Synth Methods.2018, 9(3): 382-392.

［8］COLDITZ GA, BREWER TF, BERKEY CS, et al. Efficacy of BCG vaccine in the prevention of tuberculosis. Meta-analysis of the published literature. JAMA, 1994, 271(9): 698-702.

［9］张天嵩，熊茜，袁婷. 附加轮廓线漏斗图的绘制在R软件中的实现. 循证医学，2013，13（5）：307-309，313.

［10］PETERS JL, SUTTON AJ, JONES DR, et al. Contour-enhanced meta-analysis funnel plots help distinguish publication bias from other causes of asymmetry. J Clin Epidemiol, 2008, 61(10): 991-996.

［11］EFTHIMIOU O, DEBRAY TP, VAN Valkenhoef G, et al. GetReal in network meta-analysis：a review of the methodology. Res Synth Methods, 2016, 7(3): 236-263.

［12］DIAS S, SUTTON AJ, WELTON NJ, et al. Evidence synthesis for decision making 3: heterogeneity-subgroups, meta-regression, bias, and bias-adjustment. Med Decis Making, 2013, 33(5): 618-640.

［13］DIAS S, SUTTON AJ, ADES AE, et al. Evidence synthesis for decision making 2: a generalized linear modeling framework for pairwise and network meta-analysis of randomized controlled trials. Med Decis Making, 2013, 33(5): 607-617.

第八章 系统评价结果报告、解释与结论

第一节 系统评价结果报告的条目及解读

系统评价结果报告的方法部分应严格按照发表的研究方案进行撰写。此外，报告应包括对研究的检索、筛选与纳入流程（图 8-1）、临床试验偏倚风险的评估（参见第五章），以及对结果统计分析报告（参见第七章）。本章主要涉及对系统评价结果的解释、对系统评价的讨论、与评价者的结论部分。事实上，很多读者喜欢直接阅读系统评价的结论部分。

医疗干预措施评价的系统评价与 Meta 分析报告应当参照国际标准，即系统评价 / Meta 分析报告规范（the preferred reporting items for systematic reviews and Meta-analysis，PRISMA），简称"PRISMA 声明"。

一、PRISMA 标准中结果报告的条目

该报告清单包括 27 个条目，涉及 7 个维度，分别是标题（条目 1）、摘要（条目 2）、背景（条目 3、4）、方法（条目 5 ～ 15）、结果（条目 16 ～ 22）、讨论（条目 23）、其他信息（条目 24 ～ 27）。具体条目见表 8-1。

表 8-1 系统评价报告条目——PRISMA 2020

章节主题	条目	条目清单
标题		
标题	1	明确本研究为系统评价
摘要		
摘要	2	见 PRISMA2020 摘要清单
背景		
理论基础	3	基于现有研究描述该系统评价的理论基础
目的	4	明确陈述该系统评价的研究目的或待解决问题
方法		
纳排标准	5	详细说明纳入和排除标准，及在结果综合时纳入研究的分组情况
信息来源	6	详细说明获取文献的所有来源，包括所有数据库、注册平台、网站、机构、参考列表及其他途径。明确说明每项来源的检索或查询日期
检索策略	7	呈现所有数据库、注册平台和网站的完整检索策略，包括用到的过滤器和限制条件
研究选择	8	详细说明确定一项研究是否符合纳入标准的方法，包括每项检索记录由几人进行筛选，是否独立筛选。如使用自动化工具，应作详细说明

章节主题	条目	条目清单
资料提取	9	详细说明数据提取的方法，包括几人提取数据，是否独立提取，及从纳入研究的作者获取或确认数据的过程。如使用自动化工具，应作详细说明
资料条目	10a	列出并定义需要收集数据的所有结局指标。详细说明是否收集了每项纳入研究中与各结局相关的所有信息（如，所有效应量、随访时间点和分析结果）；若无，需说明如何决定收集结果的具体方法
	10b	列出并定义提取的其他所有变量（如，参与者和干预措施的特征、资金来源）。须对任何缺失或不明信息所作假设进行描述
偏倚风险评价	11	详细说明评价纳入研究偏倚风险的方法，包括使用评价工具的细节，评价人数及是否独立进行。如使用自动化工具，应作详细说明
效应指标	12	详细说明每个结局在结果综合或呈现中使用的效应指标，如风险比（risk ratio）、均数差（mean difference）
方法综合	13a	描述确定结果合并时纳入研究的过程。如，列出每个研究的干预特征，并与原计划在各项数据合并时进行研究分组的情况（条目5）进行比较
	13b	描述准备数据呈现或合并的方法，如，缺失合并效应量的处理或数据转换
	13c	描述对单个研究和综合结果使用的任何列表或可视化方法
	13d	描述结果综合使用的所有方法并说明其合理性。若进行Meta分析，则需描述检验统计异质性及程度的模型或方法及所使用程序包
	13e	描述用于探索可能造成研究结果间异质性原因的方法（如亚组分析、Meta回归）
	13f	描述用于评价综合结果稳定性的任何敏感性分析
报告偏倚评价	14	描述评价因结果综合中缺失结果造成偏倚风险的方法（由报告偏倚引起）
可信度评价	15	描述评价某结局证据体的可信度（置信度）的方法
结果		
研究选择	16a	描述检索和研究筛选过程的结果，从检索记录数到纳入研究数，最好使用流程图呈现
	16b	引用可能符合纳入标准但被排除的研究，并说明排除原因
研究特征	17	引用每个纳入研究并报告其研究特征
研究偏倚风险	18	呈现每个纳入研究的偏倚风险评价结果
单个研究的结果	19	呈现单个研究的所有结果:（a）每组的合并统计值（在适当情况下），及（b）效应量及其精确性（如，置信度/置信区间），最好使用结构化表格或森林图
结果综合	20a	简要总结每项综合结果的特征及其纳入研究的偏倚风险
	20b	呈现所有统计综合的结果。若进行了Meta分析，呈现每个合并估计值及其精确性（如置信度/置信区间）和统计学异质性结果。若存在组间比较，请描述效应量的方向
	20c	呈现研究结果中所有可能导致异质性原因的调查结果
	20d	呈现所有用于评价综合结果稳定性的敏感性分析结果
报告偏倚	21	呈现每项综合因缺失结果（如由报告偏倚引起）造成的偏倚风险

章节主题	条目	条目清单
证据可信度	22	针对每个结局，呈现证据体的可信度（置信度）评价的结果
讨论		
讨论	23a	在其他证据背景下对结果进行简要解释
	23b	讨论纳入证据的任何局限性
	23c	讨论系统评价过程中的任何局限性
	23d	讨论结果对实践、政策和未来研究的影响
其他信息		
注册与计划书	24a	提供注册信息，包括注册名称和注册号，或声明未注册
	24b	提供计划书获取地址，或声明未准备计划书
	24c	描述或解释对注册或计划书中所提供信息的任何修改
支持	25	描述经济或非经济支持的来源，以及资助者或赞助商在评价中的作用
利益冲突	26	声明作者的任何利益冲突
数据、代码和其他	27	报告以下哪些内容可公开获取及相应途径：资料提取表模板；从纳入研究中提取的资料；用于所有分析的数据、分析编码和其他材料

二、PRISMA 标准中结果报告的解读

系统评价结果的报告又分为 7 个条目（11 个亚条目），分别涉及研究的选择（16a 和 16b）、研究特征的描述（17）、研究偏倚风险评估（18）、单个研究的分析结果（19）、结果综合（20a、20b、20c、20d）、报告偏倚（21）、证据可信度（22）。

研究的选择需要报告检索和研究筛选过程的结果，从检索的题录数到最终纳入的研究数，最好使用流程图呈现（图 8-1）。同时需要引用可能符合纳入标准但被排除的研究，通常是在全文筛查阶段被排除的研究，并列表说明其排除的理由（可以作为附表呈现）。

研究特征的描述需要从 PICO 四个部分对每个纳入研究的特征进行报告，并提供引用来源。涉及对象的应当包括各组例数、性别、年龄、诊断（或分期），干预和对照包括名称、剂量、给药途径、疗程、合并用药，结局报告主要和次要结局及其测量时点。研究特征可以表格形式进行呈现（表 8-2 和表 8-3）。

至于研究偏倚风险评估，由于绝大多数系统评价纳入的研究为随机对照试验，因此，通常采用随机对照试验适用的偏倚风险评估工具对其研究的方法学质量进行评价。其结果的呈现形式有两种：一是每个研究分别呈现偏倚风险情况；二是按照偏倚风险条目汇集所有纳入研究的总体情况。通常采用偏倚风险评估图来呈现。

对于单个研究的分析结果，需根据所评估的结局（获益和风险），提供每项研究的干预组和对照组的数据分析结果，包括平均效应值及其 95% 置信区间。最好以森林图的形式呈现结果。

结果综合需要简要总结每项综合结果的特征及其纳入研究的偏倚风险，呈现所有定量统计分析合并的结果。若进行了 Meta 分析，呈现每个合并估计值及其精确性（例如置信区间）和统计学异质性检验的结果，尤其对于组间比较的效应量方向需要加以描述。需要特别指出的是，当使用的结局指标为积极效应指标，如生存率或症状改善率，Meta 分析图的坐标则需要注意调整（无效线的右边为支持试验治疗，而左边为支持对照治疗），否则容易出现解释的错误。当合并的结果呈现显著的异质性（如 $I^2 > 75\%$）时，通常需要对异质性的原因进行探讨，并呈现研究结果中所有可能导致异质性原因的调查结果。根据系统评价计划书（protocol）的内容，如果纳入试验数据允许，应当按照预定的计划进行亚组分析、敏感性分析和发表偏倚的检测，并呈现所有用于评价综合结果稳定性的敏感性分析结果。

报告偏倚包含 2 部分内容：一是在原始研究层面，可能存在选择性结局报告偏倚，即作者选择阳性结果的结局进行报告，而忽略或隐瞒那些呈阴性结果的结局，这在偏倚风险评估里面已有单独的一项指标进行评价；二是在文章发表层面可能存在的发表偏倚。系统评价需要关注和评估发表偏倚，比如采用倒漏斗图分析是否存在发表偏倚（根据图形是否左右对称用肉眼判断）。

关于证据可信度，针对每个结局，需要呈现证据体的可信度（置信度）评价的结果。通常采用 GRADE 体系对那些非常重要（critical outcome）或者重要（important outcome）的结局进行多项证据综合的评价。GRADE 体系中，证据体评级分为四级：高级别证据、中等级别证据、低级别证据、非常低级别证据。这对于系统评价结论的形成十分重要。

第二节　系统评价结果报告的图表呈现

一、系统评价研究筛选的流程图

具体内容参见本书第六章和本章图 8-1。此处不再赘述。

二、纳入研究特征表的设计

纳入研究特征至少包括两个方面，一是研究的临床特征描述，包括 PICO。二是研究的设计和方法学质量。具体特征需要包含的信息详见上节。纳入研究特征通常以表格的形式呈现，其模板式样见表 8-2 和表 8-3。如果纳入的研究为随机对照试验，也可采用偏倚风险图的形式呈现研究的偏倚风险评价结果（图 8-2 和图 8-3）。

表 8-2　纳入研究特征表

研究ID	对象（P）				干预措施（I）	对照措施（C）	结局指标（outcome）
	性别	年龄	诊断	病例数			
Liu JP 2012							
Zhang CH 2021							

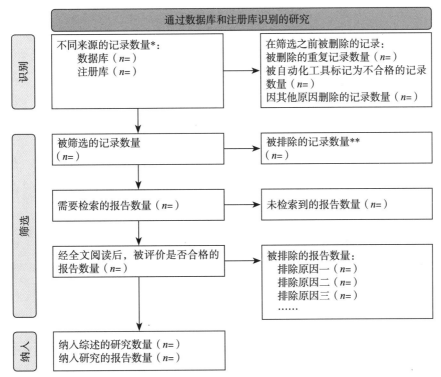

*如果可行的话，分别报告每个数据库或注册库中识别的记录的数量（而不是所有数据库/注册库的总数）。
**如果使用了自动化工具，请说明有多少记录被人为排除，有多少记录被自动化工具排除。

图8-1 系统评价研究筛选过程流程图

表 8-3 纳入随机对照试验报告的方法学质量

| 研究ID | 随机序列产生 | 分配隐藏 | 盲法 | | | 不完整的结局报告 | 选择性结局报告 | 其他偏倚* |
			受试者	实施者	结局评价者			
Liu JP 2012	Y	N	U	U	U	Y	U	N
Fu P 2018	Y	Y	Y	N	U	U	Y	Y

* 系统评价者可根据具体系统评价的目的和方法来确定其他偏倚，如试验样本量估算、基线可比性等。Y、N、U 分别代表是（Yes）、否（No）和不清楚（unclear）。

三、Meta 分析森林图

以下 Meta 分析的森林图是来自一篇塞来昔布（celecoxib）治疗风湿性关节炎患者全因死亡率的合并结果。该 Meta 分析比较了环氧化酶 -2（Cox-2）选择性抑制剂塞来昔布与非甾体消炎药治疗风湿性关节炎对患者全因死亡率的分析。结果表明，相对于非甾体消炎药，塞来昔布可降低患者的全因死亡率，差异具有统计学意义。

Study ID	Experimental	Comparator	Outcome	Randomization process	Deviations from intended interventions	Mizsing outcome data	Measurement of the outcome	Selection of the reported result	Overall
Lu YJ 2005	Gynostemma pentaphyllum	Doxicon	Cure rate	?	+	+	+	●	●
Liu CL 1997	Gypenosides	Zhibituo	Normalization of lipids	●	+	+	●	●	●
Zhang YD 2000	Gypenosides/Gypenosides+Doxicon	Doxicon	Normalization of lipids	+	+	+	+	+	+
Wang J 1997	Gypenosides	Red yeast rice	Normalization of lipids	?	●	+	+	+	●
Peng JW 2010	Gypenosides	Fenofibrate	Serm lipids	?	+	+	+	+	?
Jeenduang N 2017	Gynostemma pentaphyllum tea	Hibiscus sabdariffa tea	Serm lipids	?	?	+	+	+	?
Chen HJ 2001	Gypenosides	Zhibituo	Serum lipids	?	+	+	+	+	?
Chen HW 1998	Gypenosides	Lovastatin	Serum lipids	?	●	+	+	+	●
Fu GX 2000	Gypenosides	Zhibituo	Serum lipids	?	+	+	+	+	?
Huang XP 2006	Gypenosides	Simvastation	Serum lipids	?	+	+	+	+	?
Li HC 2001	Gypenosides	Doxicon	Serum lipids	?	+	+	+	+	?
Lin ZD 2001	Gypenosides/Gypenosides＋Fenofibrate	Fenofibrate	Serum lipids	?	●	+	+	+	●
Lu ZL 1996	Gypenosides	Xuezhikang	Serum lipids	?	●	+	+	+	●
Shi LW 2016	Gypenosides	Simvastation	Serum lipids	?	?	+	+	●	●
Shi M 2016	Gynostemma pentaphyllum	Atorvastatin+Metformin	Serum lipids	?	+	+	+	+	?
Wang JG 2010	Gypenosides	Xuezhikang	Serum lipids	?	+	+	+	+	?
Xing YW 2013	Gypenosides+Atorvastatin	Atorvastatin	Serum lipids	?	+	+	+	+	?
Xu JH 2013	Gypenosides+Simvastation	Simvastatin	Serum lipids	?	+	+	+	+	?
Yu PL 1997	Gypenosides	Xuezhikang	Serum lipids	?	+	+	+	+	?
Zhang Y 2000	Gypenosides	Xuezhikang	Serum lipids	?	+	+	+	+	?
Zhao QP 2009	Gypenosides	Simvastation	Serum lipids	?	+	+	+	+	?
Zhou Y 2005	Gypenosides	Gemfibrozil	Serum lipids	?	+	+	+	+	?

+ Low risk　　? Some concerns　　● High risk

图8-2　采用Cochrane偏倚风险评估工具RoB 2评价的随机对照试验

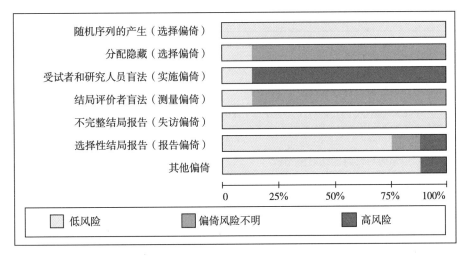

图8-3　基于方法学质量条目的所有研究汇总的偏倚风险评估

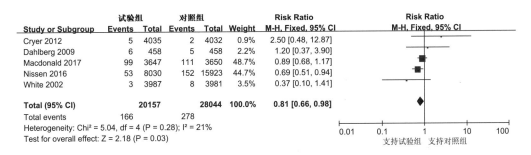

图8-4　塞来昔布（celecoxib）治疗风湿性关节炎患者全因死亡率的Meta分析

四、效应指标的列表呈现

表8-4　足三里（ST 36）穴位注射对改善糖尿病外周神经病变神经传导速度的疗效

结局指标	效应值估计 MD [95% CI]	P	研究ID
1ST 36 注射对比未治疗			
1.1 ST 36 注射山莨菪碱对比未治疗			
胫后神经 SNCV（m/s）	3.10 [1.86，4.34]	< 0.01	He ZZ 2011
2ST 36 注射对比传统疗法			
2.1 ST 36 注射甲钴胺对比静脉注射甲钴胺			Xiao FY 2007
腓神经 NCV（m/s）	5.23 [3.62，6.84]	< 0.01	
胫骨神经 NCV（m/s）	4.97 [2.58，7.36]	< 0.01	
2.2 ST 36 注射氨基酰胺对比肌肉注射氨基酰胺			Wang Y 2013
腓总神经 MNCV（m/s）	0.67 [−2.37，3.71]	0.67	

续表

结局指标	效应值估计MD［95% *CI*］	*P*	研究ID
腓总神经 SNCV（m/s）	1.43［-1.41，4.27］	0.32	
2.3 ST 36 注射氨基酰胺对比肌肉注射氨基酰胺			Zhao DY 2009
腓神经 MNCV（m/s）	4.01［1.39，6.63］	< 0.01	
胫神经 SNCV（m/s）	2.84［0.46，5.22］	0.02	
2.4 ST 36 注射甲钴胺对比肌肉注射甲钴胺			Chen HJ 2012
右腓浅神经 SNCV（m/s）	7.83［5.02，10.64］	< 0.01	
左胫神经 MNCV（m/s）	9.40［6.19，12.61］	< 0.01	
3ST 36 注射 + 常规治疗对比常规治疗			
3.1 ST 36 注射丹参注射液 + 静脉注射硫辛酸对比静脉注射硫辛酸			Li WJ 2015
左侧正中神经 NCV（m/s）	10.44［4.86，16.02］	< 0.01	
右侧正中神经 NCV（m/s）	11.90［6.10，17.70］	< 0.01	
左腓总神经 NCV（m/s）	6.01［0.56，11.46］	0.03	
右腓总神经 NCV（m/s）	5.89［0.39，11.39］	0.04	
3.2 ST 36 注射丹红注射液 + 肌肉注射甲钴胺对比肌肉注射甲钴胺			Su J 2015
正中神经 MNCV（m/s）	3.63［1.94，5.32］	< 0.01	
腓总神经 MNCV（m/s）	4.68［2.93，6.43］	< 0.01	
正中神经 SNCV（m/s）	3.24［2.06，4.42］	< 0.01	
腓总神经 SNCV（m/s）	4.45［2.95，5.95］	< 0.01	

注：所有随机对照试验对糖尿病均采用非特异性治疗（饮食控制、运动、口服胰岛素或降糖药）。*CI*. 置信区间；*MD*. 平均差；MNCV. 运动神经传导速度；NVC. 神经传导速度；SNCV. 感觉神经传导速度；ST 36. 足三里。

五、证据概要表的设计

证据概要表（summary of findings table，SOF）是将所报告的主要结局的证据，包括证据来源特征、主要结局的效应大小以及证据来源试验的质量等，进行综合性分析并规范化呈现的表格。其主要目的是提供经过概括和评价的证据，以便于决策者使用。目前，证据概要表基本上已经成为系统评价的重要组成部分，对于临床实践指南中推荐意见的形成特别有帮助。当前，已有 GRADEPro 软件来制作和呈现该概要表，也可以自己制作。概要表通常是以证据体的形式呈现，尤其对于系统评价、Meta 分析的结果更有参考价值。

证据概要表主要包括纳入评价的研究数，纳入研究的设计，偏倚风险评估、证据的不一致性、研究比较的间接性、效应的不精确性，以及其他方法学角度等的质量评价考虑，干预与对照的事件率，疗效效应大小，总体证据分级，结局指标的重要性等。其中，研究设计、偏倚、一致性、间接性、精确性决定了总体证据的分级。按照 GRADE 工作组指南，证据分为四级：高质量证据、中等质量证据、低质量证据、极低质量证据。表8-5取自于一篇中药A联合西药B与单用西药B比较治疗重症肌无力的系统评价证据概要表。

表8-5 中药治疗重症肌无力随机对照试验系统评价证据概要表

确定性评价						患者数量		效应值		证据质量	结局的重要性
研究数量	研究设计	偏倚风险	不一致性	间接性	不精确性	注意事项	中药A联合西药B	西药B	相对效应值（95% CI）	绝对效应值（95% CI）		
症状评分（临床绝对与相对评分系统测评的分数）												
2	随机对照试验	严重	不严重	不严重	不严重	无	60	60	—	MD 2.88（1.57，4.2）	⊕⊕⊕◯ 中等	非常重要
总有效率（临床绝对和相对效应评分）												
2	随机对照试验	严重	不严重	不严重	严重	无	57/60（95.0%）	54/60（90.0%）	RR 1.04（0.96，1.13）	≥ 36/1 000 人（36 ～ 117）	⊕⊕◯◯ 低	重要
恢复率（临床绝对和相对效应评分测评）												
2	随机对照试验	严重	不严重	不严重	严重	无	9/60（15.0%）	3/60（5.0%）	RR 2.95（0.84，10.37）	≥ 98/1 000 人（98 ～ 469）	⊕⊕◯◯ 低	重要

第三节 系统评价结果的解释与结论形成

系统评价的讨论部分即是对评价结果的解释，重点应介绍有助决策的方面：证据的强度、结果的可应用性、其他与决策有关的信息如费用问题和临床实践的现状，以及干预措施的利弊权衡。Cochrane 的系统评价更倾向于从国际化角度讨论问题，不只强调某一特定国家或地区的局部问题。评价的主要目的是提供信息，而不是提出推荐性意见，这也是系统评价与临床指南的区别。讨论与结论应有助于人们理解证据的含义及其与实际决策的关系。以下为各类结果的解释示例。

一、二分类变量结局效应的解释

从图8-5可见，与西药B相比，加用中药A联合治疗重症肌无力在总体症状改善方面的疗效有优势，RR 值为2.5，可信区间为1.35 ～ 4.81，差异具有统计学意义（$P < 0.05$）。

二、连续变量效应的解释

从图8-6可见，3项随机对照试验的合并结果显示，中成药A联合西医常规治疗与单

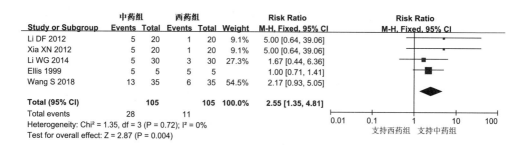

图8-5　中药与西药比较治疗重症肌无力总体症状改善率

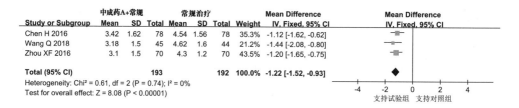

图8-6　中成药A联合西医常规与西医常规治疗成人感冒咳嗽缓解的时间（天）

纯的西医常规治疗比较，对成年感冒患者咳嗽症状的缓解时间缩短了 1.22 天（95% 置信区间为 1.52 ～ 0.93 天），组间差异具有统计学意义。

三、亚组分析的结果解释

图 8-7 中显示了中药三伏贴治疗哮喘在呼出气流峰值预测值治疗上的疗效，该 Meta 分析分为三个不同比较的亚组，分别为中药三伏贴与三伏贴安慰剂比较、中药三伏贴与西医常规治疗比较、中药三伏贴联合西医常规治疗与西医常规治疗比较。分析结果表明，与三伏贴安慰剂比较，中药三伏贴提高了呼出气流峰值预测值，差异有统计学意义；中药与西医常规治疗比较，两者的差异没有统计学意义；中药三伏贴加西医常规治疗与西医常规治疗相比，提高了呼出气流峰值预测值，差异有统计学意义。

四、敏感性分析的结果解释

从图 8-8 可见，该敏感性分析针对 3 种不同设计类型，比较了人工肝治疗肝衰竭对病死率结局的影响，基于随机对照试验的 Meta 分析结果表明，常规治疗基础上加用人工肝并不能够显著降低病死率，组间差异未达到统计学显著性；然而，非随机对照临床研究及历史性对照的病例系列研究的 Meta 分析则表明人工肝在降低病死率方面具有统计学的显著性差异。由此可见，对该疗效的解释应当十分谨慎，原因在于随机对照试验是最有说服力的研究设计，该研究的汇总分析没有发现显著性的疗效，而偏倚程度较高的其他两种设计类型虽然分析结果显示疗效显著，但很可能是由于偏倚带来的。需要进一步大样本随机对照试验加以验证。

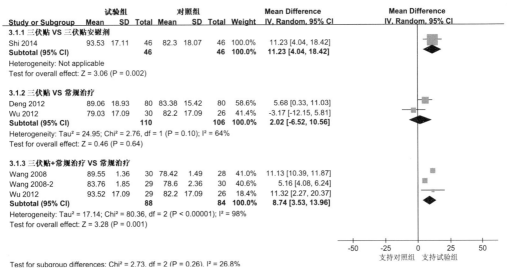

图8-7 中药三伏贴外用治疗哮喘对呼出气流峰值预测值的影响

Study or Subgroup	人工肝组 Events	Total	常规药物治疗组 Events	Total	Weight	Risk Ratio M-H, Random, 95% CI	Risk Ratio M-H, Random, 95% CI
4.1.1 随机对照试验							
Ellis 1996	4	12	5	12	6.7%	0.80 [0.28, 2.27]	
Ellis 1999	5	5	5	5		Not estimable	
He 2000	19	64	32	60	16.3%	0.56 [0.36, 0.87]	
Heemann 2001	1	12	6	12	2.4%	0.17 [0.02, 1.18]	
Hughes 1994	4	5	2	5	5.7%	2.00 [0.63, 6.38]	
Kramer 1998	4	10	4	10	6.4%	1.00 [0.34, 2.93]	
Mazariegos 1997	1	5	1	1	3.4%	0.33 [0.07, 1.65]	
Mitzner 2000	6	8	5	5	15.7%	0.79 [0.49, 1.26]	
O'Grady 1988	19	29	20	33	17.8%	1.08 [0.74, 1.58]	
Redeker 1973	14	15	9	13	17.7%	1.35 [0.92, 1.98]	
Wilkinson 1998	3	6	4	5	8.0%	0.63 [0.25, 1.56]	
Subtotal (95% CI)		**166**		**156**	**100.0%**	**0.85 [0.62, 1.17]**	
Total events	75		88				
Heterogeneity: Tau² = 0.11; Chi² = 18.39, df = 9 (P = 0.03); I² = 51%							
Test for overall effect: Z = 0.98 (P = 0.33)							
4.1.2 非随机对照临床研究							
Bion 1993	3	6	3	4	6.4%	0.67 [0.25, 1.78]	
Jiang 2000	24	51	20	39	20.7%	0.92 [0.60, 1.40]	
Li 1997	10	45	21	41	13.0%	0.43 [0.23, 0.81]	
Margulis 1989	22	59	41	67	22.8%	0.61 [0.42, 0.89]	
Silk 1978	99	136	45	53	37.1%	0.86 [0.74, 1.00]	
Subtotal (95% CI)		**297**		**204**	**100.0%**	**0.72 [0.55, 0.95]**	
Total events	158		130				
Heterogeneity: Tau² = 0.04; Chi² = 8.53, df = 4 (P = 0.07); I² = 53%							
Test for overall effect: Z = 2.34 (P = 0.02)							
4.1.3 历史性对照的病例系列研究							
Denis 1978	22	41	95	117	28.6%	0.66 [0.49, 0.89]	
Gazzard 1974	11	22	82	92	14.1%	0.56 [0.37, 0.86]	
Gimson 1982	47	76	45	53	57.4%	0.73 [0.59, 0.90]	
Subtotal (95% CI)		**139**		**262**	**100.0%**	**0.68 [0.58, 0.80]**	
Total events	80		222				
Heterogeneity: Tau² = 0.00; Chi² = 1.36, df = 2 (P = 0.51); I² = 0%							
Test for overall effect: Z = 4.70 (P < 0.00001)							

0.01 0.1 1 10 100
支持人工肝 支持对照

Test for subgroup differences: Chi² = 1.52, df = 2 (P = 0.47), I² = 0%

图8-8 人工肝治疗肝衰竭降低病死率结局的临床研究

五、发表偏倚的结果解释

发表偏倚是 Meta 分析中常见的偏倚，需要进行检测和评价。原则上当一项 Meta 分析纳入的试验数达到 10 项或以上时，进行倒漏斗图分析则比较有意义。该图形通过呈现试验样本量（纵坐标）与效应大小（横坐标）进行作图（见图 8-9），与干预措施真实的效应比较肉眼判断图形是否对称从而提示是否存在发表偏倚。如果图形呈不对称的态势，则可能存在发表偏倚。

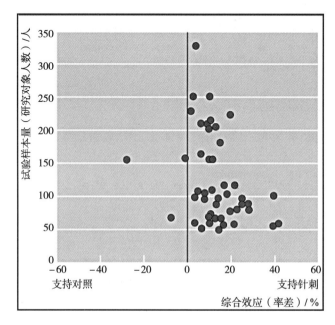

图8-9　针刺止痛随机对照试验的系统评价倒漏斗图

六、系统评价结论的形成

系统评价的结论应当对应系统评价的目的，如对某干预措施的有效性和安全性进行评价，那么结论就要围绕着该干预措施针对某病的疗效和不良反应进行总结得出基于证据的结论。每项结论都应当有分析结果的数据支撑，并在下结论的时要考虑评价证据的质量。通常低质量的证据难以得出肯定的结论。如果根据当前证据尚不能得出肯定的结论，作者也应当指出未来是否需要进一步的研究，需要什么样的研究。同时，所下的结论应当从临床实践的参考价值和未来研究的线索和方向（科研价值）两方面提出建议。需要提醒的是，Meta 分析的结果只代表目前证据综合的结果，切记不可随意夸大或否定干预措施的效应。即使是阴性的结果，也不一定是无效的结论。临床用药时需综合考虑患者病情和相关指南，不能机械地照搬证据。

（张辰昊　刘建平　韩梅）

参考文献

［1］ PAGE MJ, MCKENZIE JE, BOSSUYT PM, et al. The PRISMA 2020 statement: an updated guideline for reporting systematic reviews. BMJ, 2021, 372: n71.

［2］ CHENG B-R, CHEN J-Q, ZHANG X-W, et al. Cardiovascular safety of celecoxib in rheumatoid arthritis and osteoarthritis patients: a systematic review and Meta-analysis.PLoS ONE, 2021, 16(12): e0261239.

［3］ ZHUSJ, WHANGRT, YU ZY, et al. Chinese herbal medicine for myasthenia gravis: A systematic review and Meta-analysis of randomized clinical trials. Integr Med Res, 2022, 11(2): 100806.

［4］ ZHOUFEN, LIANGNING, MAIERMANFRED, et al. Sanfuacupoint herbal patching for stable asthma: a systematic review and Meta-analysis of randomised controlled trials. Complementary Therapies in Medicine.2017, 30(2): 40-53.

［5］ ZHANG YY, XIA RY, LIANG SB, et al. Chinese patent herbal medicine (Shufeng Jiedu capsule) for acute upper respiratory tract infections: a systematic review and Meta-analysis. Integr Med Res, 2021, 10(3): 100726.

［6］ KJAERGARD LL, LIU J, ALS-NIELSEN B, et al. Artificial and bioartificial support systems for acute and acute-on-chronic liver failure: A systematic review. JAMA, 2003, 289(2): 217-222.

［7］ TANG JL, ZHAN SY, ERNST E. Review of randomised controlled trials of traditional Chinese medicine. BMJ, 1999, 319(7203): 160-161.

第九章 系统评价再评价

第一节 系统评价再评价概述

一、概念

系统评价再评价（overview of systematic reviews，简称"Overviews"）是全面收集同一疾病或同一健康问题的病因、诊断、治疗和预后等方面的相关系统综述（systematic review，SR）进行再评价的一种综合研究方法，旨在为证据使用者提供某领域相关 SR 证据的整合研究。

二、系统评价再评价与系统评价的联系与区别

相比 SR，Overviews 完成所需时间更短。SR 检索和纳入的是原始临床研究，而 Overviews 检索和纳入的是 SR 和或 Meta 分析，SR 纳入原始研究的 PICO（patient，intervention，control/comparison，outcome）是同一疾病、相同干预措施的原始研究，Overviews 的 PICO 则更为宽泛，可以是不同疾病同一种干预措施或者同一疾病不同干预措施等，以干预措施的 SR 和 Overviews 为例详见表 9-1。

表 9-1 Overviews 与 SR 的比较

内容	SR	Overviews	网状Meta分析
研究目的	综合干预措施效果研究的证据（直接比较）	概括或综合多个干预措施疗效相关 SR 的证据	综合多个干预措施效果研究的证据（直接比较和/或间接比较）
纳入研究类型	原始研究	SR（和/或 Meta 分析）	原始研究
研究方案	有	有	有
方案注册	需要	尚无明确要求，建议注册	尚无明确要求，建议注册
纳入排除标准	与研究问题相关的原始研究，有严格的纳排标准	与研究问题相关的 SR，有严格的纳排标准	同 SR
文献检索	有系统检索策略，广泛全面收集相关原始研究	有系统检索策略，广泛全面收集同主题相关 SR	同 SR
方法学质量评价/风险偏倚评估及其工具	对纳入原始研究进行方法学质量/风险偏倚评估	对纳入的 SR 进行方法学质量评价/风险偏倚评估，可选择 AMATAR、AMSTAR2 或 ROBIS	同 SR

内容	SR	Overviews	网状Meta分析
资料提取及分析	对纳入原始研究的基本特征进行提取分析，对每个重要结局指标，纳入研究结果进行 Meta 分析或描述性分析	对纳入 SR 的基本特征进行提取分析，描述性分析评价纳入 SR 的结果，根据不同研究目的，可能需要制作新的 Meta 分析或网状 Meta 分析	基于多个研究分析两个以上干预措施之间间接比较结果或直接比较结果与间接比较结果的合并结果的 Meta 分析
证据质量评价工具	GRADE	GRADE	GRADE
结果	描述纳入原始研究的特征、方法学质量评价结果、Meta 合并的结果及效应量及发表偏倚等	描述纳入 SR 的特征、方法学质量评价结果及效应量等	描述纳入原始研究的特征、质量评价结果、效应量及发表偏倚等信息
结论	综合考虑纳入原始研究质量、效应量等内容，并描述对将来研究的提示	对相关信息进行陈述，获得当前研究现状下更为全面、客观的结论，并描述对将来研究的提示	提供与决策相关和最新研究的信息，描述对临床实践和未来研究的提示
报告规范	PRISMA	尚无公认报告规范，按方法、结果、讨论等步骤报告	PRISMA — NMA

注：SR. systematic review，系统综述；Overviews. overview of systematic reviews，系统评价再评价；AMSTAR.assessment of multiple systematic reviews，系统评价 / Meta 分析方法学质量的评价工具；ROBIS. risk of bias of systematic review，系统评价偏倚风险的评价工具；GRADE. grading of recommendations，assessment, development and evaluation，评估、发展和评价建议的分级；PRISMA. preferred reporting items for systematic reviews and meta-analyses，系统评价和 meta 分析的首选报告项目。

三、适用范围

Overviews 的选题要基于临床问题，也要综合考虑该领域已发表的 SR 的数量。其适用的临床研究主题有以下几种：

（一）与干预措施相关主题

1．同一疾病不同干预措施　当某一疾病或已有多个涉及不同干预措施的 SR 存在时，可以进行 Overviews，对该类 SR 进行再评价。

2．不同疾病同一干预措施　临床上一些干预措施常常可对不同疾病、不同人群进行干预，当对某一干预措施已存在相关的多个 SR 时，可应用 Overviews 对相关多个 SR 进行再评价。

3．同一疾病同一干预措施的不同结局指标　SR 应纳入临床决策中需要的所有重要结局指标，然而个别 SR 的结局指标报告不完整，重要结局指标在不同 SR 中分散报告，此时可采用 Overviews 对多个相关 SR 进行再评价。

4．干预措施对一种或多种疾病或人群的不良反应。

（二）与疾病诊断相关主题

1．同一诊断方法对同一疾病诊断准确性。

2. 不同诊断方法对同一疾病诊断准确性。

除以上主题外，其也可用于疾病筛选、卫生经济学等多个领域。

第二节　系统评价再评价制作步骤

Overviews 制作步骤与 SR 大体相似，由于研究目的不同，二者在具体操作层面仍有差异。Overviews 因其方法学质量评价是针对 SR，因此需要熟悉掌握 SR 的制作内容以便对其进行质量评价。

其制作步骤包括：①确定选题；②确定研究方案，具体包括背景、目的、方法（如制定纳排标准、检索策略、资料提取表等）；③系统检索文献；④根据纳排标准进行文献筛选；⑤方法学质量评价；⑥资料提取；⑦结果分析；⑧解释结果、证据等级评价和撰写报告；⑨更新。Overviews 制作步骤尚无统一标准，目前较为公认的方法是参照 Cochrane 系统评价再评价的制作流程。

Overviews 研究目的主要分为两大类，一是对研究者关注的研究领域现有证据的概括总结；二是研究者提出新的临床问题，如对原 SR 中某些特征的人群进行亚组分析。研究目的不同，资料提取结果的展示方式可能不同，对于第一种研究目的的 Overviews，在对各个 SR 的结果进行总结概括时需对多个 SR 的不同干预措施、不同疾病或不同结局指标进行分类汇总，不需要对 SR 间的数据进行合并，无需对 SR 间相同原始研究进行去重；而第二种研究目的的 Overviews，在结果呈现时根据其不同的研究主题，可能需要制作新的 Meta 分析或网状 Meta 分析（如涉及多种干预措施的间接比较），此时就需要对原始研究进行重新提取，需要先将符合数据合并的 SR 纳入的重复的原始研究进行去重处理，再进行数据合并。因此 Overviews 对其制作者的要求也不尽相同，对于需要进行网状 Meta 分析者请参考本书相关章节内容及书后附录相关资源。本章仅就研究目的中仅需制作新的 Meta 分析的 Overviews 的操作步骤介绍。

一、确定选题

Overviews 的选题同 SR 一样，来源于临床实践且具有一定临床意义。首先，应包含一个明确制定的目标，旨在回答特定的研究问题（常与医疗干预有关）。其次，根据研究主题，初步检索已发表的与该主题相关的 SR，并检索是否有相关 SR 已发表或注册，再综合考虑其是否适合进行此类研究。开始制作前也应同 SR 一样，组建制作团队，团队成员应包括方法学和临床医生甚至还应包括统计分析等人员。

二、撰写研究方案

研究方案包括纳排标准、检索策略、资料提取表等。虽然目前对 Overviews 的研究方案注册无明确要求，但条件允许应尽快进行方案注册。

（一）纳入、排除标准

同 SR 的纳入排除制定标准类似，根据研究主题的 PICO 来制定，注意纳入的研究类型是 SR 和 / 或 Meta 分析。

（二）文献检索策略

数据库的选择同 SR。通常情况下，建议首选与问题相关的所有 Cochrane 系统评价。检索策略也需要同 SR 按照 PICO 原则制定全面的检索策略，但相较 SR 更为简单，如全面检索针对某病相关问题的所有干预措施疗效评价的 SR 和 / 或 Meta 分析，只需确定疾病相关名称，同时联合 SR 相关检索词进行主题词检索即可。

（三）文献筛选与资料提取

文献筛选与资料提取都需双人独立进行。根据研究方案纳入排除标准分别进行初筛和全文筛以确定最终纳入的 SR 文献。

资料提取主要提取 SR 的基本信息和 PICO 特征：①基本信息，题目、作者、国家、发表年份、检索策略等；②研究对象，纳入原始研究数量、患者特征（如年龄、性别、种族、疾病分期、合并症等）、诊断标准、纳排标准等；③干预措施类型及其相关剂量、疗程、频率、试验组 / 对照组样本例数等；④结局指标，主要结局指标、次要结局指标及测量量表、测量时间点，提取不同比较类型中的每个结局的合并效应量、置信区间、异质性评价指标及采用的模型，以便对纳入研究的结果进行定性描述；⑤质量评价工具及结果；⑥不良事件等。模板如表 9-2。

表 9-2　纳入 SR 研究特征表

纳入研究	原始文献数量（总样本量）	病程	不良事件	研究类型	干预措施		结局指标	更新日期、SR局限性
					试验组	对照组		
1	*/*	*	无	*	A	B	C	
……								

（四）文献质量评价

1. **报告质量评价**　对于 RCT 的 SR，使用 PRISMA 评估纳入 SR 的报告质量，对于观察性研究的 SR，则使用 MOOSE（Meta-analysis of observational studies in epidemiology，MOOSE）清单来评估 SR 的报告质量，如果纳入的 SR 同时包含了 RCT 的 SR 和观察性研究的 SR，则应分别使用两种清单对这些 SR 进行评价。虽然报告质量评价在 Cochrane 手册中并不做要求，但若时间允许，可进行报告质量的评价。

2. **方法学质量评价**　就 SR 的方法学质量和偏倚风险而言，Cochrane 推荐使用 AMSTAR、AMSTAR2 和 ROBIS（可选择前二者之一和 / 或 ROBIS 进行评价）。

AMSTAR 可用于评价干预措施相关 RCT 的 SR 的方法学质量，AMSTAR2 是 AMSTAR 的更新版，可用于评价 RCT 和非随机干预研究的 SR 的方法学质量，具有较好的评价者间一致性和实用性。ROBIS 用于评估与治疗、诊断、预后和病因相关的 SR 和 / 或 Meta 分析的偏倚风险。AMSTAR 和 ROBIS 评估者间信度相似，但在结构和适用性方面有所不同。如果研究团队有充足的时间和专业知识，可同时选择 AMSTAR2 和 ROBIS 评估纳入 SR 的方法学质量和偏倚风险。对于初学者，推荐使用 AMSTAR2 进行方法学质量评价。

AMSTAR2 共 16 个条目，对每个条目的评价为"是""否"或"部分是"，且需对文章进行整体评价（高、中、低和极低）。其中 7 个为关键条目，即条目 2、4、7、9、11、13 和 15，但关键条目的选取可以根据特定情况进行调整（表 9-3）。

表 9-3　AMSTAR2 清单

条目	内容	评价标准
1	研究问题和纳入标准是否包括了 PICO 各要素？ 1. 研究对象；2. 干预措施；3. 对照措施；4. 结局指标； 5. 随访期限	是：1 ～ 4 都报告 否：1 ～ 4 部分报告或未报告
2*	作者在 SR 实施前是否有预先设定的研究方案？与研究方案不一致处是否进行说明？ 1. 研究问题；2. 检索策略；3. 纳入 / 排除标准；4. 偏倚风险评估；5. 若适合 Meta 分析 / 合并，则有相应方案；6. 异质性原因分析方案；7. 说明与研究方案不一致的理由	部分是：作者声明其有成文的计划书或指导文件，且同时满足 1 ～ 4 是：满足部分的基础上，同时满足 5 ～ 7 否：部分满足或未满足 1 ～ 4
3	作者在纳入文献时是否说明纳入研究的类型？ 1. 说明仅纳入 RCT 的理由； 2. 说明仅纳入非随机干预研究（NRSI）的理由； 3. 说明纳入 RCT 和 NRSI 的理由	是：满足 1 或 2 或 3 否：部分满足或不满足任何一条
4*	作者是否采用了全面的检索策略？ 1. 至少检索两个与研究问题相关的数据库； 2. 提供关键词和 / 或检索策略； 3. 说明文献发表的限制情况，如语言限制； 4. 补充检索纳入研究的参考文献或 / 书目； 5. 补充检索试验 / 研究注册库； 6. 咨询相关领域合适的专家； 7. 补充检索相关灰色文献； 8. 在完成 SR 的前 24 个月内实施检索	部分是：同时满足 1 ～ 3 是：同时满足 1 ～ 8 否：部分满足或不满足 1 ～ 3
5	作者是否采用双人独立文献选择？ 1. 至少应有两名评价员独立筛选文献，并对纳入的文献达成共识； 2. 或两名评价者选取同一文献样本，且取得良好的一致性（kappa 值≥ 80%），剩余部分可由一名评价员完成	是：满足 1 或 2 否：部分满足或不满足 1 或 2
6	是否采用双人独立数据提取？ 1. 至少有两名评价者对纳入研究数据进行独立提取； 2. 两名评价者选取同一文献样本，且取得良好的一致性（kappa 值≥ 80%），剩余部分可由一名评价员完成	是：满足 1 或 2 否：部分满足或不满足 1 或 2

条目	内容	评价标准
7*	作者是否提供了排除文献清单并说明其原因？ 1. 提供了所有阅读全文进行筛选，但从 SR 中被排除的文献清单； 2. 说明全文筛阶段 SR 中每篇文献被排除的原因	部分是：满足 1 是：同时满足 1 和 2 否：部分满足或不满足 1
8	作者是否详细描述了纳入的研究？ 1. 研究对象； 2. 干预措施； 3. 对照措施； 4. 结局指标； 5. 研究类型； 6. 详细描述研究人群； 7. 详细描述干预措施（包括药物剂量）； 8. 详细描述对照措施（包括药物剂量）； 9. 研究场所； 10. 随访期限	部分是：同时满足 1～5 是：同时满足 1～10 否：部分满足或不满足 1～5
9*	作者是否采用了合适的工具评估每个纳入研究的偏倚风险？ RCT 评估了存在的以下风险： 1. 未进行分配隐藏； 2. 评价结局指标时，未对患者和评价者进行施盲（对客观指标则不必要，如全因死亡率）； 3. 分配序列不是真随机； 4. 从多种测量指标中选择性报告结果，或只报告其中指定的结局指标（选择性报告偏倚） NRSI 评估了存在的以下风险： 1. 混杂偏倚； 2. 选择偏倚； 3. 用于确定暴露和结局指标的方法（测量偏倚）； 4. 从多种测量指标中选择性报告结果，或只报告其中指定的结局指标（选择性报告偏倚）	RCT： 部分是：同时满足 1～2 是：同时满足 1～4 否：部分满足或未满足 1～2 NRSI： 部分是：同时满足 1～2 是：同时满足 1～4 否：部分满足或未满足 1～2
10	作者是否报告了纳入各个研究的资助来源？ 报告了各个纳入研究的资助来源情况（注：评价员查找了相关信息，但纳入研究原作者未报告资助来源也为合格）	是：满足 否：不满足
11*	进行 Meta 分析时，作者是否采用了合适的统计方法合并研究结果？ RCT： 1. 进行 Meta 分析时，说明合并数据的理由； 2. 且采用合适的加权方法合并研究结果；当存在异质性时予以调整； 3. 对异质性的原因进行分析 NRSI： 1. 进行 Meta 分析时，说明了合并数据的理由； 2. 采用合适的加权方法合并研究结果；当存在异质性时予以调整；	RCT： 是：同时满足 1～3 否：部分满足或未满足 1～3 未进行 Meta 分析 NRSI： 是：同时满足 1～3；若同时纳入 RCT 和 NRSI 则需同时满足 1～4 否：部分满足或未满足 1～4

条目	内容	评价标准
11*	3. 将混杂因素调整后再合并 NRSI 的效应估计，并非合并原始数据；当调整效应估计未被提供时，需说明原始数据合并的理由； 4. 当同时纳入 RCT 和 NRSI 时，需通过亚组分析分别报告其合并效应估计	未进行 Meta 分析
12	进行 Meta 分析时，SR 作者是否评估了每个纳入研究的偏倚风险？对 Meta 分析结果或其他证据综合结果潜在的影响？ 1. 仅纳入偏倚风险低的 RCTs； 2. 当合并效应估计是基于不同等级偏倚风险的 RCT 和 / 或 NRSI 时，应分析偏倚风险对总效应估计可能产生的影响	是：满足 1 或 2 否：部分满足或未满足 1 或 2 未进行 Meta 分析
13*	SR 作者解释或讨论每个研究结果时是否考虑纳入研究的偏倚风险？ 1. 仅纳入偏倚风险低的 RCTs； 2. RCTs 存在中度或重度偏倚风险或纳入 NRSI 时，讨论偏倚风险对研究结果可能产生的影响	是：满足 1 或 2 否：部分满足或未满足 1 或 2
14	作者是否对研究结果的任何异质性进行合理的解释和讨论？ 1. 研究结果不存在有统计学意义的异质性； 2. 存在异质性时，分析其来源并讨论其对研究结果的影响	是：满足 1 或 2 否：部分满足或未满足 1 或 2
15*	如果 SR 作者进行定量合并，是否对发表偏倚（小样本研究偏倚）进行充分的调查，并讨论其对结果可能的影响？采用图表检验或统计学检验评估发表偏倚，并讨论发表偏倚存在的可能性及其影响的严重程度	是：满足 否：部分满足或未满足 未进行 Meta 分析
16	SR 作者是否报告了所有潜在利益冲突的来源，包括所接受的任何用于制作 SR 的资助？ 1. 报告资金来源且声明不存在任何利益冲突； 2. 报告资金来源及如何处理潜在利益冲突	是：满足 1 或 2 否：部分满足或未满足 1 或 2

注：* 为关键条目；RCT. randomized controlled trial，随机对照试验；NRSI.non-randomized studies of interventions，非随机干预性研究。

AMSTAR2 整体评估：当没有或只存在一个非关键条目缺陷时，整体质量为"高（针对研究问题，SR 基于可获取研究的结果提供了准确而全面的总结）"；多于一个非关键条目存在缺陷时，整体质量为"中（基于可获取研究的结果，SR 可能提供了准确的总结）"；若任何一个关键条目存在缺陷，那么整体质量为"低（基于可获取研究的结果，SR 可能不会提供准确而全面的总结）"；若存在超过一个关键缺陷时，那么整体质量为"极低（基于可获取研究的结果，SR 不可能提供准确而全面的总结）"。

（五）证据质量评价

一般证据质量采用 GRADE 对原 SR 中进行 Meta 合并的结局指标进行证据等级评定（若原文中有，直接提取此部分信息），具体内容可参考本书相关章节内容。

三、报告结果

结果包括：文献检索和筛选、纳入 SR 的基本特征及其方法学质量评价、证据质量评价结果和多个 SR 结果再分析的结果等。

（一）方法部分结果

文献筛选结果同 SR，以流程图的形式展示；文献基本特征表也按照提取 SR 的基本特征及 PICO 特征进行展示；报告质量及方法学质量评估的结果可使用表格或条形图的形式进行展示；GRADE 证据质量评价结果同 SR，按照结局指标和干预措施对照类型及升级或降级因素进行展示。

（二）多个系统评价结果再分析

1. 定性描述　对概括总结研究领域现有证据的 Overviews，此部分结果主要是多个 SR 数据的再分析，以定性描述为主，可根据不同对照措施类型分类，再按照不同结局指标对所有的 SR 相关结果进行重新归类，反之亦然。

2. 数据综合　对回答新的临床问题的 Overviews，则需进行定量分析，如用 Meta 分析对纳入的多个 SR 的原始研究，按照新的临床问题进行定量合并。这就需对 SR 间重复纳入的原始研究进行剔除，并罗列这些参考文献清单。最后，按照不同研究问题进行重新合并时，还需对这些原始研究重新进行偏倚风险评价，此部分内容可参照本书相关章节内容。

四、讨论

讨论部分主要由 3 大部分组成，包括研究发现，研究对未来临床、临床研究或 SR 的启示以及本研究的局限性。需 Overviews 制作团队结合研究主题及研究发现进行深入讨论，在此不做赘述。

五、注意事项

Overviews 通常提供来自两个或多个 SR 的证据针对同疾病或人群的不同干预措施，但很少用于得出多种干预措施之间比较的有效性推论。不应直接或间接比较来确定哪种干预措施"最好"或者哪种干预是"最安全的"，因此，在展示此部分结果时避免使用此类词汇或强调干预措施的疗效。

Overviews 的制作方法尚不完全规范，还存在一定局限性，其制作过程还在不断完善，部分方法学的内容不甚成熟，如数据处理、结果的展示等。目前尚无统一的针对 Overviews 的报告规范及评价 Overviews 本身的方法学质量评价工具。

第三节　Cochrane系统评价再评价的应用
——以相关辅助生殖技术为例

本节以 2018 年 Cochrane 的一篇 Overviews 为例，简要介绍其步骤及结果。该 overviews 是 2014 年更新，研究方案仍依照 2014 年发表的方案，Cochrane Overviews 一般只纳入在其数据库发表的 SR（在证据不足时，也可纳入其他类型的 SR），因此该检索仅在 Cochrane 图书馆数据库中进行。

一、研究问题

对于接受辅助生殖技术治疗的生育能力低下的夫妻，其疗效和安全性如何？

二、研究目的

总结概括 Cochrane SR 中关于生育能力低下且正在接受辅助生殖技术的夫妇可用的治疗方案的证据。

三、研究方案

（一）纳入、排除标准

1. 发表在 Cochrane 图书馆的 SR。
2. 接受辅助生殖技术的生育能力低下的夫妻具体包括患有子宫内膜异位症、反复妊娠失败的女性，以及接受冷冻胚胎替代周期、卵子捐献周期或两者均有的夫妻。
3. 进行体外受精、卵胞质内单精子注射，排除宫内节育器及人工授精类的 SR。
4. 主要结局指标为活产、活产或持续妊娠的复合结局；次要结局指标为临床妊娠、多胎妊娠、流产和卵巢过度刺激综合征。

（二）检索策略

使用关键词"辅助生殖技术"在 Cochrane 图书馆检索。检索日期截至 2018 年 5 月 4 日。

（三）资料提取

资料提取主要包括：①受试者特征；② SR 基本特征：纳入试验数量、受试者样本量、SR 发表日期、干预和对照措施、所有结局、SR 的局限性；③统计数据总结：相关对照措施和结局的结果效应量。

（四）方法学质量评价

使用 AMSTAR 量表对纳入 SR 的方法学质量进行评价。

（五）证据质量评价

使用 GRADE 对纳入 SR 的每个结局指标进行证据质量评价。

（六）数据综合

对纳入的 SR 仅进行描述性总结。将纳入 SR 的主要结果，根据辅助生殖过程的不同环节，通过以下框架进行重新分类：①有效干预，SR 发现干预有效性的证据；②有希望的干预，SR 发现了一些证据证明干预措施的有效性，但还需要更多的证据；③无效干预，SR 发现该干预无效证据；④可能无效的干预，SR 发现该干预缺乏有效性，但需要更多的证据；⑤由于缺乏证据，无法得出结论，该 SR 发现没有足够的证据供研究者参考干预措施的有效性。

四、结果

（一）纳入文献特征

最终纳入了 68 篇 SR，还有 10 项研究方案和 4 项仅能检索到题目的 SR，待其全文完成，会纳入并更新该 Overviews。SR 的特征表见表 9-4。

表 9-4 纳入系统评价特征表

纳入研究	评估日期	纳入研究数量	患者	干预措施	对照措施	结局指标	SR局限性
ZP627	4/5/2015	8 项 RCT	1774 名不明原因的不孕不育夫妇	辅助生殖	期望治疗、体内受精、体内受精＋卵巢刺激	活产、临床妊娠	样本量小及小概率事件导致的严重的不精确性
……							

（二）方法学质量评价

用 AMSTAR 清单（共 10 项）对所纳入的 SR 进行方法学质量评价，结果如下：①所有 SR 都预先规定了其临床问题和纳入标准；……；⑩所有 SR 都涉及潜在的利益冲突。结果见表 9-5。

表 9-5 纳入系统评价 AMSTAR 质量评价

纳入研究序号	第一作者	题目	条目1	条目……	条目10
AAS605	AbouSetta2014	辅助生殖周期的胚胎移植后干预	是	是	是
……					

（三）证据质量评价

用 GRADE 证据概要表对每个结局指标对应的对照措施进行 GRADE 评价，证据质量级别从非常低到高，结果见表 9-6。

表 9-6 GRADE 证据概要表

结局指标 干预VS对照	效应量 （95%置信区间）	受试者样本量 （研究数量）	GRADE 证据质量	降级因素
活产率（体外受精 VS 非刺激性体内受精） ……	OR 22（2.56 ~ 189.37）	51（1）	非常低	严重的不精确性和不一致性

（四）结果总结

根据辅助生殖（包括其适应证）特点如辅助生殖适应证、辅助生殖准备期及联合方案、激动剂或拮抗剂下调期……冷冻胚胎替代周期 12 个不同阶段，对每个阶段研究按照不同的干预类型和方案中结果框架进行概括总结，结果举例如下：

1. **辅助生殖适应证** 研究发现了 3 项 SR：① Pandian2015，不明原因导致的生育能力低下的体外受精；② Yossry2006，输卵管绝育术后生育能力低下的体外受精对比输卵管再通术（绝育逆转）；……；③ Siristatidis2009，多囊卵巢综合征导致生育期妇女不孕的辅助生殖体外成熟技术。

第一项结果表明，体外受精相比期望疗法，可能与更高的活产率和临床妊娠率有关（非常低质量的证据），但证据不足以得出肯定结论。由于证据的缺乏，本研究没有充分评估与这些干预措施相关的不良事件。

研究者均未发现任何 RCT 证据来回答他们的 SR 问题。

2. **辅助生殖准备期及联合方案**

（1）未经严格筛选的人群治疗策略：共 9 项 SR 报告了此内容：① Anderson2010：为生育能力低下的人群提供先入为主的生活方式建议；……；⑨ Nagels2015：雄激素用于接受辅助生殖的女性。

（2）生活方式建议：Anderson 纳入了一项研究，比较了出现在不孕门诊的女性接受戒烟建议与标准临床建议的疗效，但该研究未将活产率作为结局指标，无相关的临床证据表明戒烟建议对女性活产率的影响。

（田紫煜）

参考文献

［1］POLLOCK M, FERNANDES RM, BECKER LA, et al. Chapter V: overviews of reviews. Cochrane handbook for systematic reviews of interventions (version 6.2). Cochrane, 2021.[2022-05-20].www.training.cochrane.org/handbook.

［2］韩梅，刘建平，彭蓉晏，等. 系统评价再评价的数据分析方法及中医药领域的研究现状. 中医杂志，2020，61（17）：1525-1529.

［3］田金徽. 系统评价再评价撰写注意事项. 中国药物评价，2019，36（01）：1-4.

［4］SHEA BJ, REEVES BC, WELLS G, et al. AMSTAR 2: a critical appraisal tool for systematic reviews that include randomised or non-randomised studies of healthcare interventions, or both. BMJ, 2017, 358: j4008. doi: 10.1136/bmj.j4008.

［5］张方圆，沈傲梅，曾宪涛，等. 系统评价方法学质量评价工具AMSTAR 2解读. 中国循证心血管医学杂志，2018，10（01）：14-18.

［6］FARQUHAR C, MARJORIBANKS. Assisted reproductive technology: an overview of Cochrane Reviews. Cochrane Database Syst Rev. 2018, 8(8): CD010537.

［7］卫茂玲，刘鸣. Cochrane系统评价汇总评价//刘鸣. 系统评价、Meta分析设计与实施方法. 北京：人民卫生出版社，2011：177-184.

第十章　临床研究论文写作技巧与报告规范

第一节　临床研究论文基本写作方法

一、临床研究论文写作基本要求

临床研究论文是用文字、图表等形式对研究目的、设计、过程、结果、结论及意义进行系统概括地报告和总结，是体现临床科研成果水平和价值的重要形式。

临床研究论文的撰写首先要保证研究结果报告的全面性和真实性，其次要做到文字简练、条理清晰、层次分明，语言表达准确，具有逻辑性。文章内容能准确反映临床研究的目的、全部过程及全部结果，研究过程描述清晰，研究数据真实可靠，统计分析正确，结论推导合理，参考文献引用规范。

二、临床研究论文写作要点

（一）题目、摘要、关键词

题目：使用能充分反映主题内容、准确简明的短语。一般不超过20个字。

摘要：包括文章的目的、方法、结果和结论。通常需体现：①文章的研究背景；②文章研究目的；③研究方法；④主要发现总结；⑤研究结果的意义。

关键词：专为标引和检索文献而设计，反映文章的主要内容和研究领域，一般选用3～8个。

（二）背景

论文的背景即该文章研究的必要性，通常与临床医学实践需要密切相关。作者可通过社会调查或广泛查阅文献及专利来获取相关信息，选择与文章内容相关的已有研究现状及问题，简明扼要表达出来。

（三）方法

方法写作要求提供足够细节，清楚表达研究数据如何收集和分析，以便他人可重复。通常包括：①临床研究设计类型；②基本信息，包括研究人群、干预组、对照组和结局指标等；③研究中使用的材料、样品和仪器等；④研究过程；⑤数据统计分析过程、方法和使用的软件等。

（四）结果

结果是客观呈现研究中的发现，详细描述特定及关键结果。对于研究结果的报告要真实、客观、准确。通常包括：①表格和数字；②在表格或图表中突出特定或关键的结果；③说明负面结果；④总结结果部分。

（五）讨论

讨论的目的是就结果发现进行解释，说明研究结果的含义及意义，同时，为后续研究提出建议。包括：①总结主要结果；②讨论结果；③陈述结果的意义和贡献；④说明研究的局限性；⑤对今后的研究提出建议。

（六）结论

结论的目的是为文章的研究提供最终的结论，清楚直接、简明扼要。

第二节　医学研究报告规范

一、医学研究常用报告规范

（一）医学研究报告规范简介

报告规范是基于一定的标准和要求，格式化呈现研究内容的一种指导原则，是依照明确的方法学研发的一个清单、流程图或者结构化的文本。

加强卫生研究的质量与透明度（enhancing the quality and transparency Of health research，EQUATOR）协作网，是一个旨在通过促进报告规范的实施来提高卫生研究报告的质量和透明化程度的国际组织。截至 2022 年 4 月 30 日，EQUATOR 协作网已收录了适用于不同研究类型的报告规范多达 500 个。EQUATOR 协作网共有 5 大分中心，分别位于英国、加拿大、法国、澳大利亚和中国。

中国 EQUATOR 中心（www.equator-network.org/about-us/chinese-equator-centre/）于 2021 年 1 月，依托香港浸会大学中医药学院建设，秉承 EQUATOR 协作网的宗旨和愿景，通过不断开展学术会议及相关培训课程，提高包括中医药研究在内的医学研究质量，提升中国临床研究的国际影响力。

（二）常用医学研究报告规范

1. **随机对照试验的报告规范**　随机对照试验的报告规范是临床试验报告的统一标准（consolidated standards of reportingtrials，CONSORT）声明。CONSORT 声明于 1996 年首次发表，2001 年修订，最新版发布于 2010 年。CONSORT 2010 声明包括对照检查清单（表 10-1），一张流程图（图 10-1）及相应解释说明文件。CONSORT 及扩展版、解释与说明文件、中文翻译版等可从其官方网站获取（网址：www.consort-statement.org/）。

表 10-1 CONSORT 2010 对照检查清单（checklist）

论文章节/主题	条目	对照检查的条目
文题和摘要		
	1a	文题能识别是随机临床试验
	1b	结构式摘要，包括试验设计、方法、结果、结论几个部分（具体建议见 "CONSORT for abstracts"）
引言		
背景和目的	2a	科学背景和对试验理由的解释
	2b	具体目的和假设
方法		
试验设计	3a	描述试验设计（诸如平行设计、析因设计），包括受试者分配入各组的比例
	3b	试验开始后对试验方法所作的重要改变（如合格受试者的挑选标准），并说明原因
受试者	4a	受试者合格标准
	4b	资料收集的场所和地点
干预措施	5	详细描述各组干预措施的细节以便重复，包括何时如何实施
结局指标	6a	完整而确切说明预先设定的主要和次要结局指标，包括何时、如何测评
	6b	试验开始后对结局指标是否有任何更改，并说明原因
样本量	7a	如何确定样本量
	7b	必要时，解释中期分析和试验中止原则
随机方法		
序列的产生	8a	产生随机分配序列的方法
	8b	随机方法的类型，任何限定细节（如怎样分区组和各区组样本多少）
分配隐藏机制	9	用于执行随机分配序列的机制（如按顺序编码的密封信封法），描述干预措施分配前为隐藏序列号所采取步骤
实施	10	谁产生随机分配序列，谁招募受试者，谁给受试者分配干预措施
盲法	11a	如果实施了盲法，分配干预措施后对谁设盲（如受试者、提供者、结局评估者），及盲法如何实施
	11b	如有必要，描述干预措施的相似处
统计学方法	12a	用于比较各组主要和次要结局指标的统计学方法
	12b	附加分析方法，如亚组分析和校正分析
结果		
受试者流程（极力推荐使用流程图）	13a	随机分配到各组的受试者例数，接受已分配治疗的例数，及纳入主要结局分析例数
	13b	随机分组后，各组脱落和被剔除的例数，并说明原因

续表

论文章节/主题	条目	对照检查的条目
招募受试者	14a	招募期和随访时间的长短，并说明具体日期
	14b	为什么试验中断或停止
基线资料	15	用一张表格列出每组受试者的基线数据，包括人口学资料和临床特征
纳入分析的例数	16	各组纳入每种分析的受试者数目，以及是否按最初的分组分析
结局和估计值	17a	各组每项主要和次要结局指标的结果，效应估计值及其精确性（如 95% 置信区间）
	17b	对于二分类结局，建议同时提供相对效应值和绝对效应值
辅助分析	18	所做的其他分析结果，包括亚组分析和校正分析，指出哪些是预先设定的分析，哪些是新尝试的分析
危害	19	各组出现的所有严重危害或意外效应（具体指导见 "CONSORT for harms"）
讨论		
局限性	20	试验的局限性，报告潜在偏倚和不精确的原因，以及出现多种分析结果的原因（若有此情况）
可推广性	21	试验结果被推广的可能性（外部可靠性，实用性）
解释	22	与结果相对应的解释，权衡试验结果的利弊，并考虑其他相关证据
其他信息		
试验注册	23	临床试验注册号和注册机构名称
试验方案	24	若有，哪里可获取完整试验方案
资助	25	资助和其他支持（如提供药品）的来源，资助者所起的作用

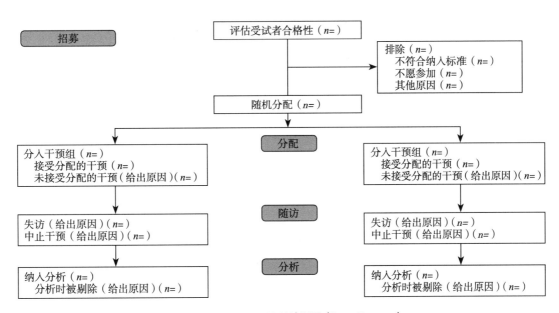

图10-1　CONSORT 2010流程图（flow diagram）

2．临床试验方案的报告规范　临床试验方案的报告规范（standard protocol items：recommendations for interventional trials，SPIRIT）工作组在 2013 年发表了规范临床研究方案内容。SPIRIT 2013 声明（表 10-2）包括 33 个条目，相关的《SPIRIT 2013 说明与详述》具体叙述了每一条目的合理性及支持证据，并附有指引和实例。SPIRIT 及其扩展版、解释与说明文件、中文翻译版等可从其官方网站获取（网址：www.spirit-statement.org/）。

表 10-2　SPIRIT 2013 条目清单：临床试验方案及相关文件发表条目建议

条目	编号	描述
试验管理信息		
题目	1	题目应描述该研究的设计、人群、干预措施、如果适用，也要列出题目的缩写
试验注册	2a	实验的标识符和注册名称。如果尚未注册，写明将注册机构的名称
	2b	WHO 临床试验注册数据所包括的所有数据集（附表，可查阅 www.annals.org）
试验方案的版本	3	日期和版本的标识符
基金	4	基金的财政、物资和其他支持的来源和种类
角色和责任	5a	方案贡献者的名称、附属机构和角色
	5b	试验赞助者的名称和联系方式
	5c	如有试验资助者和赞助者，其在研究设计、收集、管理、分析和诠释资料、报告撰写、出版等环节的角色，以及谁拥有最终决策权
	5d	试验协调中心、指导委员会、终点判定委员会、数据管理团队和其他监督试验的个人或团队的组成、作用及各自的职责，如果适用（参见 21a 有关于资料监控委员会的内容）
引言		
背景和理念	6a	描述研究问题，说明进行试验的理由，包括对相关研究（已发表的与未发表的）中每个干预措施的有效性及不良反应的总结
	6b	对照组选择的解释
目的	7	特定目的或者假设
试验设计	8	试验设计的描述，包括试验种类（如平行组、交叉、析因以及单一组），分配比例及研究框架（如优劣性、等效性、非优劣性、探索性）
方法 **受试者、干预措施、结局指标**		
研究设置	9	研究设置的描述（如小区诊所、学术型医院）、资料收集的国家名单、如何获得研究地点的信息数据
合格标准	10	受试者的纳入、排除标准。如适用，行使干预措施的研究中心和个人的合格标准（如外科医生、心理治疗师）
干预措施	11a	每组的干预措施，有足够的细节可以重复，包括怎样及何时给予该干预措施
	11b	中止或者修改已分配给受试者干预措施的标准（如由于危害或受试者要求或病情的改善／恶化等而改变药物的剂量）

条目	编号	描述
干预措施	11c	提高干预方案依从性的策略，及其他监督依从性的措施（如药物片剂的归还，实验室的检查等）
	11d	在试验期间允许或禁止使用的相关护理和干预措施
结局指标	12	主要、次要和其他结局指标，包括特定的测量变量（如收缩压），量化分析（如从基线开始的改变；最终值；至终点事件发生的时间等），整合数据的方式（如中位数、比例）及每个结局指标的时间点。强烈推荐解释所选有效或危害结局指标与临床的相关性
受试者时间表	13	招募、干预措施（包括预备期和洗脱期）、评估和访问受试者的时间表。强烈建议使用示意图（参见图表）
样本量	14	预计达到研究目标而需要的受试者数量以及计算方法，包括任何临床和统计假设
招募	15	为达到足够目标样本量而采取的招募受试者策略

干预措施的分配方法（针对对照试验）

条目	编号	描述
分配序列产生	16a	产生序列分配的方法（如计算机产生随机数字）及分层法中任何需考虑的因素。为了减少随机序列的可预测性，任何预设的限定细则（如区组法）应以附件的形式提供，而试验招募者或干预措施分配者均不应该获得这些数据
分配隐藏机制	16b	用于执行分配序列的机制（如中央电话；按顺序编码，密封不透光的信封），描述干预措施分配之前的任何为隐藏序号所采取的步骤
分配实施	16c	谁产生分配序号，谁招募受试者，谁给受试者分配干预措施
盲法	17a	分配干预措施后对谁设盲（如受试者、医护提供者、结局评估者、数据分析者）以及如何实施盲法
	17b	如果实施了盲法，在怎样的情况下可以揭盲，以及在试验过程中揭示受试者已分配的干预措施的程序

数据收集、管理和分析方法

条目	编号	描述
数据收集方法	18a	评估和收集结局指标、基线和其他试验数据的方案，包括任何提高数据质量的相关措施（如重复测量法，数据评估者的培训），以及研究工具（如问卷、化验室检测）可靠性和准确性的描述。如数据收集表没有在研究方案中列出，应指明可以找到其内容的信息数据
	18b	提高受试者参与性和完成随访的方案，包括退出或更改治疗方案的受试者需收集的结局数据
数据管理	19	录入、编码、保密及储存的方案。包括任何用来提高数据质量的相关措施（如双重录入、资料值的范围检查）。如数据管理的具体程序没有在研究方案中列出，应指明可以找到其内容的信息数据
统计方法	20a	分析主要和次要结局指标的统计方法（如统计分析方案具体程序没有在研究方案中列出，应指明可找到其内容的信息数据）
	20b	任何附加分析的方法（如亚组分析和校正分析）
	20c	统计分析未依从研究方案的人群定义（如按照随机化分析）和其他统计方法用来处理丢失数据（如多重插补）

条目	编号	描述
监控方法		
资料监控	21a	数据监控委员会的组成；简介其角色和汇报架构；表述其是否独立于赞助者和存在利益冲突；如具体的章程没有在研究方案中列出，应指明可找到其内容的信息数据。反之，如不设数据监控委员会亦需解释其原因
	21b	描述中期分析和/或停止分析的指引，包括谁（可以）将取得这些中期分析的结果及中止试验的最终决定权
危害	22	有关干预措施或试验实施过程中出现任何不良事件和其他非预期反应的收集、评估、报告和处理方案
审核	23	审核试验实施的频率和措施以及这种审核是否会独立于研究者和赞助者
伦理与传播		
研究伦理的批准	24	寻求研究伦理委员会/机构审查委员会（REC/IRBs）批准的计划
研究方案的修改	25	向相关人员（如研究者、REC/IRBs、试验受试者、试验注册机构、期刊、协调者）沟通重要研究方案修改（如纳入标准、结局指标、数据分析等）的计划
知情同意	26a	谁将从潜在的受试者或监护人获得知情同意及如何取得（参见本表第32项）
	26b	如需收集和使用受试者的数据和生物标本作其他附属研究，应加入额外同意条文
保密	27	为保密，在试验前、进行中及完成后如何收集、分享和保留潜在和已纳入的受试者个人资料
利益申报	28	整个试验的主要负责人和各个研究点的主要负责人存在的财政和其他利益冲突
数据采集	29	谁可以取得试验最终数据库的说明；以及限制研究者取得试验最终资料的合同协议的披露
附属及试验后的护理	30	如果有的话，附属及试验后的护理，以及对于参与试验而引起危害而赔偿的相应条款
传播政策	31a	试验者及赞助者将试验结果向受试者、医疗专业人员、公众和其他相关团体传递的计划（如通过发表、在结果数据库中报道或者其他数据分享的安排），包括任何发表限制
	31b	合格的著作权指引及（使用任何专业作者的描述）会否使用专业撰写人员
	31c	如果适用，确保公众取得整个研究方案、及受试者层面的数据集和统计编码的计划
附录		
知情同意材料	32	提供给受试者和监护人的同意书模板和其他相关文件
生物学标本	33	如临床试验或未来的附属试验需采集生物学标本进行基因或分子测试，其收集、实验室分析和储存的方案

　　3. **系统评价/Meta分析的报告规范**　系统评价/Meta分析报告规范（preferred reportingitems for systematic reviews and Meta-analysis，PRISMA）于2009年发布，2021年

3月进行更新和修订（PRISMA 2020）。PRISMA 2020包含27个条目（表10-3），PRISMA及其扩展版、解释与说明文件、中文翻译版等可从其官方网站获取可从其网站获取（网址：www.prisma-statement.org/）。

表10-3　PRISMA2020条目清单

章节主题	条目	条目清单
标题		
标题	1	明确本研究为系统评价
摘要		
摘要	2	见PRISMA2020摘要清单
背景		
理论基础	3	基于现有研究描述该系统评价的理论基础
目的	4	明确陈述该系统评价的研究目的或待解决的问题
方法		
纳排标准	5	详细说明纳入和排除标准，以及在结果综合时纳入研究的分组情况
信息来源	6	详细说明获取文献的所有来源，包括所有数据库、注册平台、网站、机构、参考列表及其他检索或咨询途径，明确说明每一项来源的检索或查询日期
检索策略	7	呈现所有数据库、注册平台和网站的完整检索策略，包括用到的过滤器和限制条件
研究选择	8	详细说明确定一项研究是否符合纳入标准的方法，包括每项检索记录由几人筛选，是否独立筛选。如使用自动化工具，应作详细说明
资料提取	9	详细说明数据提取的方法，包括几人提取数据，是否独立提取，以及从纳入研究的作者获取或确认数据的过程。如使用自动化工具，应作详细说明
资料条目	10a	列出并定义需要收集数据的所有结局指标。详细说明是否收集了每一项纳入研究中与各结局相关的所有信息（例如，所有效应量、随访时间点和分析结果）；若没有，需说明如何决定收集结果的具体方法
	10b	列出并定义提取的其他所有变量（例如，参与者和干预措施的特征、资金来源）。须对任何缺失或不明信息所作假设进行描述
偏倚风险评价	11	详细说明评价纳入研究偏倚风险的方法，包括使用评价工具的细节，评价人数及是否独立进行。如使用自动化工具，应作详细说明
效应指标	12	详细说明每个结局在结果综合或呈现中使用的效应指标，如风险比（risk ratio）、均数差（mean difference）
方法综合	13a	描述确定结果合并时纳入研究的过程。如，列出每个研究的干预特征，并与原计划在各项数据合并时进行研究分组的情况（条目5）进行比较
	13b	描述准备数据呈现或合并的方法，如，缺失合并效应量的处理或数据转换
	13c	描述对单个研究和综合结果使用的任何列表或可视化方法
	13d	描述结果综合使用的所有方法并说明其合理性。若进行Meta分析，则需描述检验统计异质性及程度的模型或方法，以及所使用程序包

章节主题	条目	条目清单
方法综合	13e	描述用于探索可能造成研究结果间异质性原因的方法（如亚组分析、Meta 回归）
	13f	描述用于评价综合结果稳定性的任何敏感性分析
报告偏倚评价	14	描述评价因结果综合中缺失结果造成偏倚风险的方法（由报告偏倚引起）
可信度评价	15	描述评价某结局证据体的可信度（置信度）的方法
结果		
研究选择	16a	描述检索和研究筛选过程的结果，从检索记录数到纳入研究数，最好使用流程图呈现
	16b	引用可能符合纳入标准但被排除的研究，并说明排除原因
研究特征	17	引用每个纳入研究并报告其研究特征
研究偏倚风险	18	呈现每个纳入研究的偏倚风险评价结果
单个研究的结果	19	呈现单个研究的所有结果：(a) 每组的合并统计值（在适当情况下），以及 (b) 效应量及其精确性（如，置信度/置信区间），最好使用结构化表格或森林图
结果综合	20a	简要总结每项综合结果的特征及其纳入研究的偏倚风险
	20b	呈现所有统计综合的结果。若进行了 Meta 分析，呈现每个合并估计值及其精确性（如置信度/置信区间）和统计学异质性结果。若存在组间比较，请描述效应量的方向
	20c	呈现研究结果中所有可能导致异质性原因的调查结果
	20d	呈现所有用于评价综合结果稳定性的敏感性分析结果
报告偏倚	21	呈现每项综合因缺失结果（由报告偏倚引起）造成的偏倚风险
证据可信度	22	针对每个结局，呈现证据体的可信度（置信度）评价的结果
讨论		
讨论	23a	在其他证据背景下对结果进行简要解释
	23b	讨论纳入证据的任何局限性
	23c	讨论系统评价过程中的任何局限性
	23d	讨论结果对实践、政策和未来研究的影响
其他信息		
注册与计划书	24a	提供注册信息，包括注册名称和注册号，或声明未注册
	24b	提供计划书获取地址，或声明未准备计划书
	24c	描述或解释对注册或计划书中所提供信息的任何修改
支持	25	描述经济或非经济支持的来源，以及资助者或赞助商在评价中的作用
利益冲突	26	声明作者的任何利益冲突
数据、代码和其他材料的可用性	27	报告以下哪些内容可公开获取及相应途径：资料提取表模板；从纳入研究中提取的资料；用于所有分析的数据、分析编码和其他材料

二、中医药领域的报告规范

（一）中医药研究报告规范体系简介

传统中医药（traditional Chinese medicine，TCM）是世界上最古老的医学体系之一，拥有完整而独特的理论体系。但由于思维方式和治疗措施方面的差异，许多研究中医药疗效和安全性的理论、方法、技术、手段、指标、体系和术语均缺乏与国际对话的共同基础。

为解决此问题，中国 EQUATOR 中心创建"中医药研究领域的系列报告规范（good publication practice network in TCM，GPPN-TCM）"，陆续制定了：①中医药病案研究报告规范；②中医药临床研究方案报告规范；③中药复方临床随机对照试验报告规范；④灸法临床试验干预措施报告标准：CONSORT 声明的扩展；⑤中医药临床试验注册条目规范化建议；⑥中医药多中心临床试验报告规范；⑦中医药系统评价报告发表规范专家共识：PRISMA 声明的扩展，说明与详述（中药复方版和灸法版）；⑧规范中医药临床实践指南（CPG-TCM）；⑨推拿的 RCT 报告规范；⑩拔罐的 RCT 报告规范等。

上述报告规范为各类中医药研究论文提供了清晰、统一的规范标准，填补了中医药领域报告规范的空白。

（二）中药复方随机对照试验的报告规范

为有效地提升中药复方临床随机对照试验报告的质量，由中医药临床专家、方法学家、流行病学家和医学期刊编辑组成的工作组制订了中药复方临床试验报告的统一标准（CONSORT–CHM Formulas）（表 10-4）。

表 10-4 中药复方试验报告的检查清单

论文章节/主题	条目	CONSORT声明的检查条目	中药复方扩展版
文题、摘要和关键词	1a	文题能识别是随机临床试验	说明中药临床试验是针对某个中医证型、某个西医定义的疾病或某个具有特定中医证型的西医定义的疾病（如适用）
	1b	结构性摘要，包括试验设计、方法、结果、结论几个部分（具体的指导建议参考"CONSORT for abstracts"）	说明复方的名称、剂型及所针对的中医证型（如适用）
	1c		确定适当的关键词，包括"中药复方"和"随机对照试验"
引言			
背景和目的	2a	科学背景和对试验理由的解释	基于生物医学理论和/或传统中医学理论的解释
	2b	具体目的或假设	说明中药临床试验是针对某个中医证型、某个西医定义的疾病或某个具有特定中医证型的西医定义的疾病（如适用）

论文章节/主题	条目	CONSORT声明的检查条目	中药复方扩展版
方法			
试验设计	3a	描述试验设计（如平行设计、析因设计），包括受试者分配入组比例	
	3b	试验开始后对试验方法所作的重要改变（如合格受试者的挑选标准），并说明原因	
受试者	4a	受试者合格标准	如招募特定中医证型的受试者，应详细说明：①诊断标准；②纳入和排除标准。须使用公认诊断标准，或提供出处，使读者能查阅详细解释
	4b	资料收集的场所和地点	
干预措施	5	详细描述各组干预措施的细节以便重复试验，包括各干预措施实际如何及何时实施的	不同类型的中药复方，应包括以下内容： 5a. 固定组成的中药复方 （1）复方的名称、出处和剂型（如汤剂、颗粒剂、散剂）； （2）复方中所有组成药物的名称、产地、炮制方法和剂量，中药名称最少以2种文字表示：中文（拼音）、拉丁文或英文，同时建议注明入药部位； （3）说明每种药物的认证方法，及何时、何地、由何人或何机构如何进行，说明有无保留样本，如有，说明在何处保存及可否获得； （4）组方原则、依据及方解； （5）支持复方疗效的参考数据，如有； （6）复方药理研究，如有； （7）复方制作方法，如有； （8）每种药物及复方的质量控制方法，如有，包括任何定量和/或定性测试方法，以及何时、何地、如何和由何人或何机构进行，原始数据和样品在何处保存，可否获得； （9）复方安全监测，包括重金属和有毒元素试验、农药残留试验、微生物限量试验、急性/慢性毒性试验，如适用。如有，在何时、何地、如何和由何人或何机构进行，原始数据和样本在何地保存，可否获得； （10）复方剂量，及其制定依据； （11）给药途径（如口服、外用） 5b. 个体化中药复方 （1）参见5a第（1）～（11）项的报告内容； （2）附加资料：复方如何、何时和由何人进行加减

论文章节/主题	条目	CONSORT声明的检查条目	中药复方扩展版
			5c. 中成药 （1）组成、剂量、疗效、安全性及质量控制方法等具体内容可参照已公开的文献资料（如药典） （2）说明复方的详细数据报括：① 产品名称（即商品名）；②生产厂家；③生产批号；④生产日期及有效期；⑤辅料在成品中的比例；⑥是否有附加的质量控制方法； （3）说明中成药在本试验中所针对适应证是否与已公开的资料相同 5d. 对照组 安慰剂对照 （1）每种成分的名称和剂量； （2）描述安慰剂和试验中药从颜色、气味、味道、外观和包装等的相似程度； （3）质量控制和安全监测的标准和方法，如有； （4）给药途径、疗程和剂量； （5）生产数据，包括何地、何时、由何人或何机构制作 阳性对照 （1）中药复方可参见 5a～5c 的内容； （2）化学药品可参考 CONSORT 声明中条目 5 的内容
结局指标	6a	完整确切说明预先设定的主要和次要结局指标，包括其何时、如何测评	详细报告与中医证候相关的结局指标
	6b	试验开始后对结局指标是否有任何更改，并说明原因	
样本量	7a	如何确定样本量	
	7b	必要时，解释中期分析和试验中止原则	
随机方法			
序列的产生	8a	产生随机分配序列的方法	
	8b	随机方法的类型，任何限定细节（如怎样分区组和各区组样本多少）	
分配隐藏机制	9	用于执行随机分配序列的机制（如按序编码的封藏法），描述干预措施分配之前为隐藏序列号所采取的步骤	
实施	10	谁产生随机分配序列，谁招募受试者，谁给受试者分配干预措施	
盲法	11a	若实施了盲法，分配干预措施后对谁没盲（如受试者、提供者、结局评估者）及盲法如何实施	

论文章节/主题	条目	CONSORT声明的检查条目	中药复方扩展版
	11b	如有必要，描述干预措施的相似处	
统计学方法	12a	用于比较各组主要和次要结局指标的统计学方法	
	12b	附加分析的方法，如亚组分析和校正分析	
结果			
受试者流程（极力推荐使用流程图）	13a	随机分配到各组的受试者例数，接受已分配治疗的例数及纳入主要结局分析的例数	
	13b	随机分组后，各组脱落和被剔除的例数，并说明原因	
招募受试者	14a	招募期和随访时间的长短，并说明具体日期	
	14b	为什么试验中断或停止	
基线资料	15	用表格列出每组的基线数据，包括人口学资料和临床特征	
纳入分析的例数	16	各组纳入每种分析的受试者数目（分母）及是否按最初的分组分析	
结局和估计值	17a	各组每项主要和次要结局指标的结果，效应估计值及其精确性（如95%置信区间）	
	17b	对于二分类结局，建议同时提供相对效应值和绝对效应值	
辅助分析	18	所做的其他分析结果，包括亚组分析和校正分析，分别指出分析是预先设定还是新尝试	
危害	19	各组出现的所有严重危害或意外效应（具体指导参考"CONSORT for harms"）	（此条目无扩展）
讨论			
局限性	20	试验的局限性，报告潜在偏倚和不精确原因，及出现多种分析结果的原因（若有此情况）	
可推广性	21	试验结果被推广的可能性（外部可靠性、实用性）	讨论中药复方于不同中医证候和疾病的作用
解释	22	与结果相对应的解释，权衡试验结果的利弊，并考虑其他相关证据	以传统中医学理论作解释
其他信息			
试验注册	23	临床试验注册号和注册机构名称	

续表

论文章节/主题	条目	CONSORT声明的检查条目	中药复方扩展版
试验方案	24	若有，哪里可获取完整试验方案	
资助	25	资助和其他支持（如提供药品）的来源，提供资助者所起的作用	

（卞兆祥　段玉婷）

参考文献

［1］赖世隆. 中西医结合临床科研方法学. 2版. 北京：科学出版社，2008：142.

［2］邱美仙. 医学论文写作的基本要求. 中国中西医结合急救杂志，2012，19（2）：82.

［3］周庆辉，卞兆祥，刘建平，等. CONSORT 2010声明：报告平行对照随机临床试验指南的更新. 中西医结合学报，2010，8（7）：604-612.

［4］SCHULZ KF, ALTMAN DG, MOHER D, et al. CONSORT 2010 Statement: updated guidelines for reporting parallel group randomisedtrials.BMJ, 2010, 340: c332.

［5］钟丽丹，郑颂华，吴泰相，等. SPIRIT 2013声明：定义临床研究方案的标准条目. 中国中西医结合杂志，2014，34（01）：115-122.

［6］CHAN AW, TETZLAFF JM, GOTZSCHE PC, et al. SPIRIT 2013 explanation and elaboration: guidance for protocols of clinical trials. BMJ, 2013, 346: e7586.

［7］高亚，刘明，杨珂璐，等. 系统评价报告规范：PRISMA 2020与PRISMA 2009的对比分析与实例解读. 中国循证医学杂志，2021，21（05）：606-616.

［8］PAGE MJ, MCKENZIE JE, BOSSUYT PM, et al. The PRISMA 2020 statement: an updated guideline for reporting systematic reviews. BMJ, 2021, 372: n71.

［9］CHENGCW, WUTX, SHANGHC, et al.CONSORT extension for Chinese herbal medicine formulas 2017: recommendations, explanation, and elaboration (simplified Chinese version). Ann Intern Med, 2017, 167(2): W21-W34.

第十一章　GRADE与临床指南制定方法

第一节　GRADE的概念、原理、应用与发展

一、GRADE的基本概念

GRADE方法首次清楚阐述了证据质量和推荐强度的定义，即证据质量是对观察值的真实性有多大把握；推荐强度是指南使用者遵守推荐意见对目标人群产生的利弊程度有多大把握。其中，"利"包括降低发病率和病死率，提高生活质量和减少资源消耗等；"弊"包括增加发病率和病死率、降低生活质量或增加资源消耗等。证据质量分为高、中、低、极低四个等级，推荐强度分为强、弱两个等级，具体描述见表11-1和表11-2。

表11-1　证据质量与推荐强度分级

证据质量分级	具体描述
高（A）	非常有把握观察值接近真实值
中（B）	对观察值有中等把握：观察值有可能接近真实值，但也有可能差别很大
低（C）	对观察值的把握有限：观察值可能与真实值有很大差别
极低（D）	对观察值几乎没有把握：观察值与真实值可能有极大差别

表11-2　证据质量与推荐强度分级

推荐强度分级	具体描述
强（1）	明确显示干预措施利大于弊或弊大于利
弱（2）	利弊不确定或无论质量高低的证据均显示利弊相当

GRADE方法相对其他分级标准，主要特点体现在：①由一个具有广泛代表性的国际指南制定小组研发；②明确界定证据质量和推荐强度及其区别；③明确指出对证据质量的评估是对报告了重要临床结局指标的证据体的评估，而非对一个系统评价或临床试验的评估；④对不同级别证据的升级与降级有明确、统一的标准；⑤从证据到推荐的过程全部公开透明；⑥明确承认偏好与价值观在推荐中的作用；⑦就推荐意见的强弱，分别从临床医生、患者、政策制定者角度作了明确、实用的诠释；⑧适用于制作系统评价、卫生技术评估及医学实践指南。

二、影响证据质量和推荐强度的因素

1. 影响证据质量的因素　GRADE 对证据质量的判断始于研究设计。一般情况下，没有严重缺陷的随机对照试验的证据起始质量为高（即 A 级），但有 5 个因素可降低其质量。没有突出优势的观察性研究的证据起始质量为低（即 C 级），但有 3 个因素可升高其质量（表 11-3 和表 11-4）。

表 11-3　影响证据质量的因素

降级因素	可能降低随机对照试验证据质量的因素及其解释
偏倚风险	未正确随机分组；未进行分配方案的隐藏；未实施盲法（特别是当结局指标为主观性指标，其评估易受主观影响时）；研究对象失访过多，未进行意向性分析；选择性报告结果（尤其是仅报告观察到的阳性结果）；发现有疗效后研究提前终止
不一致性	如不同研究间存在大相径庭的结果，又没有合理的解释原因，可能意味着其疗效在不同情况下确实存在差异。差异可能源于人群（如药物在重症患者中的疗效可能更显著）、干预措施（如较高药物剂量的效果更显著），或结局指标（如随时间推移疗效减小）的不同。当结果存在不一致性，而研究者未能意识到并给出合理解释时，需降低证据质量
间接性	间接性可分两类：一是比较两种干预措施的疗效时，没有单独的研究直接比较二者的随机对照试验，但可能存在每种干预与安慰剂比较的多个随机对照试验，这些试验可用于二者疗效间接比较，但提供的证据质量比单独的直接比较的随机对照试验要低。二是研究中所报告的人群、干预措施、对照措施、预期结局等与实际应用时存在重要差异
不精确性	当研究纳入的患者和观察事件相对较少而导致可信区间置信区间较宽时，需降低其证据质量
发表偏倚	如果很多研究（常是样本量小、阴性结果的研究）未能公开，未纳入这些研究时，证据质量亦会减弱。极端的情况是，当公开的证据仅局限于少数试验，而这些试验全部是企业赞助的，此时发表偏倚存在的可能性很大

表 11-4　影响证据质量的因素

升级因素	可能提高观察性研究证据质量的因素及其解释
效应值很大	当方法学严谨的观察性研究显示疗效显著或非常显著且结果高度一致时，可提高其证据质量
有剂量—效应关系	当干预的剂量和产生的效应大小之间有明显关联时，即存在剂量—效应关系时，可提高其证据质量
负偏倚	当影响观察性研究的偏倚不是夸大，而可能是低估效果时，可提高其证据质量

2. 影响推荐强度的因素　对于推荐强度，GRADE 突破了之前将证据质量和推荐强度直接对应的弊端，进一步提出，除了证据质量，资源利用和患者偏好与价值观等证据以外的因素，也影响推荐的强度，并将推荐强度的级别减少为两级。对于不同的决策者，推荐强度也有不同的含义（表 11-5）。

表 11-5　GRADE 中推荐强度的含义

推荐强度	不同决策者所对应的具体含义
强推荐	• 对患者——几乎所有患者均会接受所推荐的方案；此时若未接受推荐，则应说明
	• 对临床医生——应对几乎所有患者都推荐该方案；此时若未给予推荐，则应说明
	• 对政策制定者——该推荐方案一般会被直接采纳到政策制定中去
弱推荐	• 对患者——多数患者会采纳推荐方案，但仍有不少患者可能因不同的偏好与价值观而不采用
	• 对临床医生——应该认识到不同患者有各自适合的选择，帮助每个患者做出体现其偏好与价值观的决定
	• 对政策制定者——制定政策时需要充分讨论，并需众多利益相关者参与

3. 证据概要表与结果总结表　GRADE 方法为系统评价和临床实践指南的证据质量提供了结构化和透明化的评价框架。为了改善证据质量和推荐强度结果呈现的形式，GRADE 工作组已开发出一套专门的方法来呈现证据质量、与证据质量评价有关的判断以及备选方案对所关注结局的影响，即 GRADE 证据概要表（evidence profiles，EP）和结果总结表（summary of findings，SoF）。

证据概要表除了有结果总结表的内容外还包含了详细的证据质量评价，即除了对每个结局的结果总结外，还包含了决定证据质量的每个因素的详细评价信息；而结果总结表包含了对每个结局的证据质量评价，但没有详细的评价过程。证据概要表和结果总结表的使用对象和使用目的有所差异。证据概要表为系统评价制作者、结果总结表制作者及后期的审核人员提供的详细记录，有助于确保其所做出的判断系统透明。指南制订小组成员应使用证据概要表来确保他们对证据体的理解尽可能相同，从而在产生推荐意见时，尽可能达成共识。结果总结表针对的对象更广，包括系统评价及指南的使用者，为使用者提供了其所需关键信息的简明总结，对指南而言，则提供了支持推荐意见的重要证据总结。而 GRADEpro 软件和 GDT（www.gdt.guideline development.org/）在线工具使证据概要表和结果总结表的制作过程更容易。

4. GRADE 的应用与发展　GRADE 工作组正式成立于 2000 年，截至 2019 年底，包含循证医学专家、指南方法学家、系统评价制作人员、医务人员、期刊编辑、卫生决策和管理人员等在内的多学科的成员已超过 300 多名。GRADE 工作组的目标之一是减少因多个证据和推荐意见分级系统而产生的不必要的混淆。GRADE 指导小组（grade guidance group，G3）是 GRADE 工作组的最高管理机构，成立于 2014 年，其主要职能为制定 GRADE 发展的方针、政策，筹建 GRADE 中心，设立 GRADE 研究项目，组织 GRADE 会议等。为加强在国家和地区层面对 GRADE 的推广、应用与传播，GRADE 工作组从 2011 年起，已先后在加拿大、中国（4 个）、西班牙、德国、黎巴嫩、意大利、哥伦比亚、澳大利亚（2 个）、捷克、波兰和日本建立了 20 个 GRADE 中心及网络，在美国、荷兰、英国和南非建立了 4 个协作网，旨在推广 GRADE 方法，进行 GRADE 培训与研究。

GRADE 工作组已成立了针对各专业和领域的专门工作组，包括环境卫生组、诊断组、网状 Meta 分析组、公共卫生组、罕见病组、公平性组、患者偏好与价值观组以及培训组和认证组。各组都致力于某专题或主题进行细化和完善，并给出相应指导原则与规范。目前，超过 19 个国家的 100 多个组织和机构采用了 GRADE 系统。为方便系统评价和临床实践指南制订者制作标准化的证据概要表和结果总结表，GRADE 工作组先在 2004 年正式推出了简易透明的证据分级离线工具 GRADEpro 分级软件（GRADEprofiler），极大方便了 GRADE 系统方法学的普及与应用。GRADEpro 适用于随机对照试验、非随机对照试验和其他类型观察性研究的证据体的质量评价，主要针对干预性证据的质量分级并创建结果总结表和证据概要表。

由于 GRADEpro 软件不利于网络协作，且仅适用于干预类证据的分级结果的制作，因此 GRADE 工作组目前主要致力于打造 GRADEpro 的升级版"指南制订工具"Guideline Development Tool（以下简称 GDT）工具。同时，GRADE 工作组已停止 GRADEpro 软件的更新。因此，系统评价的证据分级以及循证实践指南的制订仅需掌握 GDT 在线工具，无需使用 GRADEpro 离线软件。

第二节　GRADE在临床实践指南制定中的应用

一、临床实践指南的现状

1990 年，美国医学研究所（institute of medicine，IOM）首次提出了临床实践指南（clinical practice guideline，CPG）的定义。2011 年，IOM 更新了对临床实践指南（以下简称指南）的定义，即指南是"针对临床问题，基于系统评价的证据，在比较不同干预措施利弊的基础上，形成的旨在为患者提供最佳医疗服务的推荐意见"。指南应符合以下条件：①基于现有证据的系统评价；②由多学科权威专家及主要利益相关人群代表参与（公众和患者的参与有利于指南的推广实施）；③考虑患者的主要亚群以及患者偏好；④制作过程透明清晰，将偏倚、利益冲突最小化；⑤提供干预措施与结局指标之间关联的解释，证据质量和推荐强度需分级；⑥有更新计划。

国际指南数近年总体呈逐年上升趋势，以"Practice Guideline"[Publication Type]在 PubMed 中进行检索，1990—2021 年共检出 29 300 条记录，2020 年最多，达 1 778 条。由 GIN 建立的全球最大国际指南数据库（international guideline library），截至 2019 年 3 月底，已收录了来自 84 个国家 96 个组织的 6 500 余部指南。国际指南在数量增长的同时，仍存在一定局限性：①针对同一主题或者疾病，不同组织可能制订不同的指南，且这些指南推荐意见大相径庭；②指南较少采用 IOM 的定义，即基于系统评价的证据进行制订；③运用 AGREE 工具对国际指南进行质量评价，其部分领域质量仍然有很大的提升空间；④指南制订过程中，利益冲突的规范化报告及管理也可能是一个重要的问题。

中文期刊近 20 年发表的指南数超过 700 部，其质量近年不断改善。然而，中国指南制订目前仍面临挑战，包括：①国家层面缺乏对指南的指导、规范和评价，以及缺乏相关机制保障指南的传播和实施；②缺乏本土化高质量原始研究证据，中文发表的系统评价质量良莠不齐；③缺乏专门的经费支持，大部分指南资金来源于制药企业，缺乏对利益冲突有效的管理；④指南更新周期长，更新方法和步骤不清晰，部分指南自发表后从未更新过，过时的推荐意见对临床可能造成重要的误导；⑤中医药领域指南的制订存在独特的挑战，尤其是在证据分级和形成推荐意见时，如何处理经典古籍文献和名老中医专家意见等。

二、应用 GRADE 改编现有指南

（一）改编指南的必要性

在指南制订机构缺乏充足的资金和其他资源来制订新指南时，可以选择：①直接采纳现有推荐意见；②改编现有推荐意见；③基于现有证据综合制订新的推荐意见。虽然三种方法都需要先建立恰当的指南专家组，但在后续过程中的投资和花费却大相径庭。

直接采纳现有推荐意见意味着不对现有推荐意见做任何改动，直接应用到当前环境中，而前提是这些推荐要足够可信。可信的推荐意见源自最严格的指南制订标准和流程。在采纳之前，指南专家组需要评价指南并最终对指南推荐意见的方向和强度达成共识。需要注意的是，直接采纳推荐意见的条件是与原始推荐意见中所涉及的患者人群、干预和对照相吻合，对指南范围和具体推荐意见的选择也应把握在当地环境中的实用性。虽然有多种条件限制，但采用现有指南推荐意见仍然不失为一种最快捷和最具性价比的方式。

对于使用现有指南和改编指南，均会涉及卫生问题的确定，查找关注这些问题的相关指南，严格评价指南，然后决定直接利用还是改编指南中的推荐意见。此外，还要考虑到指南推荐意见在具体环境中使用的可信程度、时效性、可接受性、适用性和可行性。改编的推荐意见在原始推荐意见的基础上，可改变推荐意见的人群、干预措施、对照措施和证据质量。

改编和采纳推荐意见，都需要明确相关问题和推荐意见所适用的医疗机构，同时考虑以下两个方面：一是利用有限的资源，最大限度地为当地的卫生问题提供指导服务；二是在考虑到当地医疗环境问题的基础上，提高资源的利用度。因此，指南制订者必须要确定哪些推荐意见需要改编。WHO 在 2005 年针对如何遴选推荐意见进行改编给出了具体标准，如实施推荐意见需要较大的成本，或价值观差异很大的情况下，需要进行指南的改编。此外，国际上指南改编小组（ADAPTE）也为指南改编提供了详细的流程。尽管改编指南可以降低指南制订的工作量和成本，但如果需要改编的信息难以获得，那么也会增加指南改编的资源和成本。一些国际知名的指南制订机构的指导手册就指南的改编或应用条件进行了说明，如 WHO 指南制订手册中就指出，中低收入国家由于和发达国家的医疗条件存在较大差异，推荐意见的实施具有不确定性，因此，需要对指南的推荐意见进行改编才能使用。

原始指南制订过程的透明性有利于指南后期的改编工作。但现有指南的全文中有可能不包括指南改编或应用所需要的具体信息，如指南制订采用的方法和利益冲突管理的信息等。改编指南的推荐意见，涉及的内容包括构建新的问题及从现有指南的推荐意见中寻找答案，具体可从现有指南包含的系统评价和卫生技术评估入手。指南改编的过程应遵从国

际指南小组采用的方法。高质量的推荐意见应该包含 3 个方面：基于系统评价、对证据的严格评估以及如何从证据到推荐意见的透明过程。

（二）应用 GRADE 工作组开发的"ADOLOPMENT"方法改编指南

"ADOLOPMENT"是 GRADE 工作组基于国际标准化的指南制订流程开发的用于改编指南的方法（图 11-1），主要包括 3 方面内容：

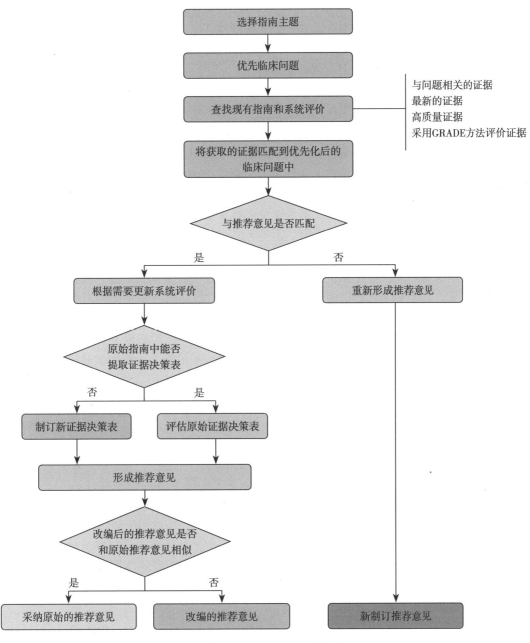

图11-1 "ADOLOPMENT"改编指南流程

1. **采纳现有推荐意见**　在GRADE证据决策表中会要求指南专家组考虑影响推荐意见的方向，推荐强度和实施效果的因素，并达成共识。指南小组成员在评估原始推荐意见的证据体时，需要判断这些推荐意见是否需要修改，如果指南小组成员就原始推荐意见的方向和强度达成共识，认为不需要修改，则该条推荐意见就可以直接采纳。如果指南小组认为该推荐意见与实际实施的环境存在差异，则需要修改推荐意见，即改编。无论是直接采纳还是改编推荐意见，指南小组均需要为每条推荐意见制作GRADE证据决策表，并以此为基础，判断是否有必要修改推荐意见。例如，对于一部来自北美的指南针对肾透析的推荐意见提到，"针对首次肾透析成人患者（＞18岁），在肾小球滤过率＜15ml/（min·1.73m^2）时，推荐尽早开始透析治疗（中等质量证据，强推荐）"。沙特阿拉伯指南委员会在对该条推荐意见的证据决策表的利弊风险和适用性进行综合评估后，认为该推荐意见符合阿拉伯国家当地的实际情况，直接采用了该条推荐意见。

2. **改编推荐意见**　指南小组在评估GRADE证据决策表后，也可能认为原始的推荐意见需要修改，因而在原有的推荐意见基础上，提出了新的推荐意见。例如，加拿大一部关于乳腺癌的筛查指南提出，应该对40～50岁的女性人群进行乳腺癌筛查，推荐强度为弱推荐。但沙特阿拉伯指南小组从GRADE证据决策表中发现，当地乳腺癌的发病基线风险高于加拿大，因而对该条推荐意见中的年龄筛查范围进行了扩大。在形成GRADE证据决策表以及从原始推荐意见中提取信息时，可以记录指南小组成员未与原始推荐意见达成共识的原因，在上面提到的案例中，推荐意见未达成共识的原因是指南要应用的人群疾病基线风险高于原始推荐意见应用的人群。

3. **制订新推荐意见**　在改编指南的过程中，有时会发现原始指南针对的某一问题因为证据不足，没有形成推荐意见，但在更新指南时发现了较多的新证据，此时则需要重新制订推荐意见。如英国NICE指南中关于"急性ST段抬高型心肌梗死和冠状动脉多血管病变的患者，是采用多血管还是仅受累血管经皮冠状动脉扩张术"这一问题是基于2个临床试验的结果，NICE指南制订小组当时考虑到证据不充分，因而没有针对该问题制订推荐意见，沙特阿拉伯指南制订委员会通过更新检索发现了另外2个新的试验也关注了这两种方案的利弊，总的研究样本从2个试验的200名患者到4个试验的1 000名患者。最终沙特阿拉伯指南制订小组在平衡了证据的利弊、证据质量、效应量、基线风险以及当地的情况后制订了新的推荐意见，即建议急性ST段抬高型心肌梗死和冠状动脉多血管病变的患者，采用多血管经皮冠状动脉扩张术的益处高于仅受累血管经皮冠状动脉扩张术（低质量证据，弱推荐）。

"ADOLOPMENT"指南改编流程共包括以下8个步骤：

1. **成立指南工作组**　指南制订小组的成员则主要是由当地卫生专业人员构成，一般5～10人，还应包含少数患者代表。制订小组的主要职责是对指南问题的重要性和优先性进行排序、在指南会议上形成推荐意见并撰写指南全文。所有工作组成员参与指南工作前均需按照WHO的标准进行利益冲突声明。GRADE方法学家的主要职责是与指南制订小组成员保持沟通，进行文献检索、更新系统评价、评价证据质量、制订GRADE证据决策表以及主持指南工作组会议。

2. **遴选指南主题**　一般由GRADE方法学家先整理一些备选的指南主题，然后交给指南制订小组成员，根据当地的卫生环境和文化背景进行遴选和补充，再由GRADE方法学家评估指南改编的可行性。主题的遴选可首先源于 GRADE 方法分级的现有指南，分析其中的结果总结表和证据概要表，还可根据原始指南的检索策略，检索系统评价以便获取有价值的问题。

3．优先临床问题　针对之前提出的临床问题，指南制订小组成员可通过问卷调查的方式对问题的重要性进行打分。GRADE 工作组采用 9 分法对问题的重要性进行打分（1 分代表最不重要，9 分代表最重要）。指南制订小组的成员在进行问题重要性打分时需要考虑到患者的价值观、干预措施的有效性、法律因素（如有些干预在特定宗教信仰的人群中不能进行）以及资源的可及性（如推荐的干预措施在当地普及度差）等因素。根据每个问题的重要性得分的中位数或均数进行排序，从而确定临床问题的优先顺序。排序好的临床问题会再次提交给指南制订小组成员，以便确认没有疏漏。

4．利用 GRADE 证据决策表　完成 GRADE 证据决策表是完成改编指南推荐意见的重要环节。GRADE 证据决策表包含关于推荐意见利弊权衡的证据总结、关注问题的基线风险、患者的偏好与价值观、资源利用与成本、干预措施的可行性和可接受性以及干预措施在具体实施环境中的公平性。根据临床问题重要性的优先顺序，针对每个临床问题，分别制作 GRADE 证据决策表，首先检索现有的高质量指南、系统评价和卫生技术评估。如果检索到的系统评价发表年份过旧，则需要对上述证据体进行更新，此外还需要补充检索当地证据，以便形成符合当地实情的推荐意见。

5．更新系统评价和查找当地数据　如果纳入的系统评价检索时间距指南制订已超过3 个月，则 GRADE 方法学家需要根据原始系统评价的检索策略对其进行更新。针对患者偏好与价值观，以及干预措施的成本，GRADE 方法学家可通过快速评价相关研究做出综合分析。对于反映当地患者偏好与价值观、资源利用以及疾病的流行病学特征的研究和数据信息，可由熟悉当地情况的指南小组成员完成。

6．制作 GRADE 证据概要表和证据决策表　越来越多的指南在推荐意见形成的过程中采用 GRADE 证据决策表，GRADE 证据决策表可以结构化呈现指南推荐意见的利弊、证据质量、成本和适用性等信息（表 11-6），有利于指南小组成员宏观把握推荐意见的形成。GRADE 方法学专家会针对每一个指南问题制作 GRADE 结果总结表和证据概要表。GRADE 证据概要表总结了备选干预措施的相对效应以及每个结局指标的证据质量等信息。每个证据表均需要由资深 GRADE 方法学专家进行同行评审，然后再由 GRADE 方法学专家制作成 GRADE 证据决策表。GRADE 证据决策表可结构化呈现干预措施的基线风险、患者偏好与价值观、资源利用和成本、卫生公平性、适用性和可接受性等信息，有利于提高指南小组成员讨论的效率。具体制作 GRADE 证据表和决策表可以采用GDT 工具。

表 11-6　GRADE 证据决策表中影响推荐意见的方向和推荐强度的因素

影响因素	如何影响推荐意见的方向和推荐强度
问题	临床问题遴选是根据当地的疾病负担、发病情况和基线风险等因素确定，针对覆盖范围越广泛和越重要的临床问题，越有利于形成强推荐
偏好与价值观	若患者偏好与价值观未进行充分考虑，则可能会影响健康结局

影响因素	如何影响推荐意见的方向和推荐强度
证据质量	越高质量的证据，越有利于形成强推荐
利弊平衡与疾病负担	要求评价干预措施利弊的绝对效应和重要程度，利弊差距越大，越有利于形成强推荐
资源利用	干预措施对资源利用越有优势或越没优势，越有利形成强推荐
公平性	干预措施降低不公平或增加公平性的可能性越大，越有利于形成强推荐
可接受性	干预措施被大部分利益相关者接受的可能性越大，越有利于形成强推荐
可行性	干预措施适用于大部分利益相关者的可能性越大，越有利于形成强推荐

7.**形成推荐意见和推荐强度**　分级改编后的指南推荐意见需要召开指南小组会议进行讨论，指南会议一般由1名方法学专家担任主席主持指南会议，另外有1～2名副主席负责协调工作。指南会议主要是讨论和评审GRADE证据决策表及通过共识和投票方式形成推荐意见。推荐意见的方向和推荐强度可通过GRADE决策表记录。指南会议要达成的结果还包括对推荐意见的监测和评估方案的考虑。

8.**完成指南改编工作**　指南改编的内容包括直接采用现有指南的推荐意见，结合当地证据改编指南推荐意见及制作新的推荐意见。基于上述内容，通过检索现有指南、系统评价、卫生技术评估及当地证据，并应用GRADE方法对上述证据体重新进行严格评价和整合，按照临床问题的优先顺序，制作GRADE证据表和决策表，并在指南会议上进行讨论和达成共识，最终确定新推荐意见的方向和推荐强度，如此则基本上完成了指南的改编工作。指南改编有3个重要环节：①查找高质量的现有临床指南和相关系统评价，该部分主要由系统评价和指南方法学专家进行；②为每条推荐意见制作GRADE证据决策表，该步骤涉及查找现有指南和系统评价中的证据决策表，并根据补充检索的证据对决策表进行更新，为后续推荐意见的产生提供支持；③最终对推荐意见的应用、改编和重新制订均取决于指南小组预期对原始推荐意见的修改程度。

（三）"ADOLOPMENT"的优势与局限性

采用"ADOLOPMENT"改编指南具有以下优势：①可充分利用现有证据，尤其是现有高质量指南，可避免重新制作系统评价和评价证据的重复工作；②可极大缩短指南制订的周期，一般1年内就可完成1部指南的改编工作，而标准指南的制订至少需要3年时间；③"ADOLOPMENT"指南改编利用GRADE证据决策表记录了指南工作组对证据的考虑以及如何从证据到推荐意见的过程，确保了改编过程的透明性，不仅有利于当地的指南使用者了解指南的改编流程，也可提高改编指南的可接受性和可信程度，还有利于将来检索新证据对改编的指南进行更新。

"ADOLOPMENT"指南改编方法也具有一定的局限性：采用GRADE证据决策表难以综合各种类型的数据，可能仅有部分研究符合GRADE证据决策表的纳入标准，即对证据的整合力度有限；在提取现有指南的推荐意见和证据信息时，指南改编小组成员可能会遇到现有指南信息不透明造成的信息提取障碍问题。

三、应用 GRADE 制定新的指南

（一）临床实践指南的制订原则

2011 年，IOM 对临床实践指南的定义进行了更新。此后，国际上诸多指南制订组织和机构相继对其指南制订手册和原则进行了更新。2012 年，国际指南协作网在内科学年鉴上发表了题为《国际指南协作网：迈向临床实践指南制订的国际标准》的论文，提出：一部高质量临床实践指南应遵循以下 11 条标准（表 11-7）。IOM 和 GIN 发布的指南制订原则与标准，已成为国际上指南制订者的重要参考，同时为指南研究者判断指南质量、使用者应用指南提供了重要依据。

表 11-7　GIN 高质量和可信指南的 11 条标准

内容	描述
指南制订小组的组成	指南制订专家组应包括多种专业的利益相关者，如卫生专业人员、方法学家、特定主题的专家、患者
决策制定过程	指南应该描述专家组成员达成共识的过程，在可行的情况下还应说明资助的情况。该过程应在指南制订之初确定
利益冲突	指南应该包括指南制订小组成员的经济和非经济利益冲突声明，也应该描述如何记录和解决这些利益冲突的过程
指南范围	指南应该详细说明其目的和范围
方法	指南应该明确详细地描述指南的制订方法
证据评价	指南制订者应该用系统的证据评价方法来确定和评价指南主题相关的证据
指南推荐意见	应该清晰阐明指南推荐意见，且推荐意见要基于疗效和安全性的科学证据，若可能，也要考虑关于成本的证据
证据和推荐意见分级	指南应该用分级系统对证据质量和可靠性及推荐意见的强度分级
同行评审和利益相关者咨询	指南发表之前应该由外部的利益相关者进行评审
指南过期和更新	指南应该包含过期时间和 / 或描述指南小组将用于更新推荐意见的流程
经济支持和资助机构	指南应该说明用于证据评价和指南推荐意见形成的经济支持

（二）临床实践指南的制订步骤

1. 注册与撰写计划书

（1）指南计划书：指南计划书（guideline proposal 或 guideline protocol）是指概括指南如何制订的计划或系列步骤，以及将要使用方法的文件。

撰写指南计划书需要包括指南的整体目的和具体目标、时间表、任务安排、重要的流程及方法（如建立指南项目组、遴选指南主题、证据检索和评价、推荐意见共识等）。此外，为帮助指导证据的检索和分级，还需列出指南的目标疾病和人群、重要结局指标等。

（2）指南的注册：2007 年，为确保 WHO 指南制订的方法学质量及其制订过程透明，

WHO成立了指南评审委员会（guideline review committee，GRC）。GRC的主要工作是每月定期评审由WHO各职能部门提交的指南计划书和待发表的终版指南。而各职能部门向GRC提交指南计划书是WHO指南的特殊注册过程，即WHO GRC负责WHO指南的注册工作。2009年，澳大利亚国家卫生与医学研究委员会（national health and medical council，NHMRC）建立了指南编辑和咨询委员会（guideline editorial and advisory committee）为其指南平台和注册中心的建设和管理提供建议。而澳大利亚指南注册平台仅接受澳大利亚指南的注册。

指南的注册对提高整体质量都具有重要意义，WHO在GRC成立后制订、发表的产妇和围产期健康指南的质量有了明显的提高。指南注册的意义还表现为：增加制订过程的透明度；避免偏倚和重复；提高指南的公信力；加强各个指南制订机构间的协作；促进指南的传播与实施。

2014年1月，国际实践指南注册平台（international practice guidelines registry platform，IPGRP）（下文均简称为"注册平台"，网址：www.guidelines-registry.org）正式建立，到目前为止，注册平台已有超过150部指南进行了注册。当前注册平台提供了中英文两个界面，其注册内容包含10条基本信息和21条注册信息。注册信息主要包括：指南题目、指南版本、指南类型、指南领域、制订状态、制订单位、赞助单位、指南用户、目标人群、卫生保健环境、疾病或卫生问题、患者偏好与价值观、分级方法、共识方法、利益声明、预算、预期或实际开始制订的时间、预期完成的时间、过期时间、计划书、其他信息等。指南一旦注册，即授予唯一的注册号。

2．**组建指南小组制订临床实践指南** 一般设置以下几个小组：指南指导委员会、指南共识专家组、指南证据小组。

（1）指南指导委员会：指南指导委员会应该在确定要制订指南后，由相应的指南制订部门组织建立，其建立原则如下。①指导委员会的成员应该在10人左右，需具有丰富指南制订经验的临床专家和方法学家，具体视情况而定。②委员会成员应来自指南制订机构与指南主题相关的部门，如果指南是联合制订，则应该包括联合制订机构的成员。③委员会成员应根据指南制订的要求，保证要有足够的时间全力完成工作。指南指导委员会的主要职责是：①确定指南主题和范围；②组建共识专家组和秘书组，并管理其利益声明；③批准指南计划书；④监督指南制订流程；⑤批准推荐意见和指南全文；⑥监测并评估指南的更新需求。

（2）指南共识专家组：制订指南的关键环节之一是招募指南共识专家组成员，在此过程应全面考虑成员的学科、专业、性别、地理分布的平衡。指南共识专家组由相关领域专家组成，其成员确定由指南指导委员会完成，组建应遵循以下原则：①指导委员会确定好指南主题和范围后，应立即建立指南共识专家组；②指南共识专家组成员一般确定在10~20人，具体人数应根据指南需求确定；③指南共识专家组成员需有足够时间完成工作，并保证定期举行会议，讨论工作进展；④必须确保指南共识专家组成员的利益关系不会影响到相关工作；⑤遴选成员时，还应考虑受推荐意见影响的目标人群的代表，以及各类相关的技术专家（如卫生经济学家、公平性专家等）。共识专家组的主要职责如下：①确定人群、干预措施、对照和结局（population，intervention，control，and outcome，PICO）问题及结局指标排序；②确定指南计划书；③指导秘书组完成系统评价、证据分级和形成决策表；④处理外审意见；⑤撰写指南全文并提交指导委员会审核。

（3）指南证据小组：指南证据小组主要根据指南的特定需求组建并确定规模，该小组成员应在指南计划书通过后由指导委员会确定。小组成员遴选的原则应以能够高效提供辅助、具备较强的策划和协调能力为原则，同时具备一定的专业知识。指南证据小组的主要职责为：①调研临床 PICO 问题；②起草指南计划书；③完成系统评价、证据分级和形成决策表；④完成指南外审工作；⑤详细记录指南制订整个过程；⑥协调指南制订相关事项。

3. **指南利益冲突声明和管理**　指南制订过程中，指南小组的全体成员，以及其他参加指南制订会议的专家或顾问都要填写利益声明表，且在正式参与指南制订工作前完成。此外，任何受邀并实际参与到指南制订过程（如系统评价的制作、指南的撰写）的其他人员也都必须填写利益声明表。为了防止重要信息的遗漏，在提交利益声明表的同时，每位成员还应该提交一份个人简历。利益冲突的评审结果应清晰呈现在最终的指南文件中，同时需每年更新，特殊情况下可根据具体变动情况实时更新。值得注意的是，进行利益声明并不代表存在利益冲突，成员提交的利益声明应经过指导委员会评审，然后确定是否存在利益冲突，进而采取合理的处理方法。

利益声明的处理过程：①指南小组所有成员在正式参加指南制订工作之前先填写利益声明表，并由秘书组收集提交至指南指导委员会；②指南指导委员会监督并评价利益声明，以确定是否存在利益冲突；③若存在利益冲突，指南指导委员会确定其严重程度和最终处理方式；④在指南小组会议上呈现并报告所有成员的利益声明和利益冲突评价结果，每个成员都有机会更新和 / 或修改其利益声明；⑤指南制订完成后，总结利益冲突及其处理策略，并在最终的指南文件中进行报告。

4. **构建临床问题**　临床问题是临床实践中亟待解决的关键问题，与指南的主题相比更加具体。临床问题应针对推荐的干预措施的有效性，包括干预措施有效性的问题，以及关于潜在干预措施的不良后果、社会认可度或成本效益的信息等，为形成推荐意见提供证据基础。背景信息，如疾病的定义、疾病的流行病学和病理学等信息不需要全面的评价。通常有 6 个步骤：①指南制订小组根据指南范围草拟一份问题清单，有助于将问题划分为背景问题和前景问题；②指南制订小组结合指南指导委员会的意见，用 PICO 框架表提出前景问题；③指南制订小组列出相关结局指标，包括有利和不利的结局，指南指导委员会对其进行评价，还可能加上其他重要结局指标；④外部评审小组对关注问题和结局指标的清单进行评价和修订，并检查是否有遗漏；⑤指南指导委员会、外部评审小组和利益相关者等按照结局指标重要性进行分级；⑥指南制订小组结合指南指导委员会和外部评审小组的意见对问题进行优先化排序，并确定哪些问题需要进行系统评价。

5. **检索、评价和分级证据**　指南制订小组应收集所有符合质量标准且与指南主题相关的研究资料供进一步评价和筛选，检索过程应完整、透明和可重复。为节约时间和成本，在收集临床证据时，应首先检索是否存在相关系统评价。若能检索到，可采用系统评价质量评价工具（a measurement tool to assess systematic reviews，AMSTAR）或系统评价偏倚风险评估工具 ROBIS（tool to asscss risk of bias in systematic reviews）对其进行质量评价，并评价其结果的适用性。如果有新近发表（2 年内）的相关高质量系统评价，可考虑直接采用。

如果没有相关系统评价，或已有系统评价质量不高，或不是新近发表，或其结果对指南所针对的问题的适用性较低，则需要制作或更新系统评价。此时应系统地检索、评价和整合相应的原始研究证据。

此外，应对证据体（evidence body）进行证据质量分级。目前，国际上常采用的证据分级系统为GRADE，GRADE方法是由GRADE工作组开发对当前证据质量和推荐强度分级的国际标准之一，适用于系统评价、临床实践指南和卫生技术评估。GRADE方法较以前的分级系统，有以下特点：明确定义并区分了证据质量和推荐强度；从结局指标的角度判断偏倚对结果真实性的影响；从证据到推荐全过程透明；证据质量不再与研究设计类型挂钩。GRADE将证据质量分为高、中、低、极低，推荐等级分为强推荐和弱推荐。

6．形成推荐意见 指南共识小组成员对证据进行分级评价并讨论其与临床问题的符合程度，考虑其他影响推荐意见的因素，如经济性，可行性，公平性，患者偏好与价值观等，经过指南共识专家组会议表决后，将证据转化成推荐意见（表11-8）。

表11-8 支持推荐意见形成的决策表

推荐意见	
适应证及如何确立此适应证	
干预措施	
证据质量	分级（GRADE）
证据质量（证据质量越高，越可能做出强推荐）	高
	中
	低
	极低
利弊平衡与负担（利弊间的差别越大，越可能做出强推荐；净效益越小及利弊的确定性越低，越可能做出弱推荐）	利明显大于弊
	利弊平衡
	潜在危害明显大于潜在的获益
偏好与价值观（偏好与价值观的可变性越大，越可能做出弱推荐）	无重要可变性
	有重要可变性
资源利用（干预的成本越高，即资源使用越多，越可能做出弱推荐）	资源耗费较少
	资源耗费较多
总体推荐强度（强或弱）	

7．临床实践指南的撰写 经过专家共识后的证据总结表，只是一个内部达成共识的文件，要想对外传播和实施，需要撰写成全文。2013年，由中国学者牵头发起制订的临床实践指南的报告标准RIGHT于2017年在内科学年鉴杂志发表，指南制订者在撰写指南全文时可参考该标准撰写。

8．指南的传播与实施 指南经过制定机构最终批准后进行排版、印刷和发表，并通过在线出版、翻译版本、期刊以及其他传播方式（如通讯稿或新闻发布会、网站公告等）

进行传播。同时也可以制订患者版本或者袖珍版本以促进其传播和实施。

9．指南的更新　指南发表后需要定期追踪文献，当有重要的新证据出现时，对原有指南进行合理的重新审议和修订后决定是否进行更新。一般来说，每3～5年需要对指南的推荐意见重新进行评价。指南的更新步骤，一般参考英国NICE和国际指南网（GIN）的指南更新流程，指南更新的报告一般参考Check Up清单。

（杜亮　陈耀龙）

参考文献

［1］GORDON HG，ANDREW D O，ELIE A，et al. GRADE指南：I. 导论-GRADE证据概要表和结果总结表. 中国循证医学杂志，2011，11（4）：437-445.

［2］GORDON HG，ANDREW D O，ELIE A，等. GRADE 指南：Ⅱ.构建问题、确定重要结果. 中国循证医学杂志，2011，11（4）：446-450.

［3］李幼平. 实用循证医学. 北京：人民卫生出版社，2018.

［4］卫茂玲，刘鸣. 中国临床指南循证制定的方法学现状分析. 中国循证医学杂志，2013，13（8）：927-932.

［5］陈耀龙. GRADE在系统评价和实践指南中的应用. 北京：中国协和医科大学出版社，2021.

［6］陈耀龙，杨克虎，王小钦，等. 中国制订/修订临床诊疗指南的指导原则（2022版）.中华医学杂志，2022，102（10）：697-703.

［7］CHEN Y，YANG K，MARUŠIĆ A，et al. A Reporting Tool for Practice Guidelines in Health Care: The RIGHT Statement. Ann Intern Med, 2017, 166(2): 128-132.

［8］CHEN Y，WANG C，SHANG H，et al. Clinical practice guidelines in China. BMJ, 360: j5158.

第十二章　卫生适宜技术评估方法与决策转化

第一节　卫生适宜技术评估方法

一、卫生适宜技术概述

（一）适宜技术的定义

适宜技术理论最早来源于经济学领域，由诺贝尔经济学奖获得者 Atkinson 和 Stiglitz 于 1969 年首次提出，认为不能只靠移植发达国家的先进生产技术来促进发展中国家的经济，应该采用适用于发展中国家市场环境、劳动力技术及发展水平的适宜技术，强调技术引进的评估标准应重视技术的适宜性，而不仅是先进性。

适宜技术是指有科学依据证实其有效性、安全性和经济性，受到使用者欢迎，适应当地情况，易为人们理解和使用的技术。与高新技术相比，其需要资源更少、易于维护、对环境影响更小。但适宜技术并不等同于低端技术，具体国家或地区的适宜技术，要视其所具备的条件和发展水平而定，可以是高端技术，也可以是中间技术，或是初级技术。

（二）卫生适宜技术的定义

国外卫生适宜技术定义的研究侧重于对"适宜"的解释，认为任何在经济上、社会上、政治上具有可行性，同时又能解决亟待解决的卫生问题，改善人类健康的技术就是"适宜"的，没有高级和低级之分。世界卫生组织则提出了"基本卫生技术"的概念，认为基于证据、符合成本效益和基本公共卫生需求的卫生技术是必要的；国际保健合作组织关注于初级卫生保健中的适宜技术，认为适宜技术应是群体可负担的、可持续的，对提供基本卫生服务的系统起支持作用。

我国学界认为卫生适宜技术是指适应当地疾病谱和符合卫生服务需求、适用于多发病常见病诊治、群众预防疾病与促进健康的技术，能够为基层预防保健机构的医疗卫生人员掌握和应用的技术，费用比较低廉、群众多能在经济上承受的技术。简言之，卫生适宜技术是简便、易行、安全、经济、有效的初级卫生保健技术，既要合乎科学又要符合当地需要，具有较好的可及性和可负担性，为使用者所接受。

卫生适宜技术可分为急救适宜技术、慢性病适宜技术、眼耳鼻喉皮肤病适宜技术、公共卫生适宜技术、康复护理适宜技术、妇女儿童适宜技术、计生适宜技术、中医药适宜技术、精神与心理卫生适宜技术以及其他适宜技术等十大类。其中中医药适宜技术是以居民卫生服务需求为导向，与社会经济发展水平相适应，基层医疗卫生机构能提供的"简、便、验、廉"且不以药物为主的诊疗技术和方法，是群众愿意接受的安全、有效、方便、经济的实用中医药技术。

（三）卫生适宜技术的特点

卫生适宜技术通常实用性强、经济有效、技术成熟、简便易用，对人员技术及医用设备依赖性较低，适宜在基层医疗卫生机构推广和应用，具体特点如下。

1. 技术特性必须是经过效果、技术性能、产品性能、产品质量、产品的经济学特性等综合技术指标评估，被证实有较大应用价值、可靠的卫生技术。

2. 需求性必须满足当地开展卫生保健的需要，特别是满足基层卫生工作的迫切需要，能够促进和改善基层卫生服务。

3. 通用性适用于常见病、多发病，技术使用所需的附加条件不多，既容易为医药卫生人员掌握，又能被群众接受和认可。

4. 有效性能够为诊断、治疗、康复、保健和预防疾病提供切实的普遍效果，同样条件下其效果不因国度、地域、人员的不同而不同。任何适宜技术都必须以一定的效果为前提，无效的技术不是适宜技术。

5. 经济性费用较为低廉，符合技术应用地的社会发展和经济发展水平，尤其是经济欠发达地区也可负担。

（四）卫生适宜技术的推广应用

国外卫生适宜技术的推广主要是通过国际性组织或发达国家向发展中国家进行适宜技术的输出和培训，其范围和规模往往较大，对技术的适宜性、培训的质量、仪器的运输和维护等均有严格的规定。1977 年美国成立的适宜卫生技术组织是一个国际非营利健康组织，其口号是"全球健康的催化剂"，通过技术开发、应用调查、培训、行为改变、交流及宣传等途径，在促进妇女儿童健康、提高生殖健康服务质量和控制传染病流行方面发挥作用。世界卫生组织的网站以指南、报告、项目、会议、论坛以及相关出版物等多种形式，提供了涵盖输血安全、诊断和化验技术、移植、诊断成像、急诊和必要的外科技术、医用设备、注射安全和电子健康保健服务等技术领域必要卫生技术的多种语言资料。LUMBIGANON P 等在阿根廷、古巴、沙特阿拉伯和泰国四个国家开展产前医疗适宜技术的随机对照试验，根据临床结果、成本、患者和医生满意度的评估结果，选择适宜技术并进行推广。对发展中国家的技术评估研究发现，要高效利用发展中国家有限的卫生资源，必须基于各国社会经济发展等因素选择真正有效、安全、可行的卫生适宜技术。Michael J.总结了发展中国家多年引进和推广卫生适宜技术的经验教训，分析了面临的挑战和困难。

我国卫生适宜技术研究主要侧重于基层，针对基层防病治病工作中的需求，组织和筛选一批适合当地社会经济和医疗卫生事业发展水平的急需的、易于掌握、能够负担的成熟适宜技术项目，传授给基层医疗卫生机构的工作人员，用较少的成本和较短的时间提高基层医疗卫生技术水平和服务能力，以降低医疗费用，增加患者的满意度，解决"大医院人满为患、基层医疗机构门可罗雀"的"倒金字塔"型就医结构，促进基层卫生事业的发展。

二、卫生适宜技术评估方法

（一）卫生适宜技术评估的定义

卫生适宜技术评估是一个涉及多学科的决策分析领域，是以卫生技术评估为基础，对卫生适宜技术的技术类别和方法特性、科学性、安全性、有效性、经济性、重要性、易用性和社会适应性进行科学、系统、全面的评估。在评估过程中，通过对比现行的备选技术，为服务提供方和决策者提供证据，对卫生技术的研发、推广、应用与淘汰提出政策建议，促进卫生资源的合理配置与利用。

卫生适宜技术评估的主要内容与卫生技术评估相似，但评估的对象和标准有所不同。卫生技术评估主要对新研发技术，针对技术的准入，为卫生管理部门、医生和患者提供信息，帮助其进行技术选择。而卫生适宜技术评估的目的是选择适合在我国基层医疗卫生机构应用的卫生技术，对技术要求不仅仅是安全、经济、有效，还应满足成熟、易用、可操作性强等要求。

（二）卫生适宜技术评估的内容

1. **卫生适宜技术的有效性**　有效性指卫生适宜技术应用时改善患者健康状况的能力。疾病预防控制领域的有效性指标主要包括健康知识知晓率、患者的健康行为形成率、疾病控制率、疾病管理率、疾病治疗率、达标率、并发症发生率、病死率、接种率、规范服药率及双向转诊率；临床治疗领域主要包括诊断效果（如敏感度、特异度、可靠性、符合率、疾病筛查率、疾病检出率、患者满意度以及医生满意度等）、近期治疗效果（如有效率、治愈率、并发症发生率、疾病控制率、患者满意度、医生满意度以及生活质量等）以及远期治疗效果（如复发率、生活质量、伤残调整寿命年、质量调整寿命年等）。

2. **卫生适宜技术的安全性**　安全性是指患者和实施技术的医务人员对卫生技术风险可接受程度的价值判断。风险是发生不良反应或对人体健康造成意外损害的可能性及严重程度。安全性评估指标包括技术应用导致的所有可能伤害，如技术应用引起不良反应的发生率与严重程度，以及引起死亡和失能等副作用的发生情况等。如果卫生技术安全性差、副作用发生率高且严重，给患者或医务人员造成不良后果，则不能作为适宜技术加以推广。

3. **卫生适宜技术的经济学特征**　经济学特性包括微观和宏观两方面。微观经济学特性主要涉及某项卫生技术的成本、价格以及技术是否纳入医保报销范围等方面。宏观特性包括技术对国家卫生总费用、对卫生资源配置的影响以及对门诊患者和住院患者比例的影响。常用的经济性评估指标包括治疗费用、成本、住院费用、人均治疗次数、患者支付能力、医疗机构业务总收入、间接费用、医保报销比例、患者经济负担以及技术推广费用。卫生适宜技术应具有价格低廉的特点，包含患者诊治费用和医疗机构投入两个层面，另在成本效益分析中不仅要注意考虑到卫生技术的直接成本、间接成本和无形成本，还要长远、辩证地研究它的直接效益、间接效益和无形效益。

4. **卫生适宜技术的可接受性**　可接受性是指技术的应用应尽可能地与当地政治、经济、文化、法律、伦理与道德等方面相适应，应考虑当地政府、医疗机构、患者在伦理和道德方面的可接受性，考虑适宜技术掌握的难易度以及技术人员的知识和技能储备等。可接受性指标主要包括法律政策的转化情况、医务人员的推广意愿、医务人员满意度、患者接受度与满意度等。

5．**卫生适宜技术的需求性**　需求性是指该技术是否适合当地开展初级卫生保健的需要，是否满足基层卫生工作的迫切需要，可否促进和改善基层卫生服务，是技术筛选和应用的前提。需综合考虑医疗机构的需求、居民对卫生服务的需求及卫生服务的利用，评估指标包括卫生技术人员对技术的需求、门诊或住院诊治的疾病种类、技术供给情况以及卫生技术人员对技术培训的需求。正视差异，进行不同区域、不同省份、不同级别医疗机构适宜技术的"个体化"筛选及其推广应用，是保障技术推广应用成败的关键要素。

6．**卫生适宜技术的技术特性**　技术特性包含卫生技术的成熟度、与技术使用相匹配的人员和设备要求、技术维护要求以及操作性能等方面。技术特性的评估指标包括技术的成熟度（应用时间、应用范围、规范程度、替代程度）、技术掌握度、设备要求、技术可操作性、技术熟练应用度和适用度。

（三）卫生适宜技术评估常用方法

卫生适宜技术的评估内容较多，不同的评估内容可选用的评估方法亦不同，应依据评估数据的特征、性质和研究目的等要素，合理选择适宜的评估方法，最大限度地挖掘数据信息。本章介绍常用的卫生适宜技术评估方法。

1．**系统评价**　系统评价是一种科学、客观、系统地总结和整合原始研究证据的研究方法，是进行卫生适宜技术评价的常用方法之一。因其具有证据全面、准确且不断更新的优点，是较为成熟的一种技术评估方法。但因部分技术相对较新或由于推广时间较短，尚未完成大样本、设计和实施严谨的研究，或者开展的研究具有较高程度的偏倚风险，仅用系统评价难以对全部卫生适宜技术做出科学评价。

2．**快速评估法**　快速评估法是近年来国际上迅速发展起来的一套新方法和模式，根据用户需求，针对某一特殊问题，调整传统的系统评价方法，如精简评价流程，在较短时间内基于当前可得最佳证据进行有效整合，为决策者快速提供关于技术安全性、有效性和经济性证据。快速评估的耗时较短，时效性强，可满足快速决策的需要。快速评估的需求多由决策者提出，需研究者在短时间内尽可能多地获取技术相关信息。除通过数据库进行检索，还可寻求专业卫生技术评估机构或临床医生等外部力量的协助，围绕共同的评估目标多方协作，综合临床、经济、伦理等多维度信息。快速评估法的实施要有顶层设计和质量保证，并对研究者和决策者提出较高的要求。

3．**经济学评价法**　经济学常用评价方法包括最小成本分析、成本—效果分析、成本—效用分析、成本—效益分析等。成本—效益分析可以用货币来测量成本和产出，但这种分析方法在卫生领域有局限性，因为有些预防、诊断和治疗技术的产出难以用货币测量。成本—效用分析是将产出转化为质量调整生命年，是一个比较不同卫生服务效益的通用指标，与投入指标结合可以计算成本—效用比，以反映某服务每提高一个质量调整生命年所耗费的成本。

4．**综合评价方法和技术卫生适宜技术评估**　在较多情况下要把定性评价和定量评价相结合，往往要从单一评价法演变为综合评价法，方能保证评估的科学性。现简要介绍几种常用的综合评价方法。

（1）综合评分法：综合评分法是以专家评分为基础，根据评价目的及评价对象的特征选定必要的评价指标，用分值表示评价等级，再以恰当的方式确定各指标的权重、选择累计总分的方案以及综合评价的总分范围，以此为准则对评估对象进行分析和评价，决定优劣取舍。此法优点是评分赋值的专家为技术推广应用地区的基层专家，作为技术使用者可较准确地评估技术适宜性和预期效果；作为技术评分"载体"的指标体系经过科学和实践论证，可信度高；对技术适宜性判断结果直观且具有代表性，但没有文献质量或其他相关要求。

（2）层次分析法：层次分析法是对一些较为复杂、模糊的问题做出决策的方法，是将定性分析和定量分析相结合的系统分析方法，特别适用于难以完全量化分析的问题。层次分析法是在深入分析实际问题的基础上，将研究问题（总体目标）分解，建立层次结构；然后构造两两比较判断矩阵，由判断矩阵计算各元素的相对权重以及组合权重；最后计算某一层次所有因素对于最高层（总体目标）相对重要性的权重，称为层次总排序。上述过程从最高层次到最低层次依次进行，最终使问题归结为最低层（供决策的方案、措施等）相对于最高层的权重确定或相对优劣次序的排定。

（3）TOPSIS 法：TOPSIS 法　是"technique for order preference by similarity to ideal solution"的缩写，意为依据理想方案相似性的顺序优选技术。该法通过对原始数据进行归一化处理，找出有限方案中的最优和最劣方案，然后分别计算评估对象与最优、最劣方案的距离及相对接近程度，以此作为优劣评价的依据。该法由于对原始数据进行同趋势和归一化处理，消除了不同指标量纲的影响，排序结果充分利用原始数据信息，能定量反映不同评价单元的优劣程度，具有直观、可靠的优点。

（四）卫生适宜技术筛选评估的基本原则

卫生适宜技术筛选是适宜技术推广应用的前提，直接影响推广应用的效果，卫生适宜技术筛选的基本原则如下：

（1）筛选的技术必须满足包括当地居民的卫生服务需求和医疗技术人员对技术的需求两个层面的迫切需要，能促进和改善基层卫生服务能力。

（2）筛选的技术是针对当地常见病和多发病的预防、诊断和治疗技术。

（3）筛选的技术应是安全、有效、费用低、使用简便、群众能够受益的技术。

（4）筛选的技术有利于技术推广机构提高社会和经济效益。

（5）筛选的技术与应用技术的人员医疗知识水平和技能相适应。

（五）卫生适宜技术筛选评估的基本步骤

1. **明确评估对象**　卫生适宜技术综合评价的首要任务是在充分了解基层的卫生问题、急需和短缺技术以及待评估技术概况的基础上，根据研究目的和性质确定评价对象，评估对象将直接决定所推荐技术的适宜性和准确性。

2. **建立评价指标体系**　卫生适宜技术筛选指标体系是技术筛选的评价工具，包括构建评价指标体系及确定权重两部分。其中指标体系的科学性和合理性将直接关系到技术评估的真实性，需根据卫生适宜技术的特点、卫生技术评估的方法和内容，多方论证以确定。权重确定是多准则决策分析的关键环节，指标权重系数的确定需要根据具体的研究目的和技术信息，可采用德尔菲专家咨询法、主成分分析法、层次分析法、客观赋权法、主观赋权法和综合赋权法等方法。

3．卫生适宜技术单个指标评估　单个指标评估可根据评估内容选择适宜方法，但如需选择评价专家，则要基于评估地区实际情况、技术特点和专家资质选择最适合的专家，以保证评估结果的准确性。需要做好前期工作，将待评估技术的目的、评价指标的内涵、评分标准、赋值意义和赋值方法向评估专家逐一介绍清楚；在组织专家现场打分时，合理协调与严谨组织是保证评估效果、减少由专家个人因素引起偏倚的重要步骤；还要注意做好调查问卷的设计、调查人员的培训、调查数据的及时纠错和调查组织等工作的质量控制。

4．"整合"卫生技术评估资料　完成单个指标的卫生技术评估后，需要将评估数据进行预处理，完成数据"整合"前的准备工作。关于综合评价数学模型的选择，需要根据研究目的、综合指标体系和模型的适用范围进行合理选择。"整合"数据时，可选用数据处理软件。数据"整合"后，还需进行一致性检验。

5．选定待推荐技术　对卫生技术评价数据进行"整合"后，需要根据技术的综合评价得分对卫生技术的优先级进行排序。在确定拟推荐使用的卫生技术时，不仅要根据技术的排序，还要详细了解拟推广应用地区的卫生资源状况和技术需求等具体情况，进行综合分析。该步骤不仅需要研究人员参与，还要和推广地区的专家一起考虑和分析各种影响因素，确定拟推广的技术。

第二节　卫生适宜技术的决策转化

一、卫生适宜技术的决策转化概述

（一）我国卫生适宜技术政策与成效

1991 年卫生部实施《面向农村和基层推广医药卫生适宜技术十年百项计划》，2004 年在 10 个项目省市自治区启动"农村卫生适宜技术推广示范研究"项目，2008 年"十一五"国家科技支撑计划项目"农村卫生适宜技术及产品研究与应用"扩大到 17 个项目省份，2011 年卫生部实施"第二轮面向农村和基层推广适宜技术十年百项技术"。

国家还出台了多项相关政策，如 2006 年国务院印发的《国家中长期科学技术发展规划纲要 2006—2020 年》指出，建立面向农村推广先进适宜技术的新机制和多元化推广体系，加速先进适宜技术的推广和应用；2007 年下发的《卫生部关于促进卫生科技工作发展的指导意见》在适宜卫生技术推广工作中增加了城市社区；2008 年卫生部下发了《关于加强适宜卫生技术推广工作的指导意见》中除继续要求加强适宜卫生技术推广，还要求加强推广实施过程的监督检查和推广效果、效益的评估；2009 年国务院颁布的《中共中央国务院关于深化医药卫生体制改革的意见》中要求基层医疗卫生机构严格界定服务功能，明确规定使用适宜技术、适宜设备和基本药物；2016 年国家卫生和计划生育委员会下发了《关于加强卫生与健康科技成果转移转化工作的指导意见》和 2019 年颁布的《中华人民共和国基本医疗卫生与健康促进法》中均要求促进医学科技成果的转化和应用，推广医疗卫生适宜技术。

全国各地积极响应国家政策号召，加大对卫生适宜技术引进、推广、应用工作的政策引导和资金支持，取得了巨大成效。如浙江省在全省范围内以技术引进、消化、吸收、应用、规范为重点，已建立包含中医药、计划生育、慢性疾病防治、妇产科、儿童保健、护理与康复、急救、眼耳鼻咽喉皮肤病、精神与心理卫生和公共卫生等 10 类 826 项的卫生适宜技术库，建立了 4 批 108 家省级西医类 "1+X" 模式卫生适宜技术示范基地和 19 个中医药卫生适宜技术示范基地，涵盖 108 个市 / 县（市、区）级医疗机构、342 个乡镇卫生院 / 社区卫生服务中心以及所辖全部村卫生室 / 社区卫生服务站，覆盖至全省 100% 的市和 67.8% 的县（市、区）。2009 年无锡市以 "卫生科技进社区" 国家项目市为契机全面开展卫生适宜技术推广工作，在 2010—2020 年期间共遴选支持卫生适宜技术项目 421 项，基层医疗卫生机构实现标准化中医综合诊疗区和 6 类 15 项以上中医药技术服务全覆盖，全市县域内就诊率达 96.58%。

（二）卫生适宜技术决策转化的路径

卫生适宜技术转移应用路径包括卫生适宜技术需求调查、适宜技术研发与筛选、技术转化与推广、技术引进与应用、技术评价与反馈以及技术改进与再研发等系列环节，其中技术转化与推广、技术引进与应用、技术评价与反馈均属于决策转化环节。

1. 技术转化与推广　技术转化与推广是从技术拥有者手中将卫生技术转化为现实生产力，使基层卫生技术人员能掌握并正确使用，即技术产品从实验室阶段到市场化、普及化的过程。技术转化与推广行为主要由适宜技术支撑机构实施，并与卫生技术服务机构的消化吸收能力密切相关。

2. 技术引进与应用　技术引进与应用是卫生技术服务机构通过一定途径将适宜技术引进、掌握并应用于本地医疗卫生服务中。适宜技术的引进并不仅是技术的掌握和使用，还包括技术的消化、吸收和再创新的过程，该行为主要由卫生技术服务机构实施，与适宜技术的支撑机构协同。

3. 技术评价与反馈　采用科学的方法对卫生技术的应用情况进行客观评价，并将评价结果反馈给委托方。技术评价的委托方可以是政府部门、技术研发部门、技术筛选机构、技术的使用机构或技术服务的需方，不同的委托方有不同的评价目的。目前全国各地开展的农村卫生适宜技术评价主要有技术培训、技术应用、卫生机构效益和患者满意度等4 类评价。通过技术评价与反馈，实现卫生技术的改进和研发、再创新，推动卫生适宜技术的不断优化和进步。技术评价 / 反馈行为主要由适宜技术支撑机构实施，重点是针对适宜技术应用群体受益程度的评价和反馈。

（三）卫生适宜技术决策转化相关的主体要素

在卫生适宜技术转移应用过程中，涉及政府部门、适宜技术支撑机构、基层卫生服务机构以及服务对象群体等主体要素。政府部门在方向把握、资源配置、政策制定、利益调节、系统监控、评价和改进等方面发挥着积极作用。卫生技术服务机构是适宜技术转移的受体，通过使用适宜技术为群众提供健康服务，发挥积极的能动作用。人民群体是基层卫生技术服务的需方，其健康需要是技术转移应用的出发点和驱动力，也是检验应用成效的终点，在技术需求调查与技术评价与反馈中发挥着重要作用，但往往处于被动和从属的地位。适宜技术的支撑机构是指适宜技术的发明者或拥有者、推广机构、培训机构、技术生产单位、服务单位、技术应用评价机构等与推广应用过程密切相关的第三方组织,在技术研发与筛选、技术转化与推广、技术引进与使用和技术评价与反馈中发挥着重要的支撑作用。

(四) 卫生适宜技术的决策转化评价

1. **医患角度构建指标**　卫生适宜技术决策转化的评价指标多从供方和需方(即患者和医生)角度,围绕过程和效果两方面构建,其中适宜卫生技术推广应用的过程评价主要围绕各级医疗机构卫生适宜技术的推广应用、医务人员接受培训、医务人员对卫生适宜技术了解和掌握等方面构建指标。如推广适宜卫生技术数目、培训和推广覆盖率、技术普及率、知晓率、掌握率、应用率与服务人次等。

卫生适宜技术推广应用的效果评价主要围绕技术推广的适宜性、医务人员的推广意愿、患者对适宜技术接受程度、患者满意度等方面构建指标。其中患者及医生满意度可设下级指标,如患者满意度评价指标包含治疗费用情况、治疗效果、治疗时间、技术服务水平、技术熟练程度等;医生满意度评价指标包含技术安全性、适宜性、操作性、时间节省情况和患者接受度等。

2. **综合评价角度构建指标**　从医疗机构、管理者、技术推广医务人员和患者角度进行综合评价,具体评价指标包括:各级医疗机构的推广覆盖率、掌握情况和使用情况及取得的经济效益;医务人员对卫生适宜技术的掌握、推广使用情况及推广意愿;管理者、医务人员和患者对卫生适宜技术有效性、经济性、适宜性和安全性的满意度以及技术产生的经济和社会效益。

二、卫生适宜技术决策转化实例

(一) 浙江省农村地区骨碱性磷酸酶检测技术诊治小儿佝偻病的需求分析

1. **调查对象**　浙江省诸暨市(农业人口占比 90.0%)、杭州市富阳区(农业人口占比 81.5%)、余杭区(农业人口占比 75.2%)、长兴县(农业人口占比 72.7%)的 118 家乡镇卫生院。

2. **调查方法与内容**　采用现场问卷调查法,调查内容包括医疗机构基本信息、适宜诊断技术项目需求和技术培训需求。

3. **项目需求和调查结果**　婴幼儿佝偻病早期诊断技术在首选项目需求中所占的比例最大(66.3%),在二选项目需求位列第二(21.8%)。

4. **培训需求和调查结果**　最期望的培训方式是集中面授(41.6%),最期望的培训地点是县内(59.4%),最能接受的培训费用是免费。

(二) 骨碱性磷酸酶检测技术诊治小儿佝偻病在浙江农村推广的适宜性评估

1. **评估方法**　使用"浙江省农村卫生适宜技术筛选评估指标体系(诊断)"对骨碱性磷酸酶检测技术诊治小儿佝偻病进行评估。指标体系中的数据来源于问卷调查和文献研究,根据现场调查、循证评价标准和专家经验等制定评分标准,每个指标按照评分标准打分，经加权计算后得出总分，进而得出评估结论。

2．**调查对象**　现场调查的地点为浙江省诸暨市。将诸暨市各乡镇按农民年人均收入划分为 3 个层次，在每个层次内抽取一个已开展此项目并且病例数较多的乡镇作为研究对象，调查三家卫生院开展此项技术的医生和前来卫生院就诊且应用该技术的患儿家属。

3．**评分结果**　技术成熟性指标加权分占总分的 62.6%，说明成熟性较好；需要性指标加权分占 51.24%，说明需要性一般；简便性指标加权分占 71.07%，说明简便性较好；安全性指标加权分占 77.35%，说明安全性较好；有效性指标加权分占 82.27%，说明有效性较好；经济性指标加权分占 47.86%，说明经济性一般；社会和伦理适应性指标加权分占 74.66%，说明社会和伦理适应性较好。

4．**适宜性评估及建议**　本技术的总分为 68.64 分，可以作为浙江省农村卫生适宜技术进行推广，适宜推广到乡一级的农村卫生机构。

（三）小儿骨碱性磷酸酶检测技术在基层的推广应用

1．**妇女儿童适宜技术示范基地选择**　选择了余杭区、绍兴市、建德市 3 个实施妇女儿童适宜技术示范基地建设的试验县。

2．**示范基地建设的政策配套**　妇女儿童适宜技术示范基地确定后，浙江省卫生健康委员会先后出台了多个文件，将示范基地建设列入试验县的合同任务，作为创建"卫生强县""卫生强市"的验收考核指标。

3．**示范基地建设的工作配套**　"骨碱性磷酸酶检测技术在小儿佝偻病诊治中的推广应用研究"作为基地建设推广应用的妇儿适宜技术之一，课题组编撰了培训资料，运用三级培训（省级—县级—现场）方式帮助示范基地引入技术，同时制作联系卡、定期下基层，多次组织召开基地负责人座谈会，广泛征求建设意见，交流工作经验。

通过统一培训教材、师资、实施方案、质量控制和考核指标等"五个统一"规范培训，从源头上保证了检测质量和检测结果在临床诊断中的正确应用。为了避免技术培训效果的衰减，培训一年后召开了小儿骨碱性磷酸酶检测技术应用的经验交流与观摩会，对接受培训后开展小儿骨碱性磷酸酶检测的全体人员进行质量考核，以巩固和加强技术熟练程度和质量控制，保证技术的有效推广。

4．**示范基地建设的宣传配套**　为扩大示范效果，加快推进妇女儿童适宜技术示范基地建设，在宣传方法上多措并举。一是通过电视、报纸等常规宣传媒介，及时将技术推广应用的效果进行宣传报道；二是搭建适宜的技术信息化平台，自主研发"浙江省基层卫生适宜技术推广应用网"并开通使用；三是印刷宣传资料，通过多种途径发放加以宣传；四是拍摄示范基地建设宣传片，组织技术骨干实地参观。

5．**示范基地建设成效**　两年的基地建设不仅为基层医疗机构培养了一批妇儿适宜技术推广应用人才，而且对缓解示范区农村居民看病难、看病贵的问题起到了有效作用，受到了广大群众欢迎。

（黄玉珊　耿劲松）

参考文献

[1]　ATKINSON, A B, & STIGLITZ, J E. A new view of technological change. The Economic Journal, 1969, 79(315): 573-578.

[2]　LUMBIGANON P. Appropriate technology: antenatal care. International Journal of Gynaecology & Obstetrics the Official Organ of the International Federation of Gynaecology & Obstetrics, 1998, 63 Suppl 1 (supp-S1): S91.

[3]　TSUCD, FREE MJ. Using technology to reduce maternal mortality inlow-resource settings: challenges and opportunities. J Am Med Women's Assoc, 2002, 57: 149-153.

[4]　贺丽芳，刘蕊，沈旭慧，等. 浙江省2009—2013年卫生适宜技术推广应用现状调查. 中国循证医学杂志，2014，14（10）：1179-1184.

[5]　蒋海瑛，陈睿，楼涤，等. 浙江省妇女儿童适宜技术示范基地建设实践与思考. 中华医学科研管理杂志，2011（06）：398-399，412.

[6]　蒋健敏，高启胜，朱炜，等. 农村卫生适宜技术转移应用系统模型构建研究. 中华医学科研管理杂志，2014，27（02）：155-158.

[7]　夏志俊，蒋海瑛，楼涤，等. 浙江省农村卫生适宜诊断技术需求调查与分析. 中国农村卫生事业管理，2006（06）：29-31.

[8]　朱雯，王红妹，张扬，等. 骨碱性磷酸酶检测技术诊治小儿佝偻病在浙江农村推广的适宜性评估. 中国药物经济学，2009（02）：19-25.

[9]　陈英耀. 循证医疗卫生决策与管理. 北京：人民卫生出版社，2018.

[10]　李幼平. 实用循证医学. 北京：人民卫生出版社，2018.

第十三章　卫生技术评估及其在中医药中的应用

第一节　卫生技术评估基本概念和基本内容

一、基本概念

卫生技术评估（health technology assessment，HTA）于 20 世纪 70 年代在美国诞生。经过 40 多年发展，HTA 现已成为全球广泛认可的评价方法，形成了较完善的科学评估体系，被广泛应用于新医药技术准入、医疗保险支付范围确定、卫生技术价格制定与卫生技术管理等领域。

HTA 是一个基于多学科的评价过程，其使用明确的方法来评估卫生技术在其生命周期不同阶段（如卫生技术上市前、市场批准期间、上市后，直至退市）的价值，旨在为决策提供信息，促进卫生系统公平、高效和高质量地发展。世界卫生组织（world health organization，WHO）将卫生技术定义为：用于卫生保健和医疗服务系统的特定知识体系，包括药物、疫苗、医疗器械、外科手术、服务提供模式、公共卫生干预措施、卫生材料、医疗方案、技术程序、后勤支持系统和行政管理组织，或泛指一切用于疾病预防、筛查、治疗和康复及促进健康、提高生存质量和生存期的技术手段。

二、基本内容

HTA 内容涉及评估主体、评估客体、评估流程、评估内容和方法。由于各国的经济、政治、文化、法律和卫生体制等各不相同，各国 HTA 的评估模式也不同。

HTA 的评估主体主要以政府设立或委托组建的评价机构为主，如英国 NICE。其次为国际协作机构和网络，如国际 HTA 机构网络（International Network of Agencies for Health Technology Assessment，INAHTA）、国际 HTA 协会（Health Technology Assessment International，HTAi）和欧洲 HTA 网络（European Network for Health Technology Assessment，EUnetHTA）等。

HTA 的评估客体即卫生技术。

HTA 的评估流程主要包括 3 个主要环节：设定议题、开展专业评估和专家委员会审议及推荐。具体可分为 9 个步骤：确定评估主题、确定评估的具体问题、确定评估需采用的方法、收集资料、评价证据、资料合成、得出结论和提出建议、向特定用户宣传普及结果和后效评价结果及其实践。

HTA 的评估内容包括卫生技术的技术特性、有效性、安全性、经济性、社会适应性。技术特性指卫生技术的操作特性及符合该技术在生产、使用和维护等方面的规范。在应用卫生技术过程中，有效性指有效诊治、预防疾病的能力，安全性是指实施卫生技术过程中可能产生的风险（不良反应的发生率及其严重程度等）。经济性是指卫生技术的成本与效果／效益及其关系，其评估方法包括成本—效果分析、成本—效益分析、成本—效用分析和最小成本分析等。卫生技术的社会适应性是指卫生技术和社会环境之间的相互影响，如社会资源分配、技术的可及性、患者的喜好和社会价值等。HTA 结果主要应用于卫生决策制定和优化，如国家和地方层面的循证决策、医院的技术引进和临床诊疗技术的合理选择等。

三、HTA 相关指南和规范

（一）HTA 相关方法学指南

相关评估和研究的透明度、质量、政策适用性及 HTA 研究的科学开展均有赖于 HTA 指南的规范指导。目前收集到 19 个国外相关指南，这些指南制订方法及内容稍有差异，但核心内容大体一致。代表性的指南有 2011 年 WHO 发布的针对医疗器械的 Health Technology Assessment of Medical Devices，2018 年加拿大安大略省卫生技术咨询委员会发布的针对医疗器械和医疗服务的 Health Technology Assessments：Methods and Process Guide（version 2.0），2016 年 EUnetHTA 针对所有卫生技术的 Joint Action on HTA 2012—2015：HTA Core Model（version 3.0），2018 年英国 NICE 针对所有卫生技术的 Guide to the Processes of Technology Appraisal 等。我国尚缺乏 HTA 方法学指南。

（二）HTA 报告清单

HTA 报告清单首版由 INAHTA 于 2001 年发布，用于规范 HTA 报告，并于 2007 年更新。该工具不仅有助改善 HTA 报告的质量，还可作为制作 HTA 的参考，为撰写报告和提取信息提供方便，最终促进评估信息的传播和利用，使评估结果能更多转化为卫生决策。

第二节　卫生技术评估国内外发展概述

一、HTA 国际发展概述和展望

20 世纪 70 年代初，医疗技术快速发展，社会对新技术的需求也不断增长，逐渐成为公共政策问题。1972 年美国国会颁布技术评估法案，并建立了技术评估办公室（Office of Technology Assessment，OTA），为国会的立法和监管工作提供科学服务。1976 年 OTA 提交了首份正式的 HTA 报告。随后美国建立国家卫生保健技术中心（National Center for Health Care Technology，NCHCT），并对 HTA 进行了明确定义，奠定了日后 HTA 发展基础。1984 年国际卫生保健评估机构（International Society Technology Assessment Health Care，ISTAHC）成立。1987 年，瑞典建立了卫生部与 HTA 项目合作机制。20 世纪 90 年代，欧盟国家、加拿大、澳大利亚等开始建立国家和区域的 HTA 机构和项目。如英国 1990 年成立了卫生技术评估协调中心（National Coordinating Centre for HTA，NCCHTA），负责制定英国年度 HTA 工作的总体规划。目前全球约有 50 多个国家和地区开展 HTA，并形成了 100 多个全球网络组织和不同层级的机构。WHO 在 2021 年发布的关于全球 194

个处于不同地区、不同经济发展水平国家的 HTA 研究以及决策转化体系的全面评估报告指出，超过半数国家已建立较为完善的 HTA 决策转化体系，已将 HTA 及其结果引入对卫生技术的准入、管理、监测等卫生决策过程中。

WHO 认为 HTA 是一个多学科过程，用于评估健康干预或技术的临床、社会、经济、组织和伦理问题，主要目的是为决策提供信息，尤其是为如何最佳分配有限资源制定优先次序提供依据。为跟踪 HTA 国家程序的实践和发展，WHO 秘书处开展了一项评估其成员国的 HTA 状况的调查。该调查发现，全球范围 HTA 发展的阻碍因素排在前三位的为：对 HTA 重要性的知晓率低、HTA 制度化未被重视、HTA 的政策支持力度不够。

国际经验提示，将 HTA 应用于医疗决策实践，首先，政策中实现 HTA 决策转化需要国家高度重视和大力支持，如立法保证、相关部门将 HTA 确定为规定流程、在指南实践中真正使用 HTA 报告等。其次，在组织管理方面，高质量 HTA 报告的形成需要国家层面的独立部门负责 HTA 管理，从而更好协调利益相关者参与到评估过程中，并通过尽量确保过程公开透明来保证 HTA 报告的相对全面、严谨和独立。再次，HTA 评估活动应有必要的经费和人员保障。最后，应尽量根据实践变化及时进行方法学更新，保持机构同高校研究人员持续的合作，力求评估方法精益求精。

二、HTA 国内发展概述和展望

（一）概述

在中国，HTA 理念于 20 世纪 80 年代开始传播，1994 年我国首家 HTA 研究中心正式成立，随后一些高校和科研机构也建立了 HTA 机构，相继开展了一些基础性研究工作，尤其是近年来 HTA 在卫生决策领域的应用已经积累了许多宝贵的经验。当前，我国出台了多项从国家层面推动 HTA 发展的政策文件，如《关于全面推进卫生与健康科技创新的指导意见》（国卫科教发〔2016〕50 号）提出，建立卫生技术评估体系，发展循证医学，加强卫生与健康技术评估；《关于加强卫生与健康科技成果转移转化工作的指导意见》（国卫科教发〔2016〕51 号）强化 HTA 在创新技术转移转化中的作用，明确提出建立卫生技术评估体系；《关于改革完善医疗卫生行业综合监管制度的指导意见》（国办发〔2018〕63 号）指出，强化国家卫生技术评估支持力量，发挥卫生技术评估在医疗技术、药品、医疗器械等临床准入、规范应用、停用、淘汰方面的决策支持作用。为确保卫生技术评估工作顺利推进，《国家医疗保障局职能配置、内设机构和人员编制规定》（厅字〔2018〕64 号）强调，组织开展药品、医用耗材、医疗技术的经济性评价，为医保报销目录调整提供依据。2018 年 9 月，国家卫生健康委员会成立了国家级 HTA 中心——国家药物和卫生技术综合评估中心，并联合国家儿童医学中心、国家癌症中心等建设分中心和评价基地，开展了《药品临床综合评价管理指南（2021 年版试行）》和卫生技术评估机制的研究与制定工作。

同时，我国 HTA 专业队伍日趋壮大，评估水平逐步提升。2016 年在国家卫生和计划生育委员会等部门支持下，国家卫生和计划生育委员会卫生发展研究中心牵头组建"国家卫生政策与技术评估研究网络"，吸纳来自 48 所大学科研院所、医院、行业协会代表及国际专家等，提供 HTA 技术援助和国际前沿信息。此后，上海、湖北、四川、安徽、陕西等地纷纷建立省级卫生技术评估机构，此外，还有依托大学平台独立开展 HTA 研究的各类实验室和研究室，致力于 HTA 的专业引领与推进工作。

近年 HTA 在卫生决策的宏观领域已有多项探索，如国家基本药物目录遴选、国家医保报销目录调整、基层卫生适宜技术遴选、高值耗材与高价药品谈判、大型医用设备配置、临床指南规范和临床路径的制定、公共卫生项目的实施等。在微观层面，HTA 在医院药品目录、医院耗材目录和医院处方集的制定、医院卫生技术评估的开展、临床路径和按病种付费（diagnosis related groups，DRGs）的实施等方面发挥了重要作用。卫生技术评估理念在国内逐渐被接收，并呈现快速发展态势。

尽管我国 HTA 在能力建设上取得了长足的进步，但相较于美国、英国等开展 HTA 较早的国家，仍存在不足。一是宏观环境上缺乏立法支撑，卫生技术评估决策机制尚待建立；二是行业上缺乏有效的组织机制建设，未能形成有效的网络合作；三是专业上缺乏科学机制建设，无明确的评估流程和规范设计。

（二）必要性和展望

目前完整的 HTA 体系尚未形成。2020 年全球非营利性组织"卫生管理科学"（management science for health，MSH）提出了 HTA 制度化框架模型，以协助指导全球中低收入国家更好利用 HTA 管理和分配有限资源，也为我国 HTA 制度化路径的构建提供了有益借鉴。

第三节　HTA国内外相关组织机构

一、国际机构

通过检索，对目前国际上知名的 HTA 协会、组织、网络进行了梳理，详细信息见表 13-1。

表 13-1　国外 HTA 机构组织的基本信息

序号	机构名称	成立年份	相关介绍
1	decide：health decision hub	全球卫生决策中心	2019 年	由 WHO 主办的全球卫生决策中心网络，是一个非正式协作网络。Decide 通过卫生技术评估、经济评估、投资案例或开发促进卫生决策公平透明的程序，支持跨范围的数据分析合作，帮助决策者在第一时间做出最佳决定。Decide 倡导在广泛合作基础上，开展专题工作，包括优先事项的确定、卫生福利方案的设计、HTA 以及对卫生的投资或基础设施的承包优化等
2	health technology assessment international（HTAi）	国际卫生技术评估协会	2003 年	是一个全球性、非营利性专业协会由 65 个国家 82 个组织和 2 500 多个成员组成，有 10 个兴趣工作组，致力于不同实践领域展开 HTA 交流

序号	机构名称		成立年份	相关介绍
3	HTAsiaLink	亚太卫生技术评估网络	2010 年	致力于促进亚太地区 HTA 的转化和利用，为 HTA 开发有效方法，鼓励在全民医疗覆盖决策中遵循 HTA 证据。已有来自 17 国 34 个机构共同提高 HTA 的建设能力
4	international network of agencies for health technology assessment（INAHTA）	国际卫生技术评估机构网络	1993 年	由 51 个卫生技术评估机构组成，为影响全球 32 个国家 10 亿多人的卫生系统决策提供支持。INAHTA 承担生产国际卫生技术评估数据库。该数据库免费提供世界各地卫生技术评估组织正在进行或已出版的卫生技术评估的书目信息
5	European network for health technology assessment（EUnetHTA）	欧洲卫生技术评估网络	2005 年	由政府指定的组织（来自欧盟成员国、欧盟加入国、欧洲经济区和欧洲自由贸易区国家）、相关区域机构及非营利性组织，在欧洲致力于生产或传播 HTA
6	health technology assessment network of the Americas（RedETSA）	美洲卫生技术评估网络	2011 年	卫生部、监管当局、卫生技术评估机构、泛美卫生组织 /WHO 的合作中心及美洲区域的研究和教育机构。包括 34 个机构代表的 17 个国家，旨在促进美洲的技术评估进程，加强信息交流，支持相关技术的管理、合并、使用和更替的决策
7	international society for pharmacoeconomics and outcomes research（ISPOR）	国际药物经济学和结果研究学会	1995 年	国际性、多利益相关者的非营利组织。ISPOR 的卫生技术评估中心是支持卫生技术评估的资源和工具的综合储存库。由介绍 HTA 定义、HTA 新闻和活动、HTA 资源库、ISPOR 全球 HTA 治理、政策交换、培训和发展六个板块组成
8	southern African health technology assessment society（SAHTAS）	非洲南部卫生技术评估学会	2014 年	面向南部非洲生产、使用卫生技术评估的科学协会。支持和促进在南部非洲发展、交流、了解和使用卫生技术评估，作为引进有效创新和利用卫生保健资源方面的基于证据的决策工具
9	international information network on new and changing Health technologies（Euroscan）	国际创新和变革卫生技术信息网	1999 年	EuroScan 是 WHO 欧洲区域的区域小组，关于新的或新兴的卫生技术、适当使用和重新评估的国际信息网络。该网络宗旨是交流有关创新性药品、医疗器械、卫生干预措施、医疗程序等卫生技术的重要信息动态，以支持决策、促进新技术的使用。

二、国内机构

中国于 20 世纪 80 年代引入 HTA，90 年代卫生技术评估开始发展起来。1994 年 1 月在上海医科大学（现复旦大学）成立了中国首家 HTA 中心，随后分别在浙江大学和北京医科大学建立HTA中心。1997年，在原华西医科大学（现四川大学华西医院）建立了中国循证医学中心。2018年，我国国家卫生健康委员会正式发布《关于国家卫生计生委卫生发展研究中心承担"国家药物和卫生技术综合评估中心"工作的通知》（国卫科教函〔2018〕234号），10月，由国家卫生健康委员会卫生发展研究中心主办的首届中国卫生技术评估大会在京召开。体现了我国政府对开展HTA的高度重视，也为我国HTA的发展指明了方向。

第四节 HTA在中医药领域中的应用

一、中医药领域开展HTA的机遇和挑战

中医药卫生技术特指用于中医药卫生保健领域和医疗服务系统的特定知识体系，可归纳为四类：①中药类，包括中药材、中药饮片、中成药及中药制剂等；②中医适宜技术类，包括针刺类技术、推拿类技术、刮痧类技术、骨伤类技术等；③中医诊疗仪器设备类，包括诊断设备（如脉诊仪、舌诊仪等）和治疗设备（如红外穴位治疗仪、磁疗治疗仪等）；④中医诊疗方案类，包括诊疗方案、临床路径、临床实践指南等。中医药卫生技术评估是对中医药卫生技术的安全性、有效性、经济性、社会适应性（社会、法律、伦理、政治）等进行系统全面的评价，其综合了中医学、循证医学、卫生经济学、卫生管理学等多学科知识和研究方法，围绕中医药卫生技术在其生命周期中不同阶段的价值，为各层次的决策者提供合理选择中医药卫生技术的科学信息和决策依据，从而合理配置中医药卫生资源，促进更加公平、高效和高质量的中医药卫生系统的发展。

目前，中医药HTA研究处于萌芽阶段。最早提及中医药HTA的是四川大学华西医院的学者，所发表的述评文章指出，有必要采用科学的研究方法和客观的疗效指标，对中医药进行严格评估，提供真实、可靠的客观证据。在1999年和2006年美国学者和瑞士学者分别对针刺治疗慢性腰痛、中医药治疗消化性疾病的有效性和安全性开展了HTA，为政府医疗卫生机构提供决策分析报告。近年来，我国也陆续发表了一些中医药HTA相关文章。中医药领域开展HTA的SWOT分析显示，实施中医药卫生技术评估的优势多于劣势，机遇大于挑战，中医药HTA相关人才队伍建设、科技水平、基础性研究、特色评估指标体系建设等诸多方面仍需加强。

二、中医医院卫生技术评估开展的必要性分析

（一）HB-HTA概况

医院卫生技术评估（hospital-based health technology assessment，HB-HTA）是基于医院层面，在特定的医院环境中，通过开展卫生技术评估活动，来帮助医院对各类医疗卫生技术做出科学管理决策，它包括在医院进行的和为医院进行的卫生技术评估的过程和方法。常见的组织管理模式有大使模式、迷你模式、内部委员会模式和部门模式四种。HB-HTA与国家及地区层面的HTA不同，它不仅产生针对特定情况且方法学严谨的报告，同

时也通过针对医院医疗过程中的具体问题，组织医院开展 HTA 并帮助做出医疗管理决策。国际先进经验已经证实 HB-HTA 可以为医院管理者提供证据，用以判断和分析某项新技术引进的必要性和可行性，提高医院卫生资源的配置效率，优化医院购买决策，保障医疗质量和医疗安全，它对医院实现科学管理与科学决策具有重大意义。

（二）国际上 HB-HTA 的应用和发展

从 20 世纪 90 年代中期开始，HB-HTA 得到了进一步的发展，特别是在北欧国家、意大利、西班牙、加拿大和澳大利亚等。考虑到 HTA 活动在世界各地的地方 / 医院层面的出现，HTA 国际协会于 2006 年创建了 HB-HTA 子兴趣小组，在医院提供了一个分享信息、见解和合作项目的平台。2012 年，欧洲联盟资助了一个基于医院的卫生技术评估（AdHopHTA）的欧洲项目，并出版了专著《AdHopHTA 手册：医院卫生技术评估手册》，为 HB-HTA 更好的实践提供了一套基于经验的原则。目前，HB-HTA 已在世界范围诸多国家得到广泛应用并取得了较为显著的成绩。

（三）我国 HB-HTA 的应用和发展

我国医院卫生技术评估尚处于发展的初级阶段，上海卫生发展研究中心对其他国家 HB-HTA 理念及方法进行引入和总结。2018 年，国家卫生健康委员会 "国家药物和卫生技术综合评估中心" 正式成立后，有关医院卫生技术评估的文献逐步增多，开始总结提出我国医院卫生技术评估的组织模式、操作原则、发展策略等，研究单位也逐步增加，从单一的医院机构向包含医院、科研机构和高校等在内的多机构转变。

为推动我国卫生技术评估事业发展，在国家卫生健康委员会的带领下开展了一系列的研究工作。2017 年，国家医管中心对全国不同地区的 8 个省份三甲医院的 HTA 现状进行调查，确定其开展 HB-HTA 的必要性以及可行性。2018 年 3 月，在全国 7 家三甲公立医院展开了我国 HB-HTA 第一批试点项目，总结了大量实践经验，为下一步扩大、推广我国医院卫生技术评估打下了坚实的基础。2019 年又再次启动第二批试点项目，试点医院扩大到 12 家，进一步壮大了研究队伍。

（四）中医药 HB-HTA 的现状

目前，中医药领域中的 HTA 研究处于萌芽期，关于中医药的医院卫生技术评估研究更是处于空白阶段。在中医医院开展 HB-HTA，能够为中医药提供包括有效性、安全性和经济性在内的评价方法，从而对其开展较为科学、客观、全面的评估，得出真实可靠的客观证据。还能帮助医院更好地节省医院预算，让决策者做出更加明智的投资决策。在医院设备耗材新技术引入、成本控制、提升医疗质量和保障医疗安全等方面均具有较高价值。为了推动发展中医药领域 HB-HTA，在借鉴国外经验的基础上，参考我国医院卫生技术评估的发展策略，结合中医医院的特殊情况，应尽早考虑发展策略，以响应国家宏观政策层面上的布局。

三、HTA 在中成药临床综合评价中的应用

（一）必要性

中成药临床综合评价是近来中成药研究领域内的热点之一，对中医药行业的发展有着重要影响。目前，我国尚未形成成熟、业内公认的中成药临床综合评价体系。政策研究专家在对基本药物和医保药物选择上均提出，应建立客观遴选原则，对纳入目录的中成药进行科学综合评价，剔除不适宜品种。遴选过程中 HTA 的引入对保证入选各种目录中成药的效益、提高成本——效用、引导临床合理使用及对中成药资源的科学、公平配置都将起到积极的推动作用。为此，基于国内外 HTA 理论框架及实践经验，运用 HTA 方法和流程，从整体的角度出发，针对其药物和临床特征、市场定位和政策需求、卫生经济学要求、药物自身发展需求，形成一个或一系列的调研报告、评价方案和研究策略；对中成药进行多个维度的评价，为其推广使用和政策应用及未来发展提供证据或证据链。通过规范使用 HTA，可整体提高中成药上市后再评价的效率和对需求满足的程度，并使得再评价工作具有预见性、科学性、适用性和经济性，为我国中成药评估提供初步的范式。

（二）引入多准则决策分析方法优化药品临床综合评价

对上市后药品进行获益风险评价不仅需要考虑临床疗效和不良事件，还需要考虑真实世界中药物的相互作用、超说明书使用、各种因素导致的停药、不同利益相关方的价值取向以及各种不确定性因素等。针对这种典型的多因素决策分析过程，需要一种贴合复杂决策分析的方法。2007 年，有学者将决策论的"多准则决策分析（multiple-criteria decision analysis，MCDA）"引入药品评价领域，建立了基于 MCDA 的获益风险评价方法。欧洲药品管理局先后在 2007 年和 2012 年的有关"药品获益风险评估方法学项目"中正式提及并推荐将 MCDA 应用到药品监管决策中。2016 年，国际药物经济学与结果研究协会（ISPOR）工作组提出了一个包含 8 个步骤的 MCDA 实施框架。MCDA 医学决策的应用越来越多，如在 HTA 中的应用、探索药品获益风险、确定医疗卫生领域优先发展主题等。MCDA 方法在药品评价领域中也得到广泛应用，如有研究者用于建立我国儿童用药临床综合评价方法，对不同剂量沃替西汀治疗重度抑郁症的效益与风险进行评价，对抗抑郁药物进行风险效益评价，对治癌药物整体价值评价研究等。这种方法也引起了我国药监部门的重视，2017 年有专家撰文进行了相关介绍，发布了多准则决策分析应用于罕见病药品临床综合评价的专家共识，而中医药领域中近年来也陆续有研究者团队应用该方法开展中成药临床综合评价。

（三）结合 MCDA 和 HTA 开展中成药临床综合评价

目前在基于 HTA 开展药品临床综合评价时仍面临方法学的挑战。如决策方法并不能产生重复的决策结果，依然需要开发更加合理、透明和稳定的决策方法，避免决策者在决策时遗漏重要信息或采用主观的方法。未来的评价方法应该具备结构清晰的 HTA 报告模板、透明化、标准化的信息处理流程，以及能够在帮助决策者的同时考虑多种因素，如临床受益、创新水平、临床证据质量、成本效益、价格和预算影响等。鉴于 MCDA 的特点，2008 年国外学者提出将 MCDA 与标准化 HTA 结合，用于评价和决策过程，建立了

证据与价值对决策的影响（evidence and value：impact on decision making，EVIDEM）框架协作组，并开发了 EVIDEM 使用手册，且有 40 多个国家加入该协作网。

EVIDEM 框架包括针对每个评价准则收集、分析、综合和报告证据的详细方案，评价结果可以通过权重与分数转化为估计值，可用于对同类医疗干预措施的排序和比较。EVIDEM 使用了 MCDA 算法，提出运用线性加权法将卫生技术的价值进行量化分析，旨在通过证据与价值激发反思和合理评价，非常适合解决同类医疗干预措施筛选和评价中多准则、多利益相关者、多价值观的难题。国内外有关 EVIDEM 及 MCDA 方法在药品评价领域不乏应用实例，如加拿大、世界卫生组织（WHO）、国内儿童用药临床综合评价等。

通过应用 EVIDEM 决策框架，构建中成药临床综合评价方法学主体，可为国家相关目录中成药遴选的知政决策提供依据，同时为中医药领域开展 HTA 研究形成初步框架和实施路径。

（廖星）

参考文献

[1] O'ROURKEB, OORTWIJN W, SCHULLER T. The new definition of health technology assessment: amilestone in international collaboration. Int J Technol Assess Health Care, 2020, 36 (3): 187-190.

[2] WHO. 为支持全民健康覆盖开展卫生干预和技术评估.（2014-03-14）[2022-02-11]. https://apps. who.int/gb/ebwha/pdf_files/WHA67/A67_33-ch.pdf.

[3] 徐佩佩，李汶睿，曾力楠，等. 国内外卫生技术评估方法学指南的系统评价. 中国药房，2020，31（12）：1500-1505.

[4] 嵇承栋，朱琳懿，万悦竹，等. 国际卫生技术评估机构协作网卫生技术评估报告清单解读. 中国循证医学杂志，2016，16（03）：369-372.

[5] 陈英耀，魏艳，王薇，等. 中国卫生技术评估的实践与挑战. 中国农村卫生事业管理，2019，39（02）：83-87.

[6] 戴泽琦，徐思敏，吴雪，等. EVIDEM框架介绍及其在卫生决策中的应用. 中国实验方剂学杂志，2022，28（04）：212-218.

[7] 吕兰婷，施文凯，林夏，等. 基于国际经验的医院卫生技术评估实施路径研究. 中国医院管理，2019，39（02）：17-20.

[8] 廖星，郭武栋，曹庄，等. 应用卫生技术评估开展中成药临床综合评价. 中国中药杂志，2020，45（16）：3749-3758.

[9] WEI ML, RUETHER A, HAILEY D, et al. The Newcomer's Guide to HTA: Handbook for HTAi Early Career Network. HTAi Program 2018. Pdf Available from: http://www.htai.org.

[10] 卫茂玲，李为民. 替代动物研究与卫生技术评估前沿. 成都：四川大学出版社，2022.

下篇

循证医学证据转化与应用

第十四章　循证全科医疗

第一节　概述

一、循证全科医疗概述

全科医疗（general practice）是指主要由全科医生所主导的临床医学实践活动。它是应用全科医学的基本原理，整合内、外、妇、儿等各临床专科疾病为基础，以人为中心、家庭为单位、社区为范围的一种新型基层医疗服务模式。在提供全科医疗服务的过程中，全科医生（美国称之为家庭医生）需要基于当前最佳研究证据，充分考虑服务对象意愿后做出决策，以实现对疾病与健康问题的有效治疗和照顾。

循证医学为全科医生提供了一种指导全科医疗实践的理念和方法，培养全科医生检索、评价和应用研究证据的能力以及进行循证实践的习惯，有助于全科医生不断更新自身理论水平，形成批判性思维，建立积极开展科学研究的意识并付诸行动，以获得适用于基层更优质的证据支持临床诊疗服务。

二、循证全科医疗的发展

在基层保健工作中建立全科医学证据基础的思想和研究由来已久，以下几个方面的发展尤具代表性。

（一）循证全科医疗的先驱

在全科医疗发展的历史长河中，涌现了诸多基于基层实践研究的先驱们。他们开发了系统方法来收集、记录和汇总患者的数据，以了解患者的问题。如 Will Pickles 在英格兰为社区患者服务了 50 年，进行了 30 多年的流行病学研究，其著作《乡村实践中的流行病学》描述了各种流行病，如传染性肝炎和流行性胸膜炎。John Fry 在英国的诊室接诊患者的同时，聆听、观察、收集患者资料，通过资料的收集计算患者不适、疾病及接受服务的比率，证实了"全科医生必须观察、研究、分析患者及其所患问题或疾病的覆盖面及概率"。F. J. A. Huygen 作为荷兰的全科医生，在行医过程中专注于记录患者家庭生活和健康的复杂性，在著作《家庭医学：家庭的医学生活史》中揭示了对家庭几代成员的生物、心理、社会因素的阐述。Curtis G. Hames 在佐治亚州的乡村行医时，将古典流行病学与家庭医学结合，记录当地的风土人情、行为习惯及三间分布，探索健康和疾病的发生基础，展开了著名的埃文斯县心血管研究，记录研究结果："从临床观察来看，尽管高血压在黑人中明显更常见，而且他们食用的动物脂肪含量较高，但冠心病在黑人中的发病率似乎低于白人。"这些研究证明了执业家庭医生可以发现重要的新知识，为基于证据的基层卫生保健实践的发展提供了灵感。

（二）基层医疗健康科研网络

高度分化的专科体系的研究成果难以应用到基层卫生系统，开发适用于基层卫生体系的研究成果，成为各国基层卫生利益相关者的共识。在此背景下，基层医疗健康科研网络（practice-based researchnet works，PBRN）在 20 世纪 60 年代诞生于荷兰。此后在西方多国快速发展。美国基层保健机构基于实践的研究始于 40 多年前，愿景是让社区实践通过研究获取证据，解决实践中的问题，以改善患者及社区的健康。第一个北美基层医疗健康科研网络（PBRN），即门诊前哨实践网络（ambulatory sentinel practice network，ASPN）成立于 1981 年，这是一个由美国和加拿大的基层保健提供者组成的研究网络，聚焦基层医疗卫生机构临床实践问题的研究。1997 年，PBRN 建立了 PBRN 联盟（Federation of PBRNs），构建合作实践网络，确立了 3 个基本原则，即以临床医学为基础进行研究、构建以临床医学为基础的研究能力以及通过科研网络强化联系与沟通。到 2019 年，PBRN 的数量增加到全球的 186 个。在过去的 20 年中，PBRNs 通过将其使命扩展到包括改善医疗保健服务和质量改进、实践转型、专业教育、医疗保健政策、改进和参与等多个层面内容，已经演变成健康改善网络，为社区医生依据基于实践基础的研究成果展开工作提供了支持，在世界范围内成为基层卫生学科在科研、教学及创新等领域的重要支柱和发展引擎。

（三）以患者为中心的结果研究

当涉及健康和医疗问题时，患者及其家人和临床医生往往面临着一系列复杂且令人困惑的选择。他们需要可靠的信息来决定哪种治疗或护理方案最适合。以患者为中心的结局研究所（patient-centered outcome research institute，PCORI）是华盛顿特区的一个独立非营利非政府组织，其任务是提高现有证据的质量和相关性，生成有效且可信的信息，帮助人们做出更明智的健康决策，最终改善患者结局。总体目标包括大幅提高有用、可靠信息的数量、质量及及时性，以支持健康决策；加快以患者为中心的结局研究的实施和使用。2012 年 12 月起，PCORI 已资助数百项研究，根据患者的情况和偏好，对医疗保健选项进行比较，以了解哪项证据最有效，解决其最重要的问题和担忧。

（四）BMJ Best Practice 在基层医疗机构的应用

BMJ Best Practice 是英国医学杂志（*The British Medical Journal*，BMJ）制作并出版的循证医学数据库，是 BMJ Clinical Evidence（BMJ 临床证据）的升级产品。Best Practice 是全球最优质的临床决策支持工具之一，基于循证方法学、全球最佳证据（高质量研究成果、指南和专家共识等）和同行评议，并提供可追溯的参考文献等证据源；在学科覆盖、证据采纳广度、同行评议、批判性评估方法、透明度和独立性等关键评估指标上均位列世界第一；是首家提供常见疾病的共患病精准治疗方案，包括 25 000 余种共患病组合；每天更新，纳入最新的循证研究、指南和专家意见，其结构按诊疗思维和流程设计，按步骤提供关于症状评估、检查、治疗方法和随访的建议。自问世以来，已为数万用户提供临床决策支持，帮助优化治疗方案，改善患者预后。2015 年 BMJ 中国区成立，发展适用于中国医疗环境的一流资源和工具。包括本地化的循证医学临床决策支持工具 BMJ Best Practice 临床实践、在线学习平台和课程以及医学研究和论文发表在线课程等。2016 年，BMJ Best Practice 临床实践通过英国皇家全科医师学院（RCGP）的认证（www.bestpractice.bmj.com/info/cn/accredited-by-rcgp/），意味着 RCGP 的全科医生可以更好地利用 BMJ Best Practice 临床实践来支持其专业学习和发展需要。

第二节　循证全科医疗中临床问题构建

一、临床问题来源

在全科医疗实践过程中，大多数患者是以症状、体征、诊断检查结果或健康相关的心理、行为、社会、文化和经济等问题来就诊，决定了全科医生在面对患者时，会遇到预防、病因、诊断、治疗、预后、保健、健康教育、康复等多方面问题。因此，全科医生更需要具备对证据的严格评价能力和熟练使用目前最好的证据的责任。在日常工作中，全科医生有能力发现并完整提出亟待解决的临床问题，是循证全科医疗实践过程中的关键步骤。

二、临床问题的类型和构建

循证全科医疗实践中构建临床问题主要包括两种类型：背景问题（background questions）和前景问题（foreground questions）。

（1）背景问题：是与患者或所患疾病有关的一般知识性的问题，可涉及社区居民健康和疾病的生物、心理及社会因素等方面。这类问题可以是针对任何疾病或健康状态、检测方法、治疗手段或干预措施。构建这类问题常使用"具体疾病或某一方面"加上"问题的词根（谁、什么、何处、何时、怎样、为何）+ 动词"构成。例如，"糖尿病是由什么原因导致的"。

（2）前景问题：是特殊的临床问题，是全科医生根据患者及社区人群的实际情况以及自身工作条件，通过综合分析，从专业角度找到的专门知识的问题，包括病因 / 风险因素问题（病因是什么、致病危险因素有哪些）、疾病诊断问题（检查方法的选择、检查 / 化验的意义）、治疗疗效问题（药物种类选择、剂量选择、治疗方案的比较和选择）、预后问题（病程发展、预后因素、预后改善）、疾病预防（如何预防或降低疾病发生风险）、疾病分布（疾病发病率、严重性）等。构建核心问题可用 PICO 格式：P，患者或问题（population/patient or problem）；I，干预措施（intervention/indicator）；C，对照（comparator/control）；O，结局指标（outcome）。例如，28 岁，男性，复发性疖病 8 个月，采用引流和抗生素治疗，但病情仍反复。患者询问是否有预防复发的措施？使用 PICO 原则构建临床问题：P，复发性疖病患者；I，预防性抗生素治疗；C，未接受预防性抗生素治疗组；O，降低复发性疖病的发生率。构建的问题为复发性疖病患者给予预防性抗生素治疗，与未接受这一治疗组相比，是否降低了复发率？对于全科医生来说，临床问题应考虑是全科医疗实践中常见和急需解决的问题。

　　背景知识越强的医生，越能够提出专业且具体的前景问题。因此，在对全科医生进行循证医学培训过程中，对其获取知识及提出问题的训练与实践，将会大大提高全科医生构建前景问题的能力。

第三节　循证全科医疗的检索

　　全科医学领域的证据检索遵循循证医学的基本策略，即提出临床问题（PICO 构建问题）、确定检索词（通常先选择 P 与 I 或二者之一做关键词，若结果太多时再考虑 O 和 C）、制定检索策略（PICO 四者之间用 AND，近似词或同类词之间用 OR）、选择最合适的资源、总结评估证据、应用证据。对于以证据应用为主的全科医生来说，证据获取途径建议遵循证据强度递减顺序逐步参考证据。

一、常用全科医学专业循证检索资源

　　1. 临床决策支持系统　应用临床决策支持系统是全科医生进行循证全科医疗的最直接有效的方式。随着"互联网+人工智能"的不断推进发展，临床决策支持系统在基层应用越来越受到重视。

　　（1）Info POEM：为区别以疾病为导向的证据（disease-oriented evidence，DOE），美国家庭医学教授 David Slawson 和 Allen Shaughnessy 率先定义了以患者为导向的证据（patient-oriented evidence that matters，POEM），以针对与患者相关的重要结局如发病率、病死率或生活质量的改变。全科医生采用 POEM 的证据来指导临床决策更符合以"患者为中心"的照顾宗旨。目前 POEM 理念已被广泛接受并受到重视，诸如新英格兰医学杂志、柳叶刀等高质量期刊均纳入了 POEM 文献，美国家庭医师杂志（AFP）更是每期都有刊出 POEM 的文献，连续发布每年确定为 POEM 的前 20 项研究。通过关注 POEM 和发表 POEM 的期刊，忙碌的全科医生可以在短时间内获得对患者最有价值的信息。随后建立的 Info PEOM 循证医学数据库，极大地帮助了基层医生遵循 POEM 理念查询使用证据的能力。网址：www.essentialevidenceplus.com/。

　　（2）BMJ Best Practice 中文版：BMJ Best Practice 是首个提供全中文版本的国际循证医学临床决策支持系统；也是首个可同时支持网页端、手机应用端以及电子病历和本地大数据智能集成等多种平台应用的循证医学支持系统，成为忙碌的全科医生偏爱的证据检索平台。Best Practice 包括两种界面：疾病诊治标准界面（提供疾病的详细内容，包括诊断治疗等信息）和分析评估界面（体征、症状、检查等）。中文网址：www.bestpractice.bmj.com/info/cn/。

（3）UpToDate 临床顾问：UpToDate 始建于 1992 年，是基于循证医学原则的临床决策支持系统，成为医生在诊疗时获取医学知识的主要资源。它整合的研究证据给出了分级的推荐意见，这些意见都有助运用于临床实践。UpToDate 的专题都由医生撰写和编辑，他们恪守严谨的编辑流程并利用先进的专题发布平台，根据研究进展随时对专题内容进行更新，帮助用户及时掌握最新的循证临床信息，被称为全球最值得信赖的循证医疗信息源。UpToDate 临床顾问是 UpToDate 的中文版产品。UpToDate 临床顾问不仅在内容上与 UpToDate 保持一致，还将国内药物专论数据库整合至专题中，帮助中国医生了解实用临床用药信息。由于更贴近临床医生的应用关注点，多从症状入手，被视为非常专业且实用的工具。网址：www.uptodate.cn/home。

2. **临床指南** 分为循证临床指南和专家共识指南，是目前的基层全科医生在实施循证全科医疗过程中最常参考的证据来源。我国基层版临床指南正在不断开发，其中多以专家共识指南为主。中华全科医师杂志陆续出版了一系列基层版临床指南供我国基层全科医生使用。此外，全科医学领域的高质量期刊也为全科医生提供了优质的证据来源。

（1）家庭医疗（*Family Practice*）：创刊于 1977 年，是牛津大学出版社旗下系列杂志之一。为全科医生、全科领域的教师和研究者提供最新的医学信息，传播有利于全科医生诊疗实践的循证医学研究成果和其他相关研究成果。该期刊涵盖医疗保健服务、流行病学、公共卫生和临床案例研究等领域。网址：www.academic.oup.com/fampra。

（2）《英国全科医学杂志》（*The British Journal of General Practice*，BJGP）：创刊于 1953 年，由英国皇家全科医师学院主办，是最早出版的全科医学领域的期刊。是全球基层保健研究的领先期刊，为全世界的家庭医生和基层保健研究者提供全科医学教育、临床研究与方法、临床指导、卫生服务管理、社论、述评等。网址：www.bjgp.org/。

（3）《家庭医学年鉴》（*Annals of Family Medicine*）：创刊于 2003 年，由美国家庭医师学会主办。北美排名第一的同行评审基层保健研究期刊，致力于推进对理解和改善健康和基层卫生保健至关重要的知识。主要涉及临床医学、生物医学、社会学和卫生服务研究等。网址：www.annfammed.org。

（4）《美国家庭医师》（*American Family Physician*，AFP）：创刊于 1950 年，由美国家庭医师学会主办，前身是《全科医生》（*General Practitioner*）。作为基层保健医疗信息的既定来源，AFP 是卫生保健专业人员可靠的循证医学信息来源。AFP 开发了一系列高质量的、以卫生保健为重点的循证内容，为家庭医生和其他提供基本保健的医生提供高质量的继续医学教育资源，促进家庭医学专业的学术研究。网址：www.aafp.org/journals/afp.html。

（5）美国社区预防服务指南网（the guide to community preventiveservices）：是收录美国预防服务工作组（the U.S. Preventive Services Task Force）所有研究结果（包括系统评价、推荐意见等）的官方网站，提供应用指南促进社区健康的案例及幻灯片帮助理解工作组的推荐意见。美国卫生保健研究与质量机构（the Agency for Healthcare Research and Quality，AHRQ）为小组提供持续的科学、管理和传播支持。网址：www.ahrq.gov/clinic/pocketgd1011/pocketgd1011.pdf。

（6）《澳大利亚全科医学杂志》（*Australian Journal of General Practice*，AJGP）：创刊于 1974 年，由澳大利亚皇家全科医师院主办，前身是澳大利亚家庭医师（*Australian*

Family Physician，AFP）。办刊宗旨是为澳大利亚全科医生提供优质的患者照顾的指南、证据基础、确切的医疗信息，引导全科医生从事全科医疗、研究、教育等工作时均需考虑不同地理和社会背景。网址：www.racgp.org.au/afp/home。

（7）《加拿大家庭医师》（*Canadian Family Physician*，CFP）：创刊于 1967 年，由加拿大家庭医师学院主办。办刊宗旨是确保家庭医生、研究者、教育者和政策制定者及时了解最新信息、接触家庭医学最新理论，促进家庭医学学科不断发展和患者照顾质量的不断改进。网址：www.cfpc.ca/en/member-services/value-of-membership/canadian-family-physician。

（8）《中国全科医学》：创刊于 1998 年，国家卫生健康委员会主管，中国医院协会主办的国内首家公开出版发行的全科医学学术期刊。是全科医学学科引入我国以来创办的第一本全科医学专业性学术期刊，为北京大学《中文核心期刊要目总览》来源期刊、中国科技核心期刊。刊物主要面向全科医学和社区卫生服务以及相关专业的研究者、教育者、政策制定者、管理者、全科医生以及社区卫生服务工作者。2021 年入选 WJCI（世界期刊影响力指数报告，在全球医学综合期刊中位列 Q2 区），2016—2021 年连续获得"百种中国杰出学术期刊"称号及"中国精品科技期刊"。网址：www.chinagp.net/CN/1007-9572/home.shtml。

另外，中国全科医学出版社创建了一本面向国际的、同行评审的开放获取英文期刊 *Family Medicine and Community Health*（FMCH），专门研究与家庭医学 / 全科医学和社区健康相关的常见主题，涵盖流行病学、公共卫生、社会和预防医学、研究和循证医学、社区卫生服务、患者教育和健康促进以及健康伦理等学科，特别关注慢性疾病的管理。该杂志旨在为国际同行提供全科医疗和社区卫生服务参与和交流知识。

（9）《中华全科医师杂志》：创刊于 2002 年，由中国科学技术协会主管，中华医学会主办并编辑出版的全科医学领域的国家级学术期刊，现为中国科技核心期刊（中国科技论文统计源期刊）。重点面向各级医疗机构的全科医生、关注全科医学发展的各专科医师、住院医师、社区卫生服务各类技术人员、医学院校学生以及全科医学和社区卫生的科研、教学及管理人员。内容包括述评、专家论坛、指南与规范、论著、综述、专题报道、全科医生手记、病例故事、社区诊疗案例、循证概要等。网址：www.zhqkys.cma.org.cn。

（10）中华全科医学：创刊于 2003 年，由国家卫生健康委员会（原卫生部）主管、中华预防医学会主办、国内外公开发行的中央国家级医学专业期刊，为中国科技核心期刊。刊物宗旨：宣传全科医学知识，传播全科医学技术、方法及全科医学理念；建立和完善以患者为中心，以家庭为单位，以社区为范围的服务网络；开拓研究领域，介绍研究成果和学术成就，促进全科医学信息的传播和学术交流，繁荣和发展全科医学事业。刊物主要面向基层广大医务人员、医学院校广大师生，以及从事全科医学基础、临床、科研、教学、管理工作者。网址：www.zhqkyx.net。

二、选择数据库和检索平台

循证医学常用检索数据库及检索平台同样适用于全科医学领域的证据检索。对于我国基层的全科医生来说，全科医学领域的高质量临床指南、期刊、PubMed 及中国知网（CNKI）等是获取循证资源最为常用的数据库及检索平台，此处不再赘述。

三、制定检索策略

全科医生需要掌握一定的检索技巧，如数据库的选择和方法、正确选择检索词、制定合理的检索策略，才能检索到符合需要的高质量的研究文献。具体策略参加第四章，此处不再赘述。

第四节　循证全科医疗的证据评价

一、证据评价要素

证据评价的基本要素包括以下 3 个方面：①内部真实性（internal validity）；②临床重要性（clinical importance）；③适用性，即外部真实性（external validity, generalizability, applicability）。具体评价内容包括研究的方法学质量如何、研究显示的效果的大小和精确度以及研究的结果是否可以外推到自己的患者。研究证据要想应用到实际工作中，首要条件就是研究结果必须真实，即经过严谨的科研设计进行科学研究取得的研究结果的；其次要考虑其在基层临床应用的价值有多大；最后考虑其是否适合具体应用的患者或环境。

二、证据评价工具

循证医学证据质量影响着医疗进步及患者的干预效果和生活质量。针对不同的临床问题，如治疗、病因、诊断和预后的研究，其采用的研究的设计类型和实施方法不同，因此其评价标准与指标也不同。

很多学术机构研发了不同类型的证据评价工具，用于评价随机对照试验、队列研究、病例对照研究、横断面研究、诊断试验和系统评价等不同类型的证据。2004 年《美国家庭医学》杂志联合美国的多家学术杂志和全科医学组织提出家庭医学领域的循证医学推荐分类法（Strength of Recommendation Taxonomy，SORT），并建议使用 SORT 对全科医学和基层保健领域的论文进行质量评价。SORT 强调使用以患者结局为导向（DOEM）来衡量发病率或死亡率的变化。目前证据评价工具较多，分别适用于不同类型的研究证据，因此，在选择和使用工具进行证据评价时要审慎对待，还需结合各种研究的重要性和适用性进行综合评价。

第五节　循证全科医疗的证据应用

一、临床证据应用范围

临床实践中应用最佳证据不能机械照搬，证据的有效性仅是针对研究人群，并非现实中的所有人群，必须将证据结合患者的实际情况，通过全科医生的专业判断来做决定。应用证据时应该考虑以下问题：①接诊的患者是否与证据中患者情况相同；②研究者是否测量了所有结局；③干预措施的获益是否大于弊端；④接诊患者的价值观、期望和需求是什么；⑤证据在全科诊疗中的可行性如何？全科医生需要根据以上内容综合考虑，与患者及家属共同讨论对证据的应用。

在全科医疗实践中，医生服务的患者往往是多个健康问题共存，尤其在老年慢性病患者，改善这些健康问题需要复杂的综合措施，难以同时处理所有问题。因此在利用证据进行最佳决策前，需要和患者详细讨论确定优先解决的健康问题。

二、患者参与临床决策

患者角度的需求、期望、价值观是循证医学决策的要素之一。而以患者为中心的全科医疗照顾则强调在积极和谐的医患关系下突出患者角色的重要作用和价值。在基层中要想真正实现循证全科医疗实践，除了生产契合基层情境的高质量证据之外，患者参与决策同样至关重要。

为提高患者参与临床决策的程度和能力，实现医患共同决策，各国开发了一系列决策辅助工具，以协助患者做出决定，减少治疗计划上的冲突，增加患者对疾病的了解。同时研究者开发了诸多工具来评估患者参与决策。全科医疗连续性服务及综合性服务的提供，使得全科医生与患者之间建立起亲密的医患关系，在这种优势环境下，全科医生可以借助评估工具，帮助患者熟练使用决策辅助工具，提高患者参与决策的能力，鼓励并引导患者参与决策，实现与患者共同商讨治疗和管理方案，使者的个人意愿、价值和选择更好地与医疗方案、临床证据相结合，实现循证全科医疗实践。

三、循证全科临床实践案例

某全科医疗门诊的 A 医生接诊了一名患者，40 岁，从事管理工作，既往体健。2 个多月前其母亲因病去世。患者一周前曾来中心就诊，主诉自母亲去世后，一直入睡困难，被诊断为慢性失眠症——睡眠障碍，当时另一名医生接诊，为患者开了安眠药。本次患者就诊想继续开一些安眠药。A 医生考虑到使用安眠药并不能真正解决该患者的问题，仅在睡眠开始时起作用，很快就会产生依赖性。在征得患者同意后，从电脑登录 BMJ Best Practice 循证医学库，试图寻找一些有用的治疗信息。在搜索框里输入"慢性失眠"，找到了关于慢性失眠症——睡眠障碍的循证证据概要如下：

慢性失眠症治疗选择分为非药物治疗和药物治疗，其中非药物治疗包括认知行为治疗（CBT-I）、睡眠和放松技巧等。根据患者的意愿、失眠的严重程度、治疗的风险与获益，以及行为疗法等专科治疗选择的可及性，采取个体化治疗方案。

1. 认知行为疗法（CBT-I）　是慢性失眠的一线治疗（临床实践指南：强烈推荐，中等质量证据），能有效长期治疗失眠，可实现有效性和安全性之间的最佳平衡，但需患者依从和医生培训。在临床医生指导下，无论是通过面对面的个人或小组形式，还是通过基于互联网的CBT-I（有时称数字CBT或dCBT），均有效。越来越多证据表明dCBT有效性与面对面CBT相当。dCBT可能增加患者获得CBT-I的机会，为患者和临床医生提供更多针对失眠的循证治疗（CBT或药物治疗）选择。

2．睡眠卫生和松弛疗法　关于大多数失眠非药物治疗的证据有限（CBT-I除外），不足以确定不同非药物治疗之间的相对有效性。对于无法采用或不愿采用CBT-I的失眠患者，睡眠卫生和放松技巧是治疗失眠的恰当初始非药物治疗选择，特别是对于不愿意使用药物或对催眠药反应欠佳的患者。

睡眠卫生包括建立有利于睡眠的习惯，例如保持有规律的作息时间、避免日间小睡、睡前避免饮酒和使用电子设备以及避免咖啡因。没有足够证据表明单独使用睡眠卫生技术可有效治疗失眠，但在与其他特定干预措施联合使用时可能有所帮助。

放松技巧包括渐进式放松、引导想象和冥想，以及生物反馈。据报告，对于失眠与基础健康状况无关的成人患者，音乐干预措施（特别是与音乐相关的放松和听音乐）可改善睡眠。

有证据证实，自助治疗（如锻炼）对于治疗慢性失眠具有轻至中度疗效。

3．药物治疗　在获得行为治疗的机会有限或没有机会、患者无法参与行为治疗或行为治疗无效的情况下，药物是治疗失眠的替代选择。主要推荐使用的催眠药物有唑吡坦（zolpidem）、埃索匹克隆（eszopiclone）、扎来普隆（zaleplon）、雷美替胺（ramelteon）、苏沃雷生（suvorexant）等药，不推荐使用曲唑酮（trazodone）等药，但以上药物推荐/不推荐的证据质量均为弱。有研究证实唑吡坦治疗能够持续而显著地改善睡眠，也能改善第二天的注意力和早晨的困倦。

催眠药联合抗抑郁药或抗焦虑药已经证明在治疗失眠合并抑郁和焦虑时有疗效。

催眠药不良反应：长期使用催眠药的安全性尚不清楚。一些指南建议将催眠药治疗限制在短期内（4～5周）。但是，也有的指南并不建议这种限制。鉴于老年人使用催眠剂的风险可能增加（例如痴呆症、骨折和重伤），均建议尽可能为失眠老年人提供非药物治疗。

通过检索获取了最佳证据后，A医生为患者提供了一份报告，并与患者讨论了各种可供选择的治疗方案。医生建议患者转诊到有CBT的专科医院或帮其联络dCBT，但患者拒绝了该项建议，更倾向于接受音乐和运动干预。因此，基于以患者为导向的证据，A医生将干预具体实施方法向患者做了介绍和展示，并和患者商讨取得一致意见，暂时不再使用安眠药，一周后复查以评估当前疗法的治疗效果。

综上，全科医生需要学习本书上篇各章内容后，再结合此章对契合全科医疗领域的循证医学证据资源和获取途径，以实现全科医疗循证决策。

（赵亚利　张玲）

参考文献

［1］梁万年，路孝琴. 全科医学. 2版. 北京：人民卫生出版社，2018：2，39，51.

［2］汪洋，徐志杰，LILi，等. 北美基层医疗健康科研网络体系早期的创建和发展：一项基于历史视角的文献综述. 中国全科医学，2021，24（28）：3525.

［3］RHYNE RL, FAGNAN LJ. Practice-based research network (PBRN) engagement: 20+ years and counting. J Am Board Fam Med, 2018, 31(6): 833-834, 839.

［4］HICKNER J, GREEN LA. Practice-based research networks (PBRNs) in the United States: growing and still going after all these years. J Am Board Fam Med, 2015, 28(5): 541-544.

[5] KWAG KH, GONZáLEZ-LORENZO M, BANZI R, et al. Providing doctors with high-quality information: an updated evaluation of web-based point-of-care information summaries. J Med Internet Res, 2016, 18(1): e15.

[6] JACOBSON LD, EDWARDS AG, GRANIER SK, et al. Evidence-based medicine and general practice. Br J Gen Pract, 1997, 47(420): 449.

[7] EBELL MH, SIWEK J, WEISS BD, et al. Simplifying the language of evidence to improve patient care: strength of recommendation taxonomy(SORT): a patient-centered approach to grading evidence in medical literature. J Fam Pract, 2004, 53(2): 112.

[8] GALBRAITH K, WARD A, HENEGHAN C. A real-world approach to evidence-based medicine in general practice: a competency framework derived from a systematic review and Delphi process. BMC Med Educ, 2017, 17(1): 78.

[9] 宋儒亮，卫茂玲，苏维. 科学管理，依法维权，推进社区卫生服务事业健康有序发展. 中国循证医学杂志，2007，（12）：888-893.

第十五章 循证公共卫生决策

第一节 概述

一、公共卫生的基本概念与内容

公共卫生是一门通过有组织的社区活动来预防疾病、延长生命、促进心理和躯体健康并能发挥更大潜能的科学和艺术。工作范围包括改善环境卫生、控制传染病、进行个体健康教育、组织医护人员对疾病进行早期诊断和治疗、发展社会机构，从而确保社区中的每个人都享有足以维持健康的生活水平，实现其与生俱有的健康和长寿权利，此定义由世界卫生组织（WHO）1952 年采纳被并沿用至今。

公共卫生旨在预防疾病、延长寿命和促进健康，是国家和全体国民共同努力的公共事业，需要政府、社会、团体和民众的广泛参与。它侧重于疾病防控、环境污染控制、卫生政策与管理、卫生监督与执法、卫生经济等宏观调控。重点工作是改善环境卫生（空气、水体、土壤、食品、工作学习场所等）和疾病预防，已演变为一种社会管理职能。公共卫生要求从业人员来自多种专业，它不治疗个人，但通过组织社会力量来保护和促进社区和人群的健康，在推动医药卫生体制改革、促进社会进步等方面发挥了积极的作用。

为保护和促进大众健康，各国家和地区许多健康促进项目都开展多年，利益相关方（如投资者、决策者及项目实施者）都希望了解经费、时间、精力等投入是否价有所值。但因未对已有研究结果进行系统评价和再利用，随后的决策、投资、政策制定过程仍缺乏客观依据，造成资源浪费。此外，经济全球化带来的公共卫生国际化，对突发公共卫生事件的预测、预警与处理都提出了更高要求，公共卫生如何筹资、如何实现快速应对、高效运行，这就需要决策者综合考虑资源和价值平衡才能做出切合实际的公共卫生决策。公共卫生领域的工作主要基于社区或人群开展，遵循循证医学的原则和理念至关重要，主要体现在：①保证公共卫生决策基于科学证据并有效实施，促进公共卫生领域证据的转化与利用；②能保证得到最新、可靠的信息，并及时了解哪些决策能解决所针对的公共卫生问题及哪些决策是无效或有待改进；③针对专门的公共卫生问题，在第一时间内评估证据时，能有效提供最好的信息数据；④促进公共卫生资源的科学配置，提高资源利用效率；⑤促进公共卫生循证研究的水平，发展公共卫生学科的理论与方法。

二、循证公共卫生的基本概念

（一）循证公共卫生

循证公共卫生（evidence-based public health，EBPH）主张遵循现有最好的证据制定公共卫生项目和宏观卫生政策，减少甚至消除无效、不恰当、昂贵和可能有害的卫生实践，保证公共卫生决策基于科学证据并有效实施。1997 年，Jenicek 最早对循证公共卫生的定义为："谨慎地使用现有最佳证据对社区和人群的保健、疾病预防、健康维护和改进（健康促进）做出决策"。2004 年，Kohatsu 等强调循证公共卫生应考虑社区需求，是将循证干预与社区需求结合来提高人群健康水平的决策过程。Brownson 等概括循证公共卫生的要素有：①使用经过同行评审的最佳证据做出决策；②系统使用信息资源；③制定决策理论框架；④开展需求评估和决策；⑤后效评估；⑥向主要利益相关者传播所研究的内容并后效评价。因此，循证公共卫生可定义为：以当前可获得最佳证据为基础，以社区及人群为对象，制定和评价公共卫生政策和项目，最终达到维护和提高人群健康水平的全过程。

（二）循证公共卫生决策

循证公共卫生决策（evidence-based public health policy，EBPHP）是指在进行干预策略或方案的选择过程中，遵循当前最佳科学证据，考虑当地可获得的卫生资源以及政策受众的价值取向，结合管理者的实践经验，做出价有所值的选择的过程。从循证公共卫生决策的概念，可以看出科学证据、社区居民的卫生服务需求、可利用的资源是循证公共卫生决策的三要素（图 15-1）。

循证公共卫生决策是循证公共卫生中的重要且核心的工作，是政府和公众共同参与、公开透明的过程，科学明智的决策将给公众和事业发展带来积极影响，而决策错误则会给民众和政府造成负面影

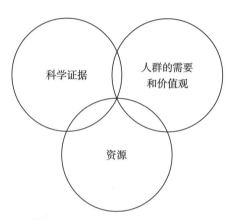

图15-1　循证公共卫生决策的三要素

响，导致资源的浪费、加剧健康不公平性、阻碍居民健康水平提高，影响民众对政府的信任和政策公信力。循证公共卫生决策的关键是证据的获取，核心是证据的评价，目的是为科学决策提供依据。

高质量的政策源于科学制定过程，需要卫生研究者、卫生决策者及公众之间的共同努力。循证公共卫生决策的出现，使卫生研究者、决策者和公众需求之间形成了一个卫生服务链：研究者和公众向决策者提供科学的研究证据和卫生需求，决策者根据具体的研究证据和需求来制定政策，从而使卫生政策更加具有针对性和有效性。循证决策不仅为解决西方发达国家医疗卫生和公共卫生服务的困境提供了新的契机，其重要性在资源匮乏的发展中国家显得更加突出。

三、循证公共卫生决策的重要性

1. 有利于整合和提升现有成果的能效　循证公共卫生决策可有效整合现有公共卫生研究证据，帮助公共卫生决策。

2. 有利于促进知识和经验的共享　循证决策方法有助全球性共享公共卫生知识和经验。大多数循证决策证据库都为使用者提供阅读和理解的使用简介和证据概要，以快捷利用研究成果。

3．有利于提升科研创新的效率　由于循证公共卫生决策所使用的证据库有别于通常意义的数据库，因此要求检索者具备一定的专业检索知识，并要求对待检索领域有一定程度了解。这些都促使该领域不断改善和创新检索方式以提高效率。

4．有利于指导公共卫生决策者决策　在公共卫生决策过程中加强循证的理念，可避免政策制定者的主观偏倚。在西方发达国家，循证公共卫生决策的方式已经形成，各类循证决策平台提供了大量高质量的循证决策证据，为公共卫生决策者提供了方便。如加拿大 Mcmaster 大学建立的循证决策网络推广平台，截至 2015 年 1 月，共有 3 000 余条帮助卫生决策的循证决策系统评价，其中有 227 条记录是政府卫生系统管理效果的循证决策证据。

四、循证公共卫生决策现状和问题

（一）发达国家公共卫生与预防医学领域的循证决策与实践

发达国家循证公共卫生起步早，理论和实践均积累了较为丰富的经验。如 1993—2003 年，美国传染病协会、美国疾病预防控制中心等 5 个决策组织将当时最新流行病学证据应用到结核病控制的实践中，到 2003 年美国结核病发病率降低了 44%；美国还依据循证公共卫生研究制定了一系列公共卫生循证指南（evidence-based guideline，EBG），如《社区预防服务指南》（*The guide to community preventive services: what work to promote health*）、《临床预防服务指南》（*The guide to clinical preventive services*）等，对美国的公共卫生教育、科研产生了重要影响，催生了癌症控制数据平台（cancer control P.L.A.N.E.T）、美国物质滥用和精神健康服务管理局等公共卫生机构。此外，很多国家为提高公共卫生工作者的循证公共卫生实践能力开展了各项培训，在提高循证公共卫生实践方面起到重要作用。

英国和加拿大是最早开展循证决策的国家。1997 年英国牛津大学的 J. A. Muir Gray 教授提出循证卫生保健（evidence-based healthcare，EBHC）的概念，主要关注公共体系、公共产品、公共服务等公共卫生领域的问题，标志着循证公共卫生在英国的发展。1999 年 NICE 成立，从 2005 年至今已发布 57+ 项循证公共卫生指南。加拿大 Mcmaster 大学作为循证医学与临床流行病学发源地，拥有大量循证医学专家学者，引领着全球循证医学发展。1997 年，加拿大 Mcmaster 大学的 M Jenicek 教授首次提出循证公共卫生的定义。近年 Mcmaster 大学面向世界举办了多届高水平的循证医学培训，包括循证医学的实践及循证卫生体系的建立等，影响着世界各国循证医学及循证公共卫生的发展。

（二）我国循证公共卫生决策与实践

以四川大学为牵头单位统筹协调成立的中国循证医学中心 / 循证医学教育部网上合作研究中心，频繁组织召开的学术会议交流以及循证技能培训，包括但不限于历届亚太地区循证医学研讨会，几乎都包含循证公共卫生与预防医学的话题和讨论，使得循证医学理念逐渐应用到公共卫生领域并开展了富有成效的工作。在中国循证医学中心帮助扶持下，联合美国加州大学社会工作学院、兰州大学共同建立了中国儿童和老年社会 – 心理 – 环境健康服务的证据转化平台，致力于推广循证决策方法的应用发展与普及。

2002 年由北京大学支持成立的循证医学中心，主要开展疾病防治措施的评估、医学干预措施的成本效益分析、疾病医疗卫生服务需求研究和宏观医疗卫生政策关键领域的研究工作。在国家卫生主管部门组织协调下，2006年由英国国际发展署支持、成立由重庆医科大学协调的中国循证卫生保健协作网，四川、北京、山东三省的卫生行政部门和循证医学专家学者积极参与，致力于开展结核病防治、三峡移民健康、妇幼及儿童健康等领域的证据生产及传播。2015年武汉太和医院及武汉大学中南医院等也先后建立了循证医学中心。国内各高校/机构循证医学中心与卫生技术评估中心积极合作，共同努力推动着循证决策理念在中国公共卫生及预防医学领域的应用。目前，循证医学概念已广泛应用于公共卫生和预防医学领域，尤其在行为、健康教育和预防措施的疗效和筛查等方面，改进了某些观念，优化了卫生保健措施，提高了有限卫生资源的利用。

同时，我国已初步建成覆盖各类主要健康问题及重点人群的疾病监测系统，包括传染病监测、慢性非传染病及相关危险因素监测等系统，这些监测系统为了解疾病发生规律、衡量疾病负担、评价防控效果和循证决策提供了有力证据。此外，很多学者就循证公共卫生决策进行理论探讨及其在慢性病防治中的应用。然而，目前我国循证公共卫生决策仍主要处于循证策略研制阶段，我国公共卫生领域的循证决策发展还相对薄弱，循证理念在公共卫生决策中尚未真正发挥作用。主要问题表现在：

1. **缺乏成熟的循证研究系统理论框架** 规范有效地开展循证公共卫生决策需要循证研究的系统理论框架，包括操作流程、证据类型和方法选择等指导，而目前我国公共卫生领域的循证指标和规范发展缓慢，公共卫生相关指南及技术规范以专家意见为主，造成循证评估框架不明，证据没有标准对照等问题，循证结果在循证决策中的价值也被削弱。国外循证公共卫生决策在对疾病评估、经济学评价、健康影响评价等方面的方法和证据运用较成熟，可为我国基于国情完善循证公共卫生决策的理论提供参考。

2. **优质的公共卫生决策数据库和证据不足** 我国目前主要依靠Cochrane协作网、Campbell协作网等决策数据库开展循证公共卫生决策，这些数据库对发展中国家的资料收集较少。公共卫生决策的地域性特点决定了应结合我国医改、社区卫生服务、医养结合等重大改革实践，充分利用大数据和现代信息技术，构建我国循证公共卫生决策数据库，不断拓宽证据类型，提高证据质量。

3. **公共卫生决策者和工作者循证意识和能力较弱** 相对于发达国家而言，中国的循证决策之路任重道远。研究人员提出研究课题时，更多的是根据自己的专业兴趣及特长而非卫生服务的特定需求。有必要应加强不同岗位工作者的循证公共卫生决策理论与实践方法培训，在医学院校及公共卫生学院设置循证公共卫生决策相关课程，提高相关人员的循证决策意识和能力。

4. **缺乏长期稳定的支持系统** 循证公共卫生决策属于管理学，很多情况下缺乏持续的资金支持。因此，循证公共卫生决策者应该主动与政府进行有效沟通，了解决策者需求，提高证据产出与应用的效率。同时，政府应加强对公共卫生的投入，根据公共卫生研究的特点和社会需求有针对性设立长期稳定的资金支持。

5. **多部门合作有待加强** 公共卫生问题涉及面广，循证公共卫生决策中应注重多学科、多部门交叉与合作。目前循证公共卫生决策研究者构成较为单一，且与决策者和其他部门的沟通不充分，导致相关研究不能在决策中发挥作用。因此，搭建证据转化传播交流平台，加强决策制定者和研究者在政策制定过程的有效沟通，建立证据产生、归纳总结和利用的良性循环，提高我国循证公共卫生决策的效率和质量。

第二节 循证公共卫生决策的实践步骤

循证公共卫生决策实践的步骤与循证医学实践大致相同，但在一些具体问题上与循证医学存在较大差异，具有更大难度。主要体现在卫生政策检索的复杂性、循证医学方法在循证公共卫生决策上的局限性和政策质量评估的复杂性三个方面（图 15-2）。

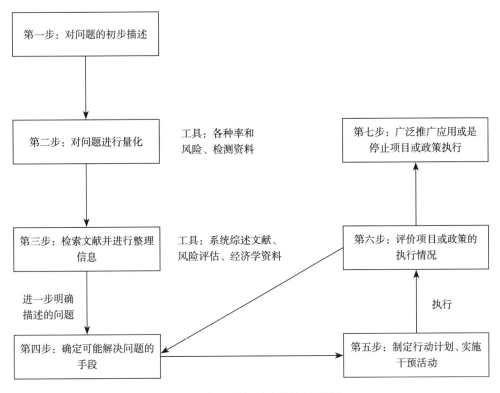

图15-2 循证公共卫生实践的实施框架

一、提出公共卫生问题

（一）问题的提出

公共卫生以促进居民健康，延长期望寿命为目的，该领域的实践对象多为人群或社区组织。主要围绕三个方面提出问题：一是"what"类问题，即"需要做什么？"，在实践之前需要知道卫生需求及卫生资源的大小和分布，以制定相应政策或干预；二是"how"类问题，即"做得怎么样？"，对正在实践中的项目进行评价，围绕其卫生需求范围、目标人群、质量、成本以及效果或影响等，评估项目的进展以及判定是否需要进行调整；三是"why"类问题，即"为什么会这样？"，确定在实践过程中发生的问题，分析其原因，并找到解决方法。

（二）问题的排序

在公共卫生领域，同时会面对许多有待解决的问题，因此，需要根据一定的原则和标准，将问题进行排序遴选出优先重点需要解决的问题。可依据表15-1原则来确定优先解决的问题。

表15-1　优先排序的原则

排序原则	等级评分
1. 相关性	1= 不相关；2= 相关；3= 高度相关
2. 避免重复	1= 问题已有答案；2= 已有部分信息，但主要问题未解决；3= 未解决
3. 可行性	1= 不可行；2= 可行；3= 非常可行
4. 政治上的可接受性	1= 官方不接受；2= 有可能被接受；3= 完全可能接受
5. 适用性	1= 不可能被接受；2= 有可能被接受；3= 完全可能接受
6. 迫切性	1= 不迫切；2= 一般；3= 非常迫切
7. 伦理学上的可接受性	1= 较严重的伦理学问题；2= 较小伦理学问题；3= 无伦理学问题

根据上述等级给出的原则评分，计算总分，将所有问题按总分排序，然后选择总分最高的作为优先解决问题。

（三）构建公共卫生问题的循证模式

根据公共卫生决策问题的特点，参照构建临床问题的 PICO 原则，构建一个优先解决的具体公共卫生问题，需要明确该问题所面对的对象（object）、解决该问题可供选择的策略（strategy）、这些策略实施的效果及其适用的环境与条件（outcome）、可衡量问题是否得到解决的研究方法（study design），即 OSOS 循证模式。

1. **确定公共卫生问题的对象（O）**　公共卫生问题的研究对象不是个体，而是面临特殊疾病、特殊状态的特征群体，如吸烟的孕妇、艾滋病感染者，也可以是提供基层公共卫生服务的医护工作人员，如，抗击COVID-19的一线医护人员等。但无论何种类型的研究对象，研究者都需要严格界定其范围，清晰定义概念，使纳入和排除过程具可操作性。

2. **确定公共卫生策略（S）**　为了制定的公共卫生策略具有科学性、可执行性，研究者在熟悉面对的公共卫生问题的前提下，制定具体的干预方案或者决策，同时可对决策实施的环境背景或者卫生体系进行限定。

3. **确定公共卫生决策实施的效果（O）**　公共卫生决策中，通常所使用的干预手段很难在短时间体现出效果，有的甚至长达几十年才有初步成效，所以只能根据公共卫生政策研究的结果进行定性描述。同时，综合特定的地区背景进行评价，不能完全依据其统计学意义衡量政策干预是否有效。

4. **公共卫生问题的研究方法（S）**　公共卫生决策领域中，对整个人群进行干预性研究存在很大困难，随机对照试验更是难以操作与实施。因此，在公共卫生政策研究中经常利用的研究方法主要是观察性研究。

总之，要提出一个好的公共卫生问题，同样需要具备系统扎实的基础医学、临床医学以及预防医学等方面的专业知识和技能，深入现场观察和综合分析当地需求，以社会、宏观、微观相结合和与群体观的角度去发现、提出、构建循证公共卫生问题。

二、公共卫生证据的搜集

公共卫生研究的检索策略制定同临床研究，略有不同的是检索词的制订主要依据 OSOS 原则对提出的公共卫生问题进行分解。通常检索词主要来源于 O（研究对象）和 S（干预策略），而较少采用 O（结果指标）和 S（研究类型）。

根据优先要解决的公共卫生问题，决定要查找的研究证据。循证公共卫生政策的制定不仅仅是医学领域的科学技术就能解决，其他如社会学、经济学、教育、伦理、司法等非医学领域的证据同样对循证公共卫生政策起着关键作用。

（一）公共卫生监测数据

公共卫生监测是指长期、系统地收集有关健康事件、卫生问题的资料，经过科学分析和解释后获得重要的公共卫生信息，并及时反馈给需求者，用以指导制定、完善和评价公共卫生干预措施与策略的过程。旨在为决策者提供循证决策依据，评价决策效果。公共卫生监测数据可以反映特定区域内某疾病或公共卫生问题的现状，预测发生某种健康事件的可能及其规模，为探寻事件发生的原因和影响因素提供线索，为制定相应控制措施提供参考依据，并为评价控制措施是否得当、有效提供证据。目前，我国公共卫生监测的种类主要包括疾病监测（如传染病、恶性肿瘤、心脑血管病、糖尿病、精神性疾病、职业病、出生缺陷等），死因监测，症状监测（如流感症状、发热、腹泻），行为及行为危险因素监测（如吸烟、酗酒、汽车安全带的使用、不良饮食习惯、体力活动等），其他公共卫生监测（如环境、食品与营养、药物不良反应等）。

（二）流行病学研究

多数公共卫生研究侧重疾病与影响因素之间的因果关系，如描述性研究主要用于探索疾病的病因，也是提出病因假设的第一步，分析性研究进一步验证假设。当上述证据充分以后，就需要更多的研究确定公共卫生决策能否有效减少危险因素在目标人群中的流行，一般需要采用实验或类实验研究设计以评估新的公共卫生决策的效能。

1. **观察性研究**　队列研究和病例对照研究两种观察性研究可用于评估暴露因素和疾病的关联强度。如吸烟和肺癌的关联性，研究对象依据吸烟或不吸烟分组（研究者不会分配研究对象吸烟与否），然后追踪一段时间，以验证是否吸烟增加了患肺癌的风险假设。描述性研究可以相对快速观察暴露和疾病之间的关联，但描述性研究无法确定暴露因素是否发生在疾病之前，因此主要用来提出假设，也可用于考虑疾病负担和危害的基础上帮助确定研究的优先次序。

2. **实验性研究**　实验性研究是评价一项公共卫生决策是否有效的较有说服力的证据。常以群组或社区为单位进行随机分配。随机群组设计已用于评估免疫接种、减少烟草使用、增加运动量等公共卫生决策的效能。如果群组随机无法实现，可采用类实验设计。

类实验研究设计与实验性研究相似，只是没有被随机分配的过程。在类实验设计中，基线数据的测量较重要，研究者必须确定干预组和对照组在实施干预前基本状况相似，以避免社区或其他影响因素干扰研究结果。

（三）循证决策数据库

1. Cochrane协作网 Cochrane数据库中与循证公共卫生决策相关的主要有Cochrane系统评价数据库、卫生技术评估数据库和英国国家卫生服务系统经济学评价数据库，主要从事制作、保存、传播和更新卫生管理、医疗保健研究领域的系统评价，旨在为医疗卫生管理决策提供最佳的科学证据。

2. Campbell协作网 是Cochrane协作网的姊妹网，它侧重于教育、司法、社会政策与福利等方面的干预措施效果的系统评价。主要产品为Campbell（C2）Library，为循证社会决策、公共卫生决策者提供了有用的资源，其中的C2-RIPE涵盖了干预措施及政策评估的系统评价，C2-SPECTR涵盖心理、教育、犯罪学试验登记库。

3. 伦敦大学循证决策与实践证据和协作中心（EPPI） EPPI中心（Evidence for Policy and Practice Information and Co-ordinating Centre，EPPI-Center）是伦敦大学教育学院社会科学研究单位的一部分，是英国伦敦大学循证决策与实践证据和协作中心数据库，致力于制作和传播社会科学和公共政策的系统评价和发展评价方法，为政策制定者、实践者和个人决策者提供可靠的研究结果。EPPI主要涵盖教育和社会政策、健康促进和公共卫生、国际卫生系统及发展、参与研究和政策等领域。详情参阅EPPI中心（www.eppi.ioe.ac.uk/cms）。

4. 卫生体系证据数据库（health systems evidence） 是加拿大Mcmaster大学建立的研究证据数据库平台（www.healthsystemsevidence.org/），主要提供公共卫生及相关领域的卫生体系的管理、筹资与供给、实施策略等研究证据。

（四）风险评估

风险评估是用系统的方法来评估环境污染物和其他潜在的有害因素对个体和群体构成的危害，可以为环境和职业健康机构提供可以科学依据。风险评估步骤包括危害识别、风险特征概述、暴露评估和风险估计。

（五）健康影响评估

健康影响评估是较新的决策评价方法，主要用于评估与健康间接相关的干预措施对于居民健康的影响。如在社区中增加体育器材和铺设塑胶路面，能否通过提高居民参加户外运动的积极性，从而增进社区居民健康。

三、公共卫生证据的质量评价

循证公共卫生证据评价基本原则仍以真实性、重要性及适用性评价为主，用以依次回答下列问题：证据本身是否真实可靠？有多大公共卫生意义和实用价值？用于社区实践的可行性及适用程度如何？其中研究结果的真实性和适用性是评价证据的重点，只有真实、可靠的研究结果才有利用价值。方法学质量评价根据不同设计类型选择对应的评价方法，如观察性研究的方法学质量评工具有：NOS（the Newcastle-Ottawa scale for assessing the quality of nonrandomized studies）量表、CASP（critical appraisal skill program）清单，系统评价的质量评价工具 AMSTAR2（ameasurement tool to assess systematic review2）、随机对照试验质量评价工具 ROBIS（risk of bias in systematic review）等。对于基于公共卫生监测数据的研究评价工具比较缺乏，可以借鉴报告规范的内容作为评价参考，如使用常规收集医疗卫生数据开展观察性研究（reporting of studies conducted using observational routinely collected health data，RECORD）和加强流行病学观察性研究的报告规范（strengthening the reporting of observational studies in epidemiology，STROBE），并结合各研究证据类型的特点进行评价。

四、公共卫生证据可行度评价

根据证据性质按照对优先解决问题的影响力大小进行分类，并评估其可行度。其中对文献进行综合分析、进行系统评价是被实践证明有效方法之一。对定性和定量分析的证据分别进行定性系统分析和定量系统分析。评估效果的大小和可行度可以委托给专门的研究机构来完成。

五、公共卫生证据转化为决策

（一）实践指南

公共卫生实践指南包括临床预防服务指南和社区预防服务指南。过去的几十年里，很多国家和组织尝试通过循证的方法来制定临床预防服务实践指南，并构建了比较明确的框架，采用系统的方法进行证据检索和提取，再根据研究设计评估证据质量，最后评估干预的利益和危害。社区预防服务指南是在努力探索和评估与社区有关的证据，或评估"以人群为基础"的干预措施，旨在为"临床服务指南"提供补充信息。社区预防服务指南总结了当前已知有效的和以人群为基础的干预的成本效益，以促进健康，预防疾病、伤害、过早死亡，减少对环境危害的暴露。

（二）专家建议

专家建议的制定是由一组专家经多次开会讨论后达成的共识形成建议推荐给决策者，再由政府决策后实施。这种推荐建议缺乏证据基础，易受参与人员的专业权威性、性格、组织和政治等因素影响。

（三）"最佳实践"

"最佳实践"通常出自一个实践者的非正式研究，如通过多种途径报道和宣传某政策或干预较好。在没有实践指南和专家共识情况下可供参考，高质量的"最佳实践"报道也涉及决策过程中考虑当地居民的参与而制定的基层预防服务。

六、循证公共卫生实践评估策略

运用循证医学的原理和方法对公共卫生实践活动进行评估，了解公共卫生干预措施、卫生技术和卫生政策的运行状况是近年常用方法，也称公共卫生项目评估。通过评估，为公共卫生实践决策提供循证依据，可为推行安全、有效、经济合理的健康干预手段，提高优质高效的公共卫生实践具有积极意义。英国国家健康与临床优化研究院 NICE 在公共卫生项目评估方面做了很多工作，他们严谨科学的评估流程和方法，为公共卫生政策的制定和实施提供科学的依据，值得我国借鉴。

公共卫生实践评估流程主要包括：评估问题的确定、评估方案的制定、收集证据（包括现成证据和新的证据）、证据的评价、形成结论和建议、信息发布反馈和指南制定等重要环节，其证据的收集包括文献研究、公开咨询和实地调查。公共卫生实践评估内容涉及技术应用、经济和政治以及社会和伦理等各个方面。其中经济学评估利用量化指标，比较每个项目的干预成本、健康产出效应，评估项目效果，通过计算成本－效果分析、成本－效益分析、成本－效用分析、成本最小化分析，为公共卫生项目是否适合推开提供科学合理的经济学证据。公共卫生项目评估通过客观、真实可信的评价，可使公共卫生项目能高效优质的开展，提高公共卫生项目实践的质量和效益。

随着循证的理念在公共卫生领域的广泛深入和发展，循证公共卫生在政策和标准制定、危险因素评估等方面将得到更多应用。循证决策在公共卫生政策制定领域中的萌芽与发展，不仅是方法学发展，更是决策理念的进步，它强调了公共卫生政策的制定必须有据可依，最大限度地降低政策制定中的主观随意性。同时，加强政策制定者和研究者在政策制定过程中的交流，搭建证据交流平台，建立证据生产、归纳总结和利用的良性循环是推动循证公共卫生决策的重要前提。

公共卫生事关全局，须重视公共卫生决策的需求和高质量证据的生产、传播与应用，更好地发挥决策者和研究者在循证公共卫生与预防医学实践中的作用；循证公共卫生与预防医学可在公共卫生决策与研究间架起一座桥梁，保障公共卫生决策更加科学，对公共卫生及预防医学事业的改革和发展也必将产生深远影响。相信在不久的将来，循证公共卫生决策在我国及其他发展中国家的公共卫生政策制定中会得到更加广泛的应用。

（王梅　卫茂玲）

参考文献

[1] 肖月，石建伟，曹慧，等. 公共卫生循证决策国际经验及新形势下中国发展思考. 中国公共卫生，2017，33（11）：1556-1559.

[2] 李立明，吕筠. 关注循证公共卫生决策. 中华流行病学杂志，2006，27（1）：1-4.

[3] 李幼平，王莉，文进，等. 注重证据，循证决策. 中国循证医学杂志，2008，8（1）：1-3.

[4] 余小瑛，袁恒乐主译. 循证公共卫生. 2版. 北京：人民卫生出版社，2019.

[5] 陈静静，潘琳敏，周波. 证公共卫生决策的发展与应用. 智慧健康，2020，6（8）：45-48.

[6] 童峰，林移刚，张冲. 循证决策：一种忠于证据的公共卫生决策模式. 医学与哲学，2015，36（525）：4-7.

［7］吕筠，李立明. 循证公共政策与公共卫生改革路径. 人文杂志，2006，（01）：146-151.

［8］于菲菲，吴聘，马修强，等. 循证公共卫生决策数据库的发展现状与展望. 中国卫生统计，2003，30（3）：448-452.

［9］刘琴，刘舒丹，贾莉英. 循证公共卫生与预防医学//刘鸣，卫茂玲. 循证医学回顾、现状和展望（双语）. 北京：人民卫生出版社，2020：228-243.

［10］孟庆跃. 卫生政策与体系研究回顾与展望. 中国卫生政策研究，2017，10（07）：1-5.

［11］孟庆跃. 卫生体系研究及其方法学问题. 中国卫生政策研究，2011，4（08）：8-10.

［12］胡善联. 循证卫生决策研究方法介绍. 中国循证医学杂志，2007，（02）：142-146.

［13］卫茂玲，宋儒亮，苏维，等. 加强政府卫生财政投入机制研究. 中国卫生事业管理，2008，（04）：232-233，264.

［14］黄玉珊，曾林淼，李幼平，等. 我国农村卫生改革政策系统回顾及绩效评价研究. 中国循证医学杂志，2012，12（03）：293-304.

［15］卫茂玲，李为民. 替代动物研究与卫生技术评估前沿. 成都：四川大学出版社，2022.

［16］宋儒亮，卫茂玲，苏维. 科学管理，依法维权，推进社区卫生服务事业健康有序发展. 中国循证医学杂志，2007（12）：888-893.

［17］王娜，姜宝法. 循证公共卫生决策的发展现状及其前景. 中国公共卫生，2006（10）：1272-1274.

［18］王小万，杨莉，胡善联，等. 公共卫生的证据基础：为疾病与预防控制中心提供决策依据. 中国循证医学杂志，2009，9（01）：4-6.

第十六章 实施科学——以糖尿病共享门诊为例

第一节 概述

一、实施科学的定义

实施科学（implementation science，IS）是将循证实践（evidence-based practice，EBP）融入医疗和卫生的常规工作中的科学方法和策略。不仅关注 EBP 如何在真实世界中发挥作用，更关注如何降低实施成本、提高人群和社区的接受度，促使 EBP 效果最大化，从而缩小人群间的健康水平差距。EBP 的推广与应用过程可被称为"实施（implement）"。开展实施工作的机构或社区常被称为实施现场（settings）。实施现场中存在影响实施成败的各种环境因素（如设施、设备等客观/物理因素）和背景信息（如政策、文化、人群健康状况等非物理影响因素）交互在一起形成错综复杂的关系，即实施场景（context）。在不同时间和实施现场中开展实施工作时，实施者围绕实施中遇到一系列问题开展的科学研究称为实施性研究（implementation research）。实施性研究开展的过程中，身处一线的相关工作人员、患者和/或不同人群（以下合称"利益相关者"）参与到了实施过程中，该过程称为实施实践（implementation practice）。为了克服阻碍实施的困境，成功推广与应用 EBP，实施者应重点关注实施所采用的技术，即实施技术（implementation techniques）是否奏效。通常情况下，一个实施策略（implementation strategy）往往包含多个实施技术。如为减少患者主动要求开具抗生素的情况发生，实施者可以采用宣传策略。而摆放宣传画、发放宣传单，推送相关的推文、要求接诊医生进行宣教等都是使该策略奏效的技术。此外，为促进 EBP 应用，提高政府的支持力度，赋予机构、社区或服务对象更多的自主权、实行监督与反馈机制等也是常见策略。多个策略联合使用，可以形成一个策略包（strategy package），克服多种阻碍因素，使实施取得更大成效。在具体的机构实施 EBP 时，每个机构可根据自身场景对 EBP 的实施技术和策略进行调整，但核心技术或策略应尽量保持，以便最终评估时准确评价实施策略及其核心技术的有效性。

二、实施科学的重要性

随着工业化、城镇化、人口老龄化进程加快，我国居民生产生活方式和疾病谱不断发生变化。心脑血管疾病、癌症、慢性呼吸系统疾病、糖尿病等慢性病已成为居民主要死因，导致的负担占总疾病负担的 70% 以上。同时，各种重大传染病防控形势仍然严峻，职业健康、地方病等问题也不容忽视。科学使用实施科学理论和方法指导日常实践工作，将有效促进 EBP 转化为日常实践，推动医疗卫生事业发展，加快实现《"健康中国 2030"规划纲要》目标，造福于民。

三、实施科学的应用场景

实施科学的理论和模型可帮助计划实施某项 EBP 的医疗卫生服务者或卫生服务体系的管理者确认 EBP 产生作用的机制和原理。实施科学的框架常被用来帮助实施者查找实施项目中可能影响实施成败的各种因素是否存在及其可能产生的影响与影响程度。

四、实施科学与循证医学的关系

循证医学核心是在医疗决策中将循证证据、医生的个人经验与服务对象的实际状况及意愿有机地结合在一起，进而改善服务对象的健康状况。然而，这些斥巨资研发的 EBP 平均需要很长时间才能转化到医疗卫生日常实践中，且其中有一半的 EBP 不能被广泛采用。为促进 EBP 的推广和应用，实施科学应运而生。它不仅能促进 EBP 或新技术转化为日常实践，还可优化应用过程，促进 EBP 在更大范围内推广。

第二节　实施科学的理论、模型和框架

一、实施科学的理论、框架和模型

为了将 EBP 科学有效地推广与应用到实际工作中，实施者可以借助实施科学的理论、模型和框架确定工作中的困境、循证解决工作困境的 EBP，明确影响 EBP 应用和推广因素，制定克服阻碍因素的实施策略，从而使 EBP 得以顺利推进，最终对实施结局进行科学、全面和系统地评价。

实施科学的基本理论（theory）、模型（model）、框架（framework）的合称为 TMF。理论是对 EBP 作用原理进行解释性、概括性、抽象性的说明。理论可以解释说明各种因素是否对观测到的现象产生了作用及其机制是什么。模型采用描述性的语言对一个相对较窄的范围内的现象进行具体解释，说明现象及其原因之间的关系。理论和模型常被混用，但理论在比模型更广的范围内对原因和现象之间关系加以解释和说明。框架常常以一定的结构或类别描述和归纳现象。这些类别可能包括所描述的现象的相关概念、构念、变量及与他们之间的关系。框架只对现象进行描述而不进行解释，被视作是一个实施过程的检查清单，用于梳理实施过程中影响实施的相关因素是否都被逐一识别或解决，框架还可被用于评估这些影响因素产生效应的程度。

二、TMF 在实施科学中的意义和使用方式

早期的实施性研究主要依靠经验而非理论指导实施者开展 EBP 的推广与应用。往往导致 EBP 的推广与应用不能取得预期效果，造成极大资源浪费。因此，越来越多的实施者在制定 EBP 的实施计划前，通过实施科学理论明确 EBP 在实施场景中发挥作用的机制。随后，实施者可利用 TMF 作为指导，查找可能影响实施成败的因素，制定克服阻碍

因素的实施策略、结局评估指标体系和实施过程质量控制方案。然后，依据策略展开实施、跟踪实施质量，最终完成评估。

三、常用的实施科学理论、模型和框架

学者们普遍认可 Nilsen（2015）对 TMF 的分类方式，即根据使用目的分为 3 个一级分类和 5 个二级分类（图 16-1）。3 个一级分类分别是：①描述或指导如何将 EBP 转化为日常实践的过程模型；②帮助研究者理解或解释影响 EBP 实施成败的决定因素框架、经典理论和实施理论；③指导实施结局的评估框架。

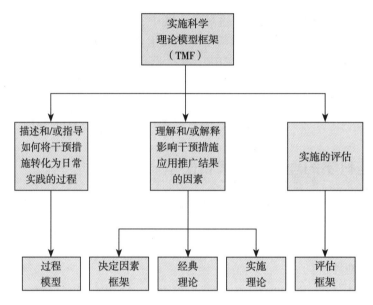

图16-1 TMF分类

（一）过程模型

过程模型是将 EBP 转为工作常态的过程中应遵循的阶段或步骤。目前，绝大多数研究者使用"模型"一词，但也有人使用"框架"。早期过程模型主要关注 EBP 如何产生、扩散和传播，即如何将 EBP 从其生产者处转移到使用者处。目前使用较多的"从知识到行动"（knowledge-to-action，KTA）框架和"质量实施"框架（quality implementation framework，QIF），是通过对现有实施科学 TMF 回顾，结合研究者的经验，对成功实施需要具备的要素进行整合而提出的一类过程模型。这些模型不仅关注 EBP 的产生、扩散和传播的过程，还关注实施过程中的各种影响因素。

以 Graham（Graham ID，2006）提出的 KTA 框架为例，它由 2 个不同但又相互联系的要素组成：①以漏斗形状表示的知识产生过程；②位于其外部的实施性研究的推进路径。两个要素都包含了几个不同的阶段，各个阶段又有一定的重叠和交互，并且相互产生影响。实施过程可按步骤顺序推进，也可同时进行；知识的产出会影响实施过程的推进，

反过来，也受到实施进程的影响并得以更新（图16-2）。理想化的实施过程是逐步、有序、线性的，但实际执行过程中，常常会遇到阻碍，因此会存在回退的情形。这种非线性的推进会与理想的状态发生偏差，但也更符合实施的实际情况，也是促进知识不断更新迭代的方式。

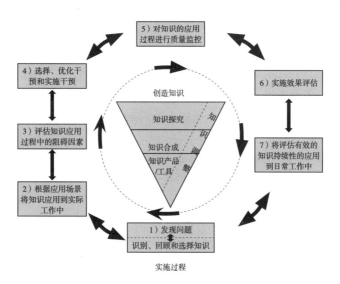

图16-2 SMA模式促进患者健康结局改善的路径

（二）决定因素

决定因素（determinant）框架描述了可能影响实施结果的决定性因素类型（也称为类别或领域）。每种领域的决定因素都包含有多个要素，如干预本身的特点、接受干预的个体、个体所在的组织、干预实施的内部和外部环境等不同类别的决定因素中都包含多个要素影响实施的成败。决定因素 TMF 可以分为决定因素框架、经典理论和实施理论三类。其中决定因素框架和实施理论主要是由从事实施科学的研究者开发或归纳获得。经典理论则产生于其他研究，但也被实施科学的研究者和实施者广泛使用。日常实践中，实施性研究的综合框架（consolidated framework for implementation research，CFIR）和理论领域框架（theoretical domains framework，TDF）是应用相对较多的两个框架。这两个框架都是开发者在前人 TMF 的基础上整合而成。虽然各类框架所包含的领域和每个领域下所包含的决定因素不同，但它们的本质是一样的，都是为归纳影响实施成败的决定因素而产生，且基本可被归纳为五类：即 EBP 的特征、干预实施者层面的特征或因素、接受干预的人群/个体层面的特征或因素、实施的环境、实施策略的特征或有利于实施的其他方法。这五类因素相互作用，最终决定实施的成败。其中一个或多个阻碍因素被克服后，可极大促进实施向成功的方向发展。

（三）评估框架

利用 TMF 可全面系统评估实施结局。RE-AIM 模型最为常用，它将实施结局的评估归纳为：人群覆盖（reach）、干预效果（effectiveness）、机构采用（adoption）、干预实施

（implementation）和效果维持（maintenance）5 个维度（表 16-1）。该模型是一个兼具系统性、实用性和可操作的结局评估模型。

表 16-1　RE-AIM 模型各维度主要评估指标

实施结局评估维度	各维度评估内容
人群覆盖	接受 EBP 干预的患者 / 人群绝对数量和 / 或相对数量情况，如参与实施的医疗卫生服务机构中所招募的参与者人数、比例等指标
干预效果	EBP 在患者 / 人群层面发挥效果的指标，如服药依从性、干预后相关的生化指标等
机构采用	实施 EBP 的机构层面的指标，如计划招募的医疗卫生机构的数量、实际参加项目的机构数量和比率等指标
干预实施	实施 EBP 的机构层面的指标，如 EBP 的执行率；干预实施的费用 / 成本效益分析；EBP 在实施中的调整情况等相关情况记录
效果维持	实施 EBP 的机构层面的指标，如实施结束时为 EBP 长期执行所做的准备情况的定性和 / 或定量指标信息；实施结束一段时间后（如 6～12 个月），持续执行 EBP 的机构数量和比率等指标

第三节　实施和实施性研究的一般过程

笔者在大量研究实践基础上提出实施性研究和实践一般过程的"踏车（PEDALs）"模型。该模型的每个字母代表一个步骤，实施者可利用该模型开展实施性研究和 / 或实践。

一、确定医疗卫生服务工作中需要解决的困境

医疗卫生服务的一线工作人员常首先发现工作中的困境（PEDALs-problem）：患者主动要求开具抗生素时，除告知患者抗生素不适用，还可通过什么措施降低不合理使用抗生素的比例？社区老年糖尿病患者的患病率和血糖控制率居高不下，如何能使糖尿病治疗与管理的"五驾马车"模式落实到位？秋冬季节为老年人接种流感疫苗可以有效降低老年人患严重呼吸道疾病的风险，如何才能提高老年人接种流感疫苗的意愿和接种率？

二、确定解决困境需要的循证实践

面对这些困境时，一线的工作人员需要思考是否有明确的方法或手段，即 EBP 来解决？可以通过文献检索和系统性评价找到解决工作困境的 EBP（PEDALs-EBP）是行之有效的方法。通过文献检索获得的证据因其产生方式不同，证据力度也有所差异，其级别从底部向顶部依次提高。利用证据等级更高的研究结果指导实施，可以帮助实施者更好地开展实施性研究或实施工作，高效地将高质量的 EBP 用于指导实施。医疗机构使用的 EBP 应优先使用基于 RCT 及以上级别的研究证据，其他低级别证据也能提供大

量实施场景信息。

三、确定实施 EBP 可能的决定因素

实施前全面查找可能影响实施成败的决定因素（PEDALs-determinants），可有效提高实施效果。CFIR 是最常用的查找决定因素的框架之一。此外，在经典理论和实施理论中，也有很多 TMF 可帮助实施者查找影响实施的因素。借助这些 TMF，实施者可以定性或定量地收集各种决定因素，通过归纳和整理，进而有针对性地制定实施策略。

四、针对障碍和促进因素制定实施策略

解决工作困境，攻克阻碍 EBP 实施的障碍因素，需要组建一个组织合理、分工明确、管理有效、执行有力、相互协作的实施性研究的工作组，共同制定实施策略和开展实施行动（PEDALs-action）。

（一）组建实施团队

通常而言，在实施性研究中，应包含以下 4 个小组，各个小组的分工如下：

1. **实施设计组**　负责针对决定因素制定实施策略、实施方案，对各个阶段的实施效果提供专业咨询建议和质量把关。小组成员通常由来自实施机构的主要管理者，以及临床医学、公共卫生学、管理学、护理学和方法学等具有相关专业经验的跨领域、多学科专家组建而成。

2. **实施管理组**　该小组受实施设计组直接领导，协助设计组制定实施计划，按照实施方案培训实施执行人员，监督实施质量，并向实施设计组报告实施进展。小组成员主要包括各个实施机构中的管理人员。

3. **实施执行组**　小组成员接受培训并掌握实施方案后，负责落实实施方案，定期汇报实施进度、效果及问题、提出解决办法、落实整改措施。该小组通常由实施现场的工作人员组成。

4. **实施评估组**　该小组不参与实施策略和方案的设计，但需要了解实施方案，以便在评估实施效果时保持中立。实施过程中评估组与上述三个工作组协作开展快速循环测试（详见本节第六点），可以保证实施方案持续推进、实施质量持续提升、实施效果持续改善。

（二）确定实施策略

不同实施场景中的背景因素各不相同，影响实施成败的决定因素往往复杂多变。因此，实施设计组需要应用不同的策略克服不同的阻碍因素。"实施变革的专家共识"（expert recommendations for implementing change，ERIC）是一个实施策略库，可直接用于查找适用的实施技术，但可能无法找到与实施场景中的阻碍因素完全匹配的实施策略。此时，设计者还可以采用概念映射（concept mapping）、团体模型构建（group model building）、联合分析法（conjoint analysis）、离散选择实验（discrete choice experiment，DCE）或干预映射（intervention mapping）等方法开发适合自身场景的实施策略。这些方

法具有明显的优点。首先，利益相关者被邀请参与实施策略的制定，提高了实施策略的接受度，有利于改善实施的效果，提高实施成功率。其次，这些系统性的方法使得实施策略制定的过程中全面考虑了影响实施成败的各种因素，可以有效避免遗漏。最后，采用系统方法制定的实施策略更有利于 EBP 的推广。但这些方法也存在一定的局限：①广泛采纳利益相关者的意见制定实施策略时，如果没有理论或 EBP 作为指导，通过利益相关者集思广益的方法制定的实施策略很有可能是无效的；②实施设计者使用上述方法制定实施策略时，需要具备相应的技能和 / 或借助专业人员的支持才能有效地开展工作。

五、制定可持续性实施计划

基于实施策略制定实施方案时，应将可持续实施计划纳入考虑。实施方案执行完成后，除需评估实施策略的有效性，还应评估现有方案的可持续性，以便 EBP 能够被长久地执行（PEDALs-Long-term）。多数研究在实施停止 6 个月以后开展 EBP 持续执行情况进行跟踪随访。随访的对象应包括执行 EBP 的机构和 EBP 的受益者（即服务对象）。

六、实施过程的监测和实施效果的评估

PEDALs 模型中的"s"有双重含义。一方面，"s"是 PEDAL 的"复数"形式。代表 PEDAL 可能是一个快速循环测试（rapid-cycle testing）的过程，一个循环完成后，可能再次回到"工作困境"。这一测试既能更快地评估 EBP 的有效性，也能向实施团队提供持续反馈，以帮助其开展持续性的质量改进。快速循环测试工作的开展既要保证测试的速度，又不能损害测试工作的严谨性。另一方面，"s"是 scale 的首字母，代表实施过程的监测和实施效果的评估。实施效果的评价应考虑实施质量和实施过程是否保真。只有完成一个高质量且保真的实施方案，才有可能得出可靠的评估结果。

（一）确定实施监测和评估方案

实施设计者在实施开始前将以下九个方面内容进行详细说明，可以确保实施方案的科学性和可行性，也便于实施者遵照执行：

1. **明确研究对象** 明确研究对象（机构、社区、人群）的纳入和排除标准是保证研究对象具有相同属性的前提。确保研究对象是同质的，可以确保研究结果的可比性。

2. **确定对照组** 合理选择参比对象可以有效评估实施策略的效应。可能的情况下，可以将研究对象随机分为两组，一组接受实施策略，另一组保持现状。

3. **确定实施结局评估指标** 根据研究目的明确何时、何地、以何种频次对研究对象进行实施结局评估指标相关数据的采集。以确保采集数据的统一性。设计者可以根据 RE-AIM 框架选取多维结局评估指标。

4. **确定实施周期** 确定实施周期与结局效应指标的变化能够在多长时间内被观察到，在研究设计阶段结合成本及其他因素综合确定实施周期的长短。

5. **确定实施研究的设计类型** 在理想状态下，采用随机对照试验的方法可以快速有效评估实施策略的效应。在伦理或其他因素受限时，采用阶梯设计，所有机构逐步开展

EBP的实施也是可行的。当随机分组有困难时，可以考虑采用类实验的方式完成实施。但需要采用双重差分法、倾向性评分匹配法、工具变量法、断点回归设计等方法模拟实验状态，评估实施的效果。

6. **确定样本含量**　实施开始前，需要明确样本含量。足够的样本量是有效评估实施效应的保障。不同的研究设计类型，样本量计算方法不同，具体请参见相关参考资料。

7. **制定随机化原则**　明确是否对研究对象进行随机分组。随机分组是一种最佳实践。同质的研究对象在随机分组后，不同组间仅有是否开展实施的差异，各种混杂因素在组间达到平衡，可有效提高分析效率。

8. **确定统计分析方法**　事先明确统计分析方法是提高研究结论可靠性的金标准。无论采用何种统计分析方法，在研究开始前都需要明确纳入分析的混杂因素、缺失数据的处理计划，而不是事后利用各种变量对模型进行反复调整。真实世界研究的复杂性，包括缺失数据的产生、执行过程中背景因素的变化等情况会在实施研究开展的过程中随机或非随机地出现。因此，我们可以通过敏感性分析的方式，将不同统计分析方法得出的结果和纳入必要的混杂因素时得到的分析结果一并进行报告，从而为研究结论的可靠性提供佐证。

9. **确定是否采用盲法开展研究**　在实施的过程中，如果能够开展随机对照试验，那么我们就需要考虑是否需要采用盲法开展研究。在真实世界开展研究时，实施组成员和研究对象很难设盲，但都可以采用第三方评估的方式对所有研究对象进行终期调查评估和数据的分析。当我们对调查员和数据分析员设盲时，可以充分保证数据采集和分析过程不受人为因素的影响，确保数据采集和分析结果的可靠性。

（二）开展实施工作

确定实施方案后，实施团队还应申请医学伦理学审批。经医学伦理委员会审批通过的实施方案，可以在世界卫生组织国际临床试验注册平台－中国临床试验注册中心进行注册。随后，实施设计组可以根据实施方案中事先明确的工作任务逐步开展培训、实施工作。若实施过程中，发现新的阻碍因素，可以组织专家小组讨论，提出新的解决方案，并指导实施执行机构按新的方案执行。这一过程需要有详细的记录，以便在实施结局评估时，有相应证据证明实施结果的有效性，或辅以说明实施失败原因。

七、实例：以糖尿病共享门诊为例介绍实施科学的理论、方法及实施策略与步骤

（一）总结工作困境

《全球糖尿病概览（2019）》显示，中国的糖尿病患者人数居全球首位，65岁及以上的老年糖尿病患者达3 350万，患病率为20.1%。糖尿病在资源相对匮乏地区造成的过早死亡、残疾和医疗支出增加更为明显。加之人群健康危险因素占比持续增长，医疗卫生人力资源相对不足，使得社区糖尿病防治工作压力更加突出。有效的血糖控制是延缓病程进展、控制并发症、降低死亡率的有效措施。但60岁以上老年糖尿病患者对疾病的知晓率和治疗率低，严重损害老年人躯体健康。医疗服务与健康管理服务的高度分化，医疗和健康管理相互独立，导致慢性病系统化诊疗与管理服务链条存在明显的断点。因此，如何有

效利用有限的资源，在社区实现持续和稳定的糖尿病诊疗和健康服务模式成为现阶段的工作难点一（PEDALs-P）。

（二）确定解决困境需要的循证实践

社区慢性病医疗服务与管理具有复杂性。Kirsh 提出的包含多个干预要素的共享门诊（shared medical appointment，SMA）综合防治模式实现了诊疗服务与健康管理的有效衔接，形成医防协同，更好适应了基层卫生保健体系的慢性病服务与管理需求，促进有限资源高效利用，实现患者健康结局的改善（图 16-3）。SMA 与其他门诊模型相比（表 16-2），具有明显优势，是一种有效的 EPB（PEDALs-E）。当 SMA 综合干预包内各要素在本地被验证，继而形成最优且成本最低的干预包后，可在本地推广和应用。

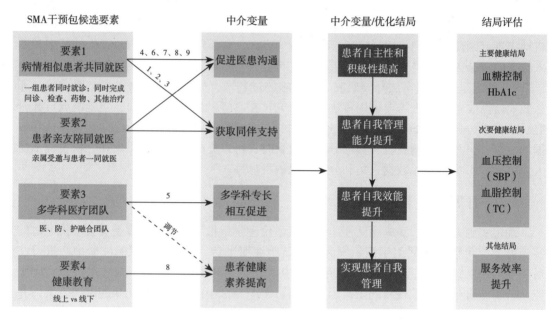

图16-3　KTA框架

不同要素的作用机制：①减少孤立；②替代性学习；③同伴榜样的启发；④医患友谊；⑤融洽的医护合作；⑥医护更加了解患者；⑦充足的诊疗时间；⑧一手健康信息；⑨患者对医护更加信任

表16-2　不同社区卫生服务机构门诊模式对比

区别与联系	传统门诊	家庭医生团队提供的慢性病门诊	共享门诊
门诊模式	一个医生对应一个患者	由家庭医生团队对应1个患者	一名医生或多学科医疗团队对应多位病情相似的患者
门诊内容	提供医疗服务，无预防服务：症状报告；检查；药物调整等	医疗服务为主，辅以健康管理：医疗服务＋健康教育与行为指导	提供综合性、医防协调的创新协同服务，门诊内容要素包括：医疗服务＋健康教育＋行为指导＋患者互动与同伴支持

区别与联系	传统门诊	家庭医生团队提供的慢性病门诊	共享门诊
患者体验	难以体验以患者为中心的服务；无患者赋权；无同伴支持；自我效能无改善	以患者为中心的服务质量改善；改善医患关系；无患者赋权；无同伴支持；自我效能部分改善	以患者为中心的服务；有效改善医患关系；实现患者赋权；获得同伴支持；自我效能明显提升
医防协同的服务效率	无改善	部分改善	全面实现医防协同，明显提升协同服务和管理效率

（三）确定阻碍因素

实施者可借助 CFIR 框架针对 SMA 最优组合的推广和应用中的阻碍因素进行梳理（PEDALs-D）：

（1）SMA 自身特点：如，医疗团队如何相互配合完成诊疗服务？

（2）外部环境因素：如，开展 SMA 时，多人挂同一医生的号，同时接受一名医生更长时间的服务，是否被医保结算中心认可？

（3）内部环境因素：如，SMA 需要医疗团队与患者小组在同一空间内开展诊疗活动，但医疗机构门诊诊室场地较小，能容纳的患者数量有限时，如何实施 SMA？

（4）接受干预的患者：如，多名患者同时就诊如何保护患者隐私？如何有针对性地提高不同年龄层患者参与 SMA 的积极性？

（5）实施过程：如，SMA 实施时如何在现有资源许可的范围内组建多学科医疗团队？

除上述因素外，可能还有其他影响实施的因素，实施团队可通过系统科学的问卷调查、访谈等方式获取。

（四）制定实施的策略

完成团队组建，系统梳理决定因素后，开始针对阻碍因素制定实施策略（PEDALs-A）：首先利用 ERIC 框架中列出的实施策略挑选出有助克服阻碍因素的策略，制定出相应的实施策略清单。针对无法在 ERIC 框架中获取实施策略的决定因素，组织利益相关方开展讨论，形成实施策略。

（五）制订可持续实施计划

实施设计者需要根据有限的资源确定成本最低的 SMA 干预包长期推广计划（PEDALs-L），并在推广和应用的过程中，定期监测实施效果，优化实施策略，促进医防协同的有效实现。

（六）制订实施效果评估方案

1. 研究对象 以开展2型糖尿病诊疗和健康管理服务的社区为实施的主要研究对象，

同时评估患者的健康相关结局。

2．**研究设计类型**　确定SMA干预包最优组合后，采用平行设计或阶梯设计的方式评估针对不同阻碍因素制定的实施策略包的效果。

3．**实施结局评估指标**　利用RE-AIM框架制定5个维度的实施结局评价指标（PEDALs-S）：

（1）人群覆盖：参与实施的机构中所招募的老年糖尿病患者参与项目的比例。

（2）干预效果：以患者糖化血红蛋白（HbA1c）改善情况为主要结局指标，糖尿病知识和糖尿病自我效能等自评结局指标为辅。

（3）机构采用：招募的机构参与项目的比例，实施方案采用率，实施过程保真度等。

（4）干预实施：SMA的执行率，项目实施成本、患者就医成本，实施费用/成本效益分析等。

（5）效果维持：机构为长期执行SMA所做的准备，实施停止后SMA的维持度等。

4．**实施的周期**　通过查阅文献并结合实施成本进行综合考虑，将实施周期均可设定为6～12个月。实施中期可1～2次快速循环测试，以确保实施的保真度和实施质量。

5．**样本量**　若采用双臂的随机对照试验比较是否采用实施策略推广SMA时，各个机构的执行率差异。当执行实施策略组执行率为80%，相比不执行组高30%，$\alpha=0.05$，统计效能为0.8h时，约需72家机构。

6．**盲法**　在实施过程无法对实施实践者和接受SMA干预的患者设盲，但可对参与结局效应评估的调查员和数据分析员设盲，以确保调查和分析结果的可靠性。

（蔡毅媛　徐东）

参考文献

［1］ MORRIS ZS, WOODING S, GRANT J. The answer is 17 years, what is the question: understanding time lags in translational research. J R Soc Med, 2011, 104(12): 510-520.

［2］ 陈文嘉，徐东，李慧，等. 实施科学理论的分类与介绍. 中国循证医学杂志，2020，20（08）：986-992.

［3］ 谢润生，徐东，李慧，等. 医疗卫生领域中实施科学的研究方法. 中国循证医学杂志，2020，20（09）：1104-1110.

［4］ NILSEN P. Making sense of implementation theories, models and frameworks. Implement Sci, 2015, 10: 53.

［5］ GRAHAM ID, LOGAN J, HARRISON MB, et al. Lost in knowledge translation: time for a map. J Contin Educ Health Prof. 2006. 26(1): 13-24.

［6］ MEYERS DC, DURLAK JA, WANDERSMAN A. The quality implementation framework: a synthesis of critical steps in the implementation process. Am J Community Psychol, 2012, 50(3-4): 462-480.

［7］ KIRK MA, KELLEY C, YANJEY N, et al. A systematic review of the use of the Consolidated Framework for Implementation Research. Implement Sci, 2016, (11): 72.

［8］ GLASQOW RE, HARDEN SM, GAQLIO B, et al. RE-AIM planning and evaluation framework: adapting to new science and practice with a 20-year review. front public health, 2019, 7: 64.

［9］ POWELL BJ, BEIDAS RS, LEWIS CC, et al. Methods to improve the selection and tailoring of implementation strategies. The Journal of Behavioral Health Services & Research, 2015, 44(2): 177-194.

[10] POWELL BJ, WALTZ TJ, CHINMAN MJ, et al. A refined compilation of implementation strategies: results from the Expert Recommendations for Implementing Change (ERIC) project. Implement Sci, 2015, 10(1): 21.

第十七章　循证心血管病学

第一节　概述

一、循证心血管病学的定义

循证心血管病学（evidence-based cardiovascular medicine，EBCVM）是指在处理心血管疾病的临床问题时，认真、准确和谨慎地应用当前的最佳证据做出决定。循证心血管病学不局限于随机临床试验和荟萃分析，它是不断跟踪最佳的外部证据来解决临床实际问题的过程，是循证医学中最活跃的领域之一。

二、循证心血管病学发展简史

我国循证心血管病学始于 20 世纪 70 年代，在临床实践中逐步发展并受到广泛关注。高血压严重危害人类健康，且有逐年增加趋势。70 年代，吴英恺教授率先在北京首钢建立了心血管病防治基地，组织全国高血压普查，并在工厂、农村、城市居民中开展高血压等常见心血管病的人群防治工作。《中国居民营养与慢性病状况报告（2015 年）》显示，2012 年中国 18 岁及以上居民平均高血压患病率为 25.2%，且随年龄增长，患病率显著增高，44 岁前仅 10.6%，45 ～ 59 岁为 35.7%，60 岁及以上高至 58.9%。据 2018 年统计，心血管病相关死亡占我国城乡居民总死亡原因的首位。《中国居民营养与慢性病状况报告（2020 年）》显示，中国 18 岁及以上居民高血压患病率为 27.5%。

1986 年，刘力生、龚兰生教授主持的国家攻关课题——老年收缩期高血压临床试验（Syst-China）和上海硝苯地平老年高血压试验（STONE）开创了我国大样本随机临床试验的先河，证实以尼群地平、硝苯地平等钙通道阻滞剂为基础的降压治疗方案可显著降低我国高血压患者脑卒中的发生率与死亡率。张廷杰教授主持了成都市高血压干预试验（CNIT），结果证实治疗组用药后较对照组平均血压下降，且治疗组较对照组总心血管意外降低 41.7%，总心血管死亡率降低 20%，冠心病发生率降低 14.2%，卒中发生率降低50%。刘力生、王文、陶寿淇教授主持的血管紧张素转换酶抑制剂治疗急性心肌梗死临床试验（CCS-1）证实了卡托普利早期治疗急性心肌梗死患者是安全有效的，尤其是对前壁心肌梗死患者获益大。

循证医学要求认真、明确和合理地应用现有最好的证据来决定具体患者的医疗处理，作出准确的诊断，选择最佳的治疗方法，争取最好的疾病预后。2016 年联合国启动《2030可持续发展议程》，同年中国启动"健康中国 2030 战略"行动，围绕疾病预防和健康促进两大核心，提出将开展 15 个重大专项行动，包括：健康知识普及、合理膳食、全民健身、控烟、心理健康促进等。

三、循证心血管病学的实施步骤

循证医学实施步骤主要包括三个方面：第一步是找什么证据（提出临床问题）；第二步是如何发现证据（明确所要寻找的资料来源及如何有效地使用它们）；第三步是用证据做什么（评价已找到证据的可靠性、正确性和可应用性，以及如何用于解决临床问题）。具体来讲可包括如下五个步骤。

（一）确定一个需要回答的问题

将在诊断、治疗、预防、预后、病因等方面的临床情况转换为一个可以回答的问题形式。这些问题包括：①临床表现，如何正确获得和解决从病史及体检中得到的发现；②病因，如何确定疾病的原因；③鉴别诊断，当考虑到疾病的可能原因时，如何根据疾病发生的可能性、严重性和可治疗性进行判断；④诊断试验，为了肯定或排除某一诊断，在考虑代诊断的精确性、正确性、可接受性、费用、安全性的基础上如何选择诊断方法并解释其结果；⑤预后，如何估计患者可能产生的临床过程以及可能产生的并发症；⑥治疗，如何选择对患者利大于弊的治疗手段，从效果及花费来决定是否值得采用；⑦预防，如何通过确定和改变危险因素来降低疾病发生的机会，如何通过筛检早期诊断疾病；⑧自我提高，如何保持知识更新，改进医疗技术，进行更好、更有效的临床实践。

（二）寻找可以回答上述问题的最佳证据，收集有关问题的资料

根据上述问题，采用各种手段包括电子数据库检索、图书馆检索、会议资料和专家通信等，记录与需要回答的问题有关的最好证据。

（三）评价证据的正确性和有用性以及作用的大小和临床上实用性

目前推荐用于循证心血管病学的证据分级：

A级证据：

Ia水平：来自大规模的随机临床试验的证据，或来自多个临床试验的汇总资料的系统评价（包括荟萃分析）的证据。

Ib水平：至少是来自一个高质量的队列研究的证据。

Ic水平：至少是来自一个中等规模的随机临床试验，或对累积起来仅具有中等数量患者的小规模临床试验的荟萃分析的证据。

Id水平：至少是来自一个随机临床试验的证据。

B级证据：

Ⅱ水平：至少是来自一个高质量的非随机化的疾患者群研究的证据。

Ⅲ水平：至少是来自一个高质量的病例对照研究。

Ⅳ水平：至少是来自一组高质量的病例系列的证据。

C级证据：

Ⅴ水平：没有任何前述证据支持的专家意见或看法。

根据证据的临床意义可将证据分为3类：

Ⅰ类证据：根据充分的令人信服的证据，专家们一致同意某种药物或非药物治疗方法

对患者有益，应推广应用。

Ⅱ类证据：虽有相关研究，但对某种药物或非药物治疗方法的评价仍有争议，目前的临床应用仍需根据临床医生的经验确定。

Ⅲ类证据：有充分的临床研究证据，专家们一致认为某种药物或非药物治疗方法对患者非但无效，反而有害。

（四）在临床上实施这些有用的结果

在实施前要考虑回答以下 3 个问题：①资料提供的研究结果是否正确可靠；②结果是什么；③这些结果对处理患病个体有无帮助。

（五）对所做的工作进行评价

估计在实施以上 1 ～ 5 步时的效力和效果，以便在下一次实施中加以改进。

第二节 循证心血管病学病因及实践

临床案例：男性患者，30 岁，因"气短、反复下肢水肿半年"为主诉入院。近半年来反复出现气短与双下肢水肿，劳动后加重，偶尔出现夜间咳嗽、呼吸困难。近 1 个月来体重增加，腹围渐增，活动量明显减小，登 1 层楼即感气短，睡眠时需高枕。2 天前开始不能平卧，遂就诊。家族中无类似患者，否认家族性遗传性疾病史。查体：T 37.2℃，P 120 次 /min，R 28 次 /min，BP 102/76mmHg，右下肺叩诊呈浊音，双上肺呼吸音清，双下肺可闻及细湿啰音。心尖搏动点位于左第六肋间锁骨中线外 4cm，心浊音界扩大，心率 120 次 /min，律齐，$A_2 < P_2$，可闻及舒张期奔马律，心尖区可闻及 2/6 级收缩期吹风样杂音。双下肢凹陷性水肿。

辅助检查：心电图示房性心动过速。胸部 X 线片：心影增大，两肺轻度淤血，右侧胸腔积液，左侧胸腔积液可疑。超声心动图：全心增大，以左心增大为主，左室心肌变薄，运动弥漫性减弱；二尖瓣中等量反流，主动脉瓣少量反流，三尖瓣少量反流。

检验结果：NT-proBNP 28000pg/ml，血常规、心肌酶谱、肝肾功能、电解质正常，肌钙蛋白轻度升高。

初步诊断：扩张型心肌病

心功能Ⅳ级（NYHA 分级）

目前患者属于心力衰竭，按 NYHA 分级心功能为Ⅳ级。根据患者典型的超声心动图改变，可以初步诊断扩张型心肌病。医生和患者会关心的问题有病因是什么？和遗传相关吗？和年龄有关吗？和自身免疫因素相关吗？这些都是与病因有关的问题。

以此为例，将通过循证实践，即形成临床问题、证据检索、证据评价、形成决策，来解决日常临床中遇到的诸如此类的问题。

一、临床问题

根据 PICO 原则确定临床问题：扩张型心肌病患者（P）遗传因素（I、C）在发病机制（O）中的作用？

二、循证文献剖析

通过 PICO 原则形成临床问题，下面将通过数据库检索相关证据，并对搜集的证据进行分析。

（一）检索证据文献

以 "dilated cardiomyopathy" 和 "genetic factors" 作为检索词，在 "limited" 中限定：Title/Abstract，Study design 中 Limits：Meta-Analysis，检索得到 12 篇文献。浏览文献题目和摘要，最终确定一篇相关文献：Genotype-phenotype associations in dilated cardiomyopathy：Meta-analysis on more than 8000 individuals.

（二）文献剖析

1．研究方案（study design）　使用 PubMed/Medline 检索文献，以确定相关的人类研究。该文献为 Meta 分析，纳入 48 项研究，共 8 097 人。

2．研究对象

（1）纳入标准（including criteria）：①有关突变基因 如 "lamin A/C" "LMNA"，"laminopathy" "phospholamban" "PLN" "RNA binding motif protein 20" "RBM20"，"myosin binding protein C" "MYBPC3"，"myosin heavy chain" "MYH7" "cardiac troponin T" "TNNT2"，"cardiac troponin I" "TNNI3" "dilated cardiomyopathy" 和 "conduction disease" 疾病的关系；②有关 TTN 突变扩张型心肌病患者基因型—表型相关性的研究。

（2）排除标准（excluding criteria）：①重复的文章；②与主题无关的文章；③信息不足的文章。

（3）样本量（sample size）：8 097 例。

3．主要研究结果（main research results）

（1）扩张型心肌病诊断时的突变频率、性别分布和年龄：①对于 LMNA，导致家族性和散发性病例的合并突变频率为 5%（95% CI：$0.03 \sim 0.07$）。对于 PLN，突变频率为 2%（95% CI：$0.00 \sim 0.05$）。对于 RBM20，突变频率为 2%（95% CI：$0.02 \sim 0.03$）。对于 MYBPC3，突变频率为 4%（95% CI：$0.02 \sim 0.06$）。对于 MYH7，突变频率为 3%（95% CI：$0.02 \sim 0.05$）。对于 TNNT2，突变频率为 2%（95% CI：$0.01 \sim 0.03$）。对于 TNNI3，突变频率为 1%（95% CI：$0.00 \sim 0.01$）。②对于 LMNA，152 名患者中有 98 名（69%）为男性，对于 MYBPC3，76 名患者中有 60 名（79%）为男性，对于 PLN，男性比例显著降低（46%）（图 17-1）。③LMNA 突变携带者确诊平均年龄为 40 岁（95% CI：$0.35 \sim 0.45$），PLN 组为 41 岁，RBM20 组为 39 岁，MYBPC3 组为 43 岁，MYH7 组为 42 岁，TTN 组为 43 岁。

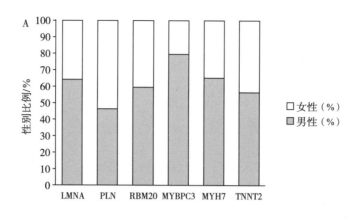

图17-1　不同基因突变在扩张型心肌病患者中的性别比例

（2）扩张型心肌病的临床表型和预后取决于基因突变：①LMNA突变携带者的平均左室射血分数为35%（95% *CI*：0.32～0.38），与其他基因突变携带者比，受损程度稍轻。②对于终末期心脏移植率，LMNA突变阳性的患者最高（27%），其次是PLN（20%）。③关于心律失常和心电图异常，高达73%的LMNA突变携带者表现出传导系统异常，显著高于PLN组（11%）、RBM20组（30%）、MYBPC3组和TNNT2组。61%的LMNA突变携带者出现室上性心动过速，显著高于其他基因突变携带者。室性心律失常在LMNA突变携带者中发生率最高（50%），其次为PLN组（43%）（图17-2）。

4．**结论**　基于以上分析，已经发现的数个基因突变是扩张型心肌病发病的原因之一。不同的基因突变携带者在性别分布和年龄中均存在差异性，而且患者的临床表型和预后取决于基因突变。

三、文献评价

此文献是Meta分析，属于二次研究证据。以下将从该研究的内部真实性、临床重要性及证据的适用性对证据进行评价。

（一）研究的对象能代表被研究疾病的目标人群

根据纳入和排除标准，该文章共纳入了48篇文献，为多中心荟萃分析，样本量较大，基本能够代表扩张型心肌病的人群。

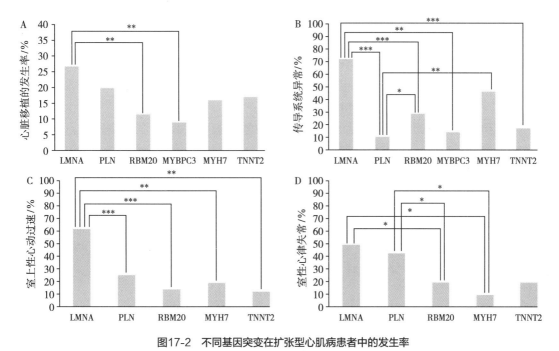

图17-2　不同基因突变在扩张型心肌病患者中的发生率

A. 不同基因突变在扩张型心肌病患者中心脏移植的发生率；B. 不同基因突变在扩张型心肌病患者中传导系统异常的发生率；C. 不同基因突变在扩张型心肌病患者中室上性心动过速的发生率；D. 不同基因突变在扩张型心肌病患者中室性心律失常的发生率。

（二）可行性评价

案例中患者是 36 岁男性患者，虽与该证据中年龄稍有不同，但所患疾病特征是一样的，且无基础心脏病病史，无吸烟饮酒史，可以认为患者与研究人群相似。

四、病因思维与决策

本文为一篇较好的 Meta 分析，样本量大，具有良好的代表性，可适用于日常临床中遇到的类似患者。综合分析，通过分析扩张型心肌病遗传因素中基因突变的循证实践，可建议患者行基因检测，以明确病因。

第三节　循证心血管病学诊断及实践

临床病例：男性患者，68 岁，因"反复活动后胸闷 6 个月，加重 1 周"之主诉入院。6 个月前患者出现活动时胸闷不适，休息后可缓解，未重视。一周前出现活动时胸痛，持续时间较前延长，就诊当日早晨静息状态下也有胸痛发作。同时活动耐量下降。原发性高血压史 20 年，最高达 180/100mmHg，糖尿病病史 15 年。吸烟史 40 年，平均 20 支 /d，否认饮酒史。

查体：T 36.8℃，P 100 次 /min，R 24 次 /min，BP 160/96mmHg，双肺呼吸音清，未闻及干湿性啰音。心尖搏动点位于左第五肋间锁骨中线外 1cm，心率 100 次 /min，律齐，$A_2 > P_2$，各瓣膜区未闻及杂音，未闻及心包摩擦音。腹部膨隆，腹软，双下肢轻度凹陷性水肿。胸闷发作时在外院行心电图检查示 $V_1 \sim V_6$ 导联 ST 段压低 2mm。2h 后复查心电图 $V_1 \sim V_6$ 导联 ST 段压低 0.5mm。

检验结果：急诊测肌钙蛋白 T（cTnT）0.3ng/ml。

初步诊断：冠状动脉粥样硬化性心脏病

非 ST 段抬高型心肌梗死

高血压 3 级（极高危）

2 型糖尿病

目前患者属于冠状动脉粥样硬化性心脏病、非 ST 段抬高型心肌梗死。心肌梗死的诊断手段主要是冠状动脉造影术和冠状动脉 CT 成像。根据患者典型的临床症状和 cTnT 的升高，可以初步诊断冠状动脉粥样硬化性心脏病。医生和患者会关心的问题有进一步如何确诊？价格昂贵吗？准确率高吗？这些都是与诊断有关的问题。

一、临床问题

根据 PICO 原则确定临床问题：非 ST 段抬高型心肌梗死患者（P）；冠状动脉造影术和冠状动脉 CT 成像（I/C）；诊断过程的安全性（O）。

二、循证文献剖析

（一）检索证据文献

以 "NSTEMI" "coronary angiography" 和 "coronary computed tomography" 作为检索词，在 "limited" 中限定：Title/Abstract，Study design 中 Limits：Randomized Controlled Trial 进行检索。浏览文献题目和摘要，最终确定一篇相关文献：InitialImaging-Guided Strategy Versus Routine Care in Patients With Non-ST-Segment Elevation Myocardial Infarction。

（二）文献剖析

1．研究设计（research design）　这是一项RCT研究，对207名胸痛、高敏肌钙蛋白T水平升高（＞14ng/L）和心电图无定论的患者比较CTA优先策略与常规临床护理策略（图17-3）。

2．研究对象

（1）纳入标准（including criteria）：①逐渐进展的心绞痛，症状出现 24h 内就诊；②高敏肌钙蛋白 T 水平升高（基线检查或者胸痛出现 3h 后＞ 14ng/L）；③年龄为 18 ～ 85 岁。

（2）排除标准（excluding criteria）：①持续严重的心肌缺血需要立即 ICA，如持续胸痛、ST-T 段动态演变；②ST 段抬高型心肌梗死；③非心肌梗死引起胸痛，如心肌炎、肺栓塞等。

（3）样本量（sample size）：207 例。

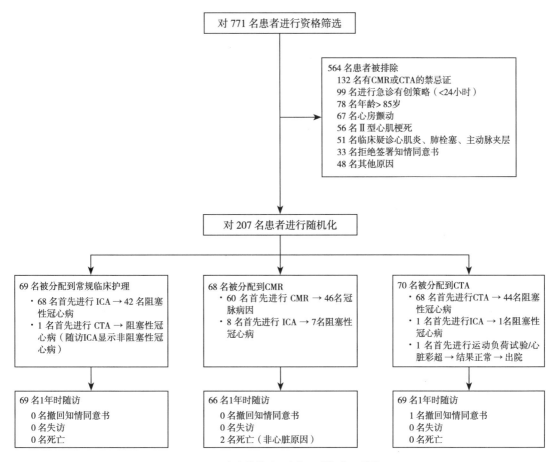

图17-3　患者的筛选、入组、随机化和随访

3．主要研究结果（main research results）

（1）主要疗效终点：与常规临床护理（100%）相比，实施心血管磁共振成像（cardiovascular magnetic resonance imaging，CMR）作为优先策略，初次住院期间接受ICA患者的比例为87%（P=0.001），实施CTA作为优先策略初次住院期间接受ICA患者的比例为66%（$P < 0.001$）。与CMR组比，CTA组进行ICA的比例显著减少（P=0.004）。常规临床护理组的100% ICA转诊率明显高于75%预测的ICA转诊率（$P < 0.001$）。

（2）次要安全终点：常规临床护理组23%患者、CMR组19%患者（P=0.560）、CTA组16%患者（P=0.265）出现主要不良心血管事件和手术相关并发症（图17-4）。

4．结论（conclusion）　基于上述分析，与常规临床护理组相比，实施CTA作为优先策略可降低初次住院期间接受ICA患者的比例，并且主要不良心血管事件和手术相关并发症发生率低。此文献纳入的研究对象与我们临床遇到的患者类似，可以将文献的结果应用于患者。

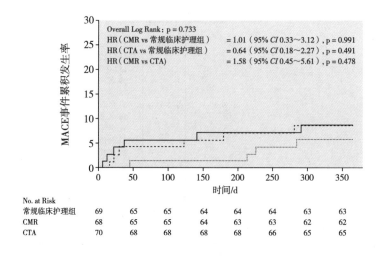

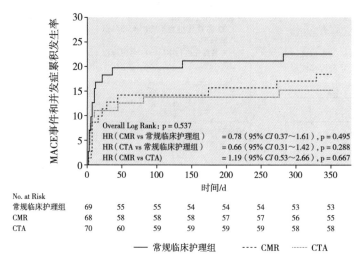

图17-4　Kaplan-Meier曲线分析1年随访时间次级安全终点

三、文献评价

（一）纳入的研究对象是否采用随机方法分组，用的哪种随机方法？

是，使用基于网络的软件（TENALEA，FormsVision BV，Abcoude，荷兰）将患者随机分配到3种诊断策略中的1种，比例为1∶1∶1。

（二）该研究结果的精确性如何？

精确性良好。此研究结果中给出了主要效应指标的95%的 CI，例如：与常规临床护理（100%）相比，实施CMR作为优先策略初次住院期间接受ICA患者的比例为87%（ CI ：0.76～0.94），实施CTA作为优先策略初次住院期间接受ICA患者的比例为66%（ CI ：0.53～0.77）。

（三）文献的研究结果能否用于自己的患者？

可以，该临床问题中的患者符合胸痛、心电图异常、肌钙蛋白升高等特征，与此文献报道的研究人群临床背景相似，因此可以采用该文献的研究结果。

四、诊断思维与决策

本文为一篇 RCT 研究，样本量适中，随访时间较长，结果的精确性好，可为临床中遇到类似患者提供证据参考。但实践中需结合临床规范和患者意愿综合做出对患者结局利大于弊的决策，不能机械照搬。

第四节 循证心血管病学治疗决策及实践

临床案例：一名中年男性，以"突发胸骨后疼痛 2 小时"为主诉入院。既往无糖尿病及原发性高血压病史。入院查心电图示：$V_1 \sim V_4$ 导联 ST 段抬高，可见病理性 Q 波形成。急诊行冠状动脉造影提示前降支近中段局限性狭窄，最重达 85% ~ 90%，回旋支中远段局限性狭窄，最重达 60% ~ 70%，右冠状动脉（简称"冠脉"）中段局限性狭窄，最重达 50% ~ 60%，故行前降支 PCI 术，术后给予双联抗血小板及他汀类药物治疗。次日晨空腹抽血，查血脂全套示：TC 5.23mmol/L，TG 3.43mmol/L，LDL-C 5.07mmol/L。此患者为急性冠脉综合征，且为三支血管病变，已行 PCI 术，且化验提示高脂血症，已给予他汀类药物治疗，但此患者 LDL-C 明显升高，是否对其联合 PCSK9 抑制剂治疗？他汀类联合 PCSK9 抑制剂与单用他汀类或单用 PCSK9 抑制剂相比，哪一种方案治疗效果较好？结合患者实际情况，哪种方案更适合患者？基于此问题将进行循证治疗决策实践。

一、临床问题

应用 PICO 原则构建临床问题并查找证据：P，急性冠脉综合征合并高脂血症患者；I，PCSK9 抑制剂联合他汀类药物；C，他汀类药物；O，治疗后降脂效果及不良心血管事件发生率。

以"急性冠脉综合征合并高脂血症患者""PCSK9 抑制剂联合他汀类药物"和"治疗效果"或"主要不良心血管事件"为检索词进行检索，根据研究对象特征、研究目的、研究设计等选择合适的文献，然后对其内部真实性、研究结论的重要性及外部适用性进行证据评价。

二、循证文献剖析

（一）文献题目（title）

题目：Intensity of statin treatment after acute coronary syndrome, residual risk, and its modification by alirocumab: insights from the ODYSSEY OUTCOMES trial.

（二）研究设计（design）

这是一项RCT研究，18 924名年龄在40岁及以上、1～12个月前因急性冠脉综合征（acute coronary syndrome，ACS）住院且合并高脂血症的患者被随机（1∶1）分配给阿利西尤单抗组或安慰剂组。

（三）研究对象（research subjective）

1. 纳入标准（including criteria）　①住院ACS患者，以不稳定型心肌缺血症状为主，在因推定或证实的阻塞性冠状动脉疾病而72h内非计划住院者；②血脂水平，在阿托伐他汀40～80mg或瑞舒伐他汀20～40mg或其中一种药物的最大耐受剂量治疗下仍控制不佳。

2. 排除标准（excluding criteria）　①随机化之前收缩压≥180mmHg，或舒张压≥110mmHg；②NYHA心功能分级为Ⅲ、Ⅳ级或心脏彩超检查LVEF＜25%；③出血性卒中；④转氨酶升高超过正常上限3倍；⑤估算的肾小球滤过率≤30ml/（min·1.73m²）；⑥使用贝特类或非他汀类降脂药。

3. 样本量（sample size）　18 924例。

（四）主要研究结果（main research results）

该研究得出，与安慰剂组相比，强化他汀类药物联合阿利西尤单抗组、低中等强度他汀类药物联合阿利西尤单抗组和单用阿利西尤单抗组治疗2.8年时MACE的发生率分别为10.8%、10.7%和26.0%（图17-5）；在他汀类药物的上述亚组中，阿利西尤单抗降低

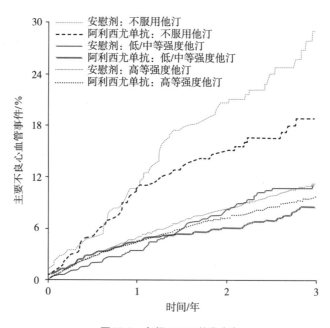

图17-5　各组MACE的发生率

了 MACE 的发生风险（HR 分别为：0.88，95% *CI*：0.80 ～ 0.96；0.68，0.49 ～ 0.94；0.65，0.44 ～ 0.97）（图 17-6）。在不同剂量他汀类药物治疗组中，基线 LDL-C 中位数分别为 86mg/dl、89mg/dl 和 139mg/dl（*P* < 0.001）。与基线相比，在他汀类药物治疗亚组中，阿利西尤单抗降低了 LDL-C 水平（图 17-7），但平均绝对降低值有所不同（分别为 52.9mg/dl、56.7mg/dl 和 86.1mg/dl；*P* < 0.001）。

亚组	阿利西尤单抗 %	对照组 %	绝对危险度（95%的置信区间）	风险比（95%的置信区间）	风险比（95%的置信区间）
所有患者	9.5	11.2	1.57（0.71 ～ 2.44）	0.85（0.78 ～ 0.93）	
高强度他汀	9.5	10.8	1.25（0.34 ～ 2.16）	0.88（0.80 ～ 0.96）	
低/中等强度他汀	7.5	10.7	3.16（0.38 ～ 5.94）	0.68（0.49 ～ 0.94）	
无他汀	18.0	26.0	7.97（0.42 ～ 15.51）	0.65（0.44 ～ 0.97）	

某药相比于对照组主要心血管不良事件风险降低

P_interaction =0.14

图17-6 各组MACE发生风险的绝对和相对降低

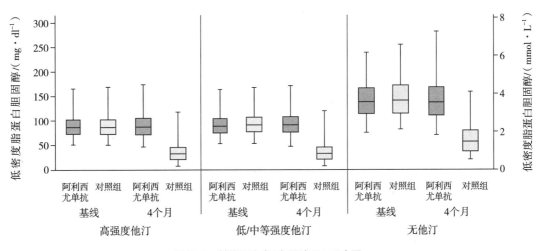

图17-7 基线和治疗4个月时LDL-C水平

（五）结论（conclusion）

基于上述分析，与安慰剂相比，阿利西尤单抗联合他汀类药物可进一步降低患者 LDL-C 水平，并且联合不同剂量的他汀类药物，MACE 的发生风险降低率不同，高强度他汀类药物亚组 HR 值最大。此文献纳入的研究对象与我们临床遇到的患者类似，可将文献的结果应用于自己的患者。

三、文献评价

（一）纳入的研究对象是否采用随机方法分组，用的哪种随机方法？

是，研究对象及治疗试剂盒的随机化采用随机列表法。

（二）纳入的研究对象是否随访完整，随访时间是否足够长？

是，失访率为 1%，一般原则是失访率控制在 10% 以内对研究结果的真实性影响较小；中位随访时间为 2.8 年（四分位间距离为 2.3 ～ 3.4 年），且获得了较好的临床效应结果。

（三）该研究结果的精确性如何？

精确性良好。此研究结果中给出了主要效应指标的 95% 的 *CI*。

（四）文献的研究结果能否用于自己的患者？

可以，该临床问题中的患者，与此文献报道的研究人群临床背景相似，因此可以采用该文献的研究结果。

四、治疗思维与决策

本文为一篇 RCT 研究，样本量大，而且为多中心，既保证了样本具有代表性，同时减少了偏倚。随访时间较长，结果的精确性好，研究成果可为临床实践提供证据。临床医师应用相关证据治疗患者后，应当对其效果进行评价。比如此患者实际疗效是否如文献所述？如果这位患者的疗效特别好或特别差，需要及时总结经验和教训。

第五节 循证心血管病学预后及实践

临床案例：男性患者，63 岁，因"活动后心前区疼痛 2 年余"为主诉入院。2 年前活动时出现心前区疼痛，范围约手掌大小，持续约 4 ～ 7min，伴胸闷，休息后上述症状可缓解，就诊于当地医院诊断为"冠心病"，给予口服"阿司匹林肠溶片 100mg q.d.，单硝酸异山梨酯片 10mg b.i.d.，瑞舒伐他汀钙 10mg q.d."。原发性高血压病史 7 年，吸烟史 24 年，约 20 支 /d，偶有饮酒。查体：T36.3℃，P 79 次 /min，R 20 次 /min，BP 146/93mmHg。双肺呼吸音清，未闻及干湿性啰音。心尖搏动位于第 5 肋间左锁骨中线内 0.5cm 处，心率 79 次 /min，律齐，无异常心音，各瓣膜听诊区未闻及心脏杂音。双下肢无水肿。心电图示：Ⅱ、Ⅲ、aVF 及 V_1 ～ V_5 导联 ST 段压低，T 波倒置。心脏彩超示：LVEF 0.53。冠状动脉造影提示：左主干远段可见 55% ～ 60% 局限性狭窄，前降支中段可见 80% ～ 90% 局限性狭窄，回旋支细小，OM1 开口处呈 80% 局限性狭窄，右冠脉中段呈 60% ～ 70% 节段性狭窄。

初步诊断：1. 冠状动脉粥样硬化性心脏病

稳定型心绞痛

心功能Ⅱ级（NYHA 分级）

2．高血压 3 级（极高危）

目前患者属于多支血管病变，有左主干病变但病情尚稳定。针对冠心病目前有两种积极的治疗方案，一是经皮冠状动脉介入治疗（percutaneous coronary intervention，PCI），另一种是冠状动脉旁路移植术（coronary artery bypass graft，CABG）。疾病确诊后医生及患者关心的问题往往是如何治疗？选择哪一种治疗方案？治疗效果如何？容易复发吗？这些都是与预后有关的问题，尤其是复发率和长期生存率方面。

一、临床问题

根据 PICO 原则确定临床问题：冠心病多支血管病变患者（P）经冠脉支架植入术或冠脉搭桥术后（I、C）预后（复发率、生存率、不良事件发生率、生存时间）（O）怎么样？

二、循证文献剖析

（一）检索证据文献

以"coronary heart disease""CABG（coronary artery bypass graft）"和"PCI（percutaneous coronary intervention）"作为检索词，在"limited"中限定：Title/Abstract，Study design 中 Limits：Meta-Analysis，Randomized Controlled Trial，检索得到 354 篇文献。浏览文献题目和摘要，最终确定一篇相关文献：Percutaneous Intervention or Bypass Graft for Left Main Coronary Artery Disease？A Systematic Review and Meta-Analysis.

（二）文献剖析

1．研究方案（study design）　使用 MEDLINE（PubMed and Ovid），Embase 和 Cochrane 图书馆检索文献，以确定相关的观察性队列研究和 RCT 研究（图 17-8）。该文献为 Meta 分析，纳入 43 篇文献，共 29 187 人，中位随访时间为 4 年，对存在左主干病变的冠心病患者进行 PCI 和 CABG 疗效和安全性评价。

2．研究对象

（1）诊断标准（diagnostic criteria）：2008 年 WHO 诊断标准。

（2）纳入标准（including criteria）：①患者存在左主干病变，且狭窄程度＞50%；②随访至少 1 年；③有主要结局终点的记录；④ RCT 研究或队列研究。

（3）排除标准（excluding criteria）：①研究重复的文章；②仅研究 CABG 或 PCI 中 1 种，并非同时提及二者；③没有比较 CABG 和 PCI 的结局的研究。

（4）样本量（sample size）：29 187 例。

3．主要研究结果（main research results）　通过 Meta 分析，该研究得出术后 30d MACCE 发生风险（OR：0.56；95% CI：0.42～0.76；$P=0.0002$）和全因死亡（OR：0.52；95% CI：0.30～0.91；$P=0.02$）PCI 组明显低于 CABG 组，但心肌梗死（OR：0.81；95% CI：0.60～1.09；$P=0.17$）及血运重建（OR：0.65；95% CI：0.38～1.11；$P=0.12$）两组无明显差异；术后 1 年，CABG 组 MACCE 发生率（OR：1.45；95% CI：1.21～1.75；

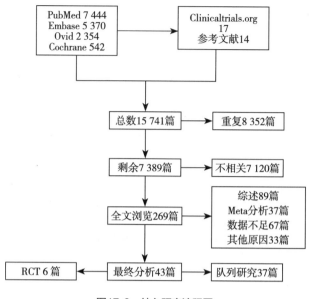

图17-8　纳入研究流程图

$P<0.001$）、心肌梗死（OR：1.33；95% CI：1.04～1.70；$P=0.02$）及血运重建（OR：3.01；95% CI：2.40～3.79；$P<0.001$）低于PCI组；术后5年，MACCE发生率（OR：1.67；95% CI：1.68～2.36；$P=0.04$）、心肌梗死（OR：1.67；95% CI：1.35～2.06；$P<0.000\ 01$）及血运重建（OR：2.80；95% CI：2.18～3.60；$P<0.000\ 01$）CABG组仍低于PCI组。Kaplan-Meier曲线显示随着时间的推移，MACCE的5年发生率CABG组为38%，显著低于PCI组（45%）（$P<0.000\ 01$）（图17-9）。

4. 结论　基于以上分析，在左主干病变患者中，PCI具有早期的安全优势，而CABG可降低长期MACCE风险和减少血运重建发生率，两种手术的全因死亡风险是相等的。文献纳入的患者与我们临床遇到的患者相似，可以将文献的结果应用于我们的患者。

三、文献评价

（一）研究的对象能代表被研究疾病的目标人群

该文章共纳入了43篇文献，为多中心荟萃分析，样本量较大，基本能够代表存在左主干病变的冠心患者群。

（二）随访时间应足够长，研究对象应尽可能随访完整

该研究是 Meta 分析，中位随访时间为 4 年，最长随访时间为术后 10 年。

（三）判断结局采用了客观标准，采用了盲法

观察疾病预后的结局应有客观的标准。在研究开始前，研究者必须对结局提供明确的定义，要有客观的测量标准，以避免临床医生在判断预后结局时产生分歧，从而影响预后研究的结论。本文献中观察指标为MACCE属于硬指标，即使不采用盲法也能客观判断结局。

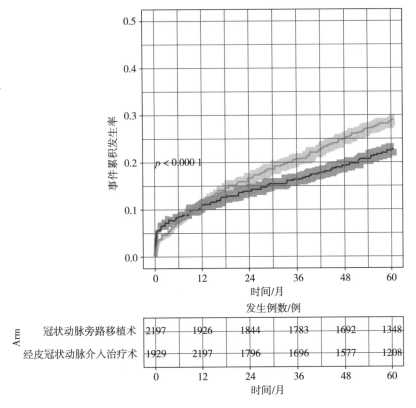

图17-9　Kaplan-Meier曲线分析CABG组和PCI组MACE累计发生率

（四）研究结果的精确性好

区间范围宽窄反映了精确度的范围，95%CI范围越窄则越精确，说明样本量足够大，结果精确性高，结论外推性好，对总体预后的估计更精确。

该研究对结果报道了95%CI，如：术后30dMACCE发生风险（OR：0.56；95% CI：0.42～0.76；P=0.000 2）和全因死亡（OR：0.52；95% CI：0.30～0.91；P=0.02）PCI组明显低于CABG组。

（五）文献的研究结果可用于自己的患者

本篇文献提出的临床问题的患者特征与研究对象的临床背景相似，故可以采用文献的结果。目前国内已拥有具备这两种手术技术的多家医院，目前的医疗环境可选用这种方法。

四、预后思维与决策

本文为一篇较好的Meta分析，样本量大，具有良好的代表性，而且纳入的研究为RCT和队列研究，随访时间长，结果具有一定的可靠性，可为临床合理决策提供证据参考。

　　综合分析，通过比较 CABG 术与 PCI 术相关的预后结果的循证实践，可建议患者行 CABG 术，以降低 MACCE、减少血运重建、提高生活质量。

　　值得注意的是，循证实践应始终以患者利用最大化为原则，遵循临床指南和规范共识，合理使用可及的资源与手段，避免诊疗过度与不足。

（张岩　王聪霞）

参考文献

［1］王家良. 循证医学. 北京：人民卫生出版社，2010.

［2］胡大一，许玉韵. 循证心血管病学. 天津：天津科学技术出版社，2001.

［3］陈韵岱，吕树铮. 临床心血管病学：循证医学问答. 北京：人民军医出版社，2006.

［4］中国居民营养与慢性病状况报告（2020）. 营养学报，2020，42（06）.

［5］KAYVANPOUR E, SEDAGHAT-HAMEDANI F, AMRA, et al. Genotype-phenotype associations in dilated cardiomyopathy: Meta-analysis on more than 8 000 individuals. Clin Res Cardiol, 2017, 106 (2): 127-139.

［6］SMULDERS MW, KIETSELAER B, WILDBERGER JE, et al. Initialimaging-guided strategy versus routine care in patients with Non-ST-segment elevation myocardial infarction. J Am Coll Cardiol, 2019, 74(20): 2466-2477.

［7］DIAZ R, LIQH, BHATTDL, et al. Intensity of statin treatment after acute coronary syndrome, residual risk, and its modification by alirocumab: insights from the ODYSSEY OUTCOMES trial.Eur J PrevCardiol, 2021, 28 (1): 33-43.

［8］ULLAHW, SATTARY, ULLAH I, et al. Percutaneous intervention or bypass graft for left main coronary artery disease? A systematic review and Meta-analysis. JIntervCardiol, 2020, 40(8): 1642-1648.

［9］陈伟伟，高润霖，刘力生，等.《中国心血管病报告2017》概要. 中国循环杂志，2018，33（1）：1-8.

［10］王聪霞. 循证心血管病学//刘鸣，卫茂玲. 循证医学回顾、现状和展望（双语）. 北京：人民卫生出版社，2020：120-139.

第十八章　循证护理学

第一节　概述

一、循证护理学的概念

循证护理（evidence-based nursing，EBN）定义为护理人员在计划其护理活动过程中，审慎、明确、明智地将科研结论与其临床经验以及患者愿望相结合，获取证据，作为临床护理决策依据的过程。循证护理强调从护理人员临床实践中特定的具体问题出发，从科学研究中获取证据，根据护理人员的临床知识和经验及患者的需求，进行专业判断与决策，促进直接经验和间接经验在实践中的综合应用，并在实施过程中改革工作程序和方法，提高照护水平和患者满意度，最终达成有效提高护理质量，节约卫生资源的目标。

二、循证护理学实践的基本步骤

循证护理实践是一个系统的过程，主要包括 4 个阶段：证据生成、证据整合、证据传播以及证据应用，具体过程包括 8 个步骤：①提出护理实践相关问题；②查找与所提出问题相关的证据；③筛检和评价证据；④通过系统评价汇总证据；⑤传播证据；⑥引入证据；⑦应用证据；⑧评价证据应用后的效果。

三、循证护理学国内外发展现状

（一）循证护理学国外发展现状

1996 年英国约克大学护理学院成立了全球首个循证护理中心（University of York Centre for Evidence-based Nursing），并首次提出"循证护理"的概念。该中心主要进行循证护理的研究、教育和培训，收集社区服务和健康促进方面的证据，并在 Cochrane 协作网负责"伤口管理组（Wound Care Group）"的证据总结和系统评价。同年，总部设在澳大利亚阿德莱德大学的乔安娜布里格斯研究所（Joanna Briggs Institute，JBI）循证卫生保健国际合作中心成立，致力于护理及医学相关科学领域证据的汇总、传播和应用。该中心构建了 JBI 循证卫生保健模式，为全球循证护理的实践提供了理论支撑。JBI 已建立具有 70 余个分中心和协作组、覆盖 39 个国家的 JBI 循证护理全球协作网——JBC（Joanna Briggs Collaboration），成为目前全球最大的循证护理协作网。自 2008 年起，JBI 与 Cochrane 协作网合作，负责 Cochrane 协作网护理专业组（Cochrane Nursing Care Field，CNCF）的工作。除 JBI 之外，美国明尼苏达大学循证护理中心、得克萨斯大学健康科学中心的循证护理学术中心（ACE）、加拿大安大略护理学会（RNAO）、美国约翰斯霍普金斯大学护理学院等，均在循证护理的理论研究、系统评价、循证护理培训、最佳护理实践证据或临床实践指南传播等方面做出贡献，共同推动了全球循证护理的发展。

（二）循证护理学的国内发展现状

1997 年四川大学华西医院率先进行循证医学 /Cochrane 相关工作，其中包含对护理人员进行循证实践培训，并将循证实践的方法应用于临床护理实践，进行了"压疮的预防和控制的循证实践""我国护理领域随机对照试验现状分析"等，是我国大陆地区首次将循证实践引入护理学科的机构。JBI 也先后在我国香港中文大学（1997 年）、上海复旦大学（2004 年）、台湾阳明大学（2005 年）、北京大学（2012 年）、北京中医药大学（2015 年）设立分中心。这些分中心致力于在临床护理和社区卫生健康服务中运用循证实践的观念开展临床护理、护理研究和护理教育，促进研究成果在护理实践中的运用，以推动我国临床护理实践的发展。同时，分中心已在证据合成、传播和证据应用、将国外循证护理系统评价及最佳证据本土化方面取得了许多成绩。

十余年来，循证护理已成为我国护理学科的热点领域。据研究统计，2001—2018 年中国知网发表循证护理有关学术论文 10 532 篇，呈逐年上涨趋势；词频分析显示，近年来，"并发症""护理""生活质量"和"效果"等词出现频率较高，反映了国内循证护理研究多关注患者生活质量和并发症的问题并注重效果的评价。

尽管循证护理已经成为护理专业领域的"热门话题"，但开展循证护理是一项从观念更新到实践方式改革的系统工程，既需要获得行政管理层和决策机构对循证护理的认同和积极支持，又需要通过深入细致培训，使护理人员从观念上接受、方法上学会、实践环境有条件进行循证实践。因此，国内循证护理的发展尚需护理领域的决策者、管理者、临床实践者、研究者、教育者的共同努力和与国内外多学科循证实践机构的密切合作。

第二节　循证护理学实践案例

一、非药物干预促进胃肠道恶性肿瘤术后胃肠道功能恢复的循证实践

胃肠道恶性肿瘤是以胃癌和结直肠癌为主的一类疾病，严重威胁人类的生命健康。外科手术是治疗胃肠道恶性肿瘤最主要的手段，然而，胃肠道手术常涉及消化道重建，同时患者因自身消耗、麻醉、手术操作等因素，易导致术后胃肠功能障碍，主要表现为恶心、呕吐、腹痛、腹胀，影响患者早期进食及术后康复，严重者甚至出现营养不良、肠梗阻、吻合口瘘等一系列并发症。促进胃肠道恶性肿瘤术后胃肠道功能恢复的方法主要包括药物干预和非药物干预。研究发现，药物干预有增加心血管疾病及肿瘤相关并发症的风险，且成本较高，因此非药物干预越来越受到人们的关注。非药物干预主要包括术后早期咀嚼口香糖、饮用绿茶或咖啡、术后早期活动、穴位按摩、穴位热敷和针灸等，涉及研究较多，干预措施多样，且证据质量参差不齐。因此，本案例旨在系统总结非药物干预在促进胃肠道恶性肿瘤术后胃肠道功能恢复相关的最佳证据，并将证据应用于临床，评价应用效果，为临床工作提供参考。

（一）护理问题

根据 PIPOST 原则构建临床问题：P（population）目标人群，胃肠道恶性肿瘤术后患者；I（intervention）干预措施，促进胃肠道功能恢复的非药物干预措施；P（professional）应用证据的专业人员，临床医护人员；O（outcome）结局，胃肠道功能评分、胃肠道并发症发生情况及严重程度、住院时间、住院费用；S（setting）应用场所，医院胃肠外科、肛肠外科；T（type of Evidence）证据类型，临床决策、指南、证据总结、专家共识、系统评价。

（二）检索证据

按照循证健康保健证据检索金字塔 5.0 模型（EBHC pyramid 5.0），从上向下进行电子检索，检索 UpToDate、Cochrane clinical answer、NGC、NICE、新西兰指南协作组（New Zealand Guidelines Group，NGZZ）、医脉通、Cochrane Library、PubMed、中国知网、万方数据库、维普数据库等网站或数据库，检索时限为 2010 年 1 月～ 2021 年 5 月。

由接受过循证课程培训的研究者筛选符合纳入标准的文献。纳入标准：①研究对象为择期胃癌、结直肠癌术后患者，年龄≥ 18 岁；②研究类型为临床决策、指南、证据总结、专家共识、系统评价；③文献语言为中或英文。排除标准：①不能获取原文或未通过文献质量评价的文献；②同一内容重复发表的文献；③改编的指南。由 3 名接受过循证护理系统培训的研究者独立完成对文献质量的评价。通过检索、筛选，获得临床决策 4 篇、指南 1 篇、专家共识 3 篇、系统评价 7 篇，具体特征见参考文献 [6]。

（三）评价文献质量

使用 AGREE Ⅱ 对纳入的 1 篇指南进行评价，评价等级为 B。使用 JBI 循证卫生保健中心专家共识标准对 3 篇专家共识进行评价，整体质量高。使用 AMSTAR（2017）量表对 7 篇系统评价文献进行评价，文献质量可接受。4 篇临床决策类文献均来自 UpToDate，无须评价。

（四）证据汇总

通过证据整合，共获得促进胃肠道恶性肿瘤术后胃肠道功能恢复的相关证据 12 条，根据促进胃肠道恶性肿瘤术后胃肠道功能恢复的临床应用情况，将证据汇总为 7 个方面，包括多策略干预、预防性胃肠减压、术后早期活动、术后早期肠内喂养、咀嚼口香糖、饮用咖啡、针灸疗法。采用 JBI 循证卫生保健中心 2014 版证据预分级和证据推荐级别系统对证据进行分级（1 ～ 5 级），根据各证据的 FAME 结构特征，将证据划分为强推荐（A级）和弱推荐（B 级）。最佳证据总结见参考文献 [6]。

（五）证据应用

国内某三甲医院获得了以上循证证据信息，决定在其有关科室内对证据进行应用。该单位成立了由 1 名循证护理方法学专家、3 名科主任、3 名护士长、4 名护理骨干和 1 名护理硕士研究生共 12 人组成的循证护理小组，和由临床医生、护士共 10 人组成的专家小组，负责相关工作的开展。

1. **证据应用情境分析** 循证护理小组根据12条最佳证据制订了10条审查指标（表18-1）。于2021年5月1日～9月31日对该胃肠外科2个病区与肛肠外科1个病区共59名医护人员（包括42名护士、17名医生）和61名患者及主要照顾者作为基线审查对象，采用现场观察法、查阅病历资料及个人访谈等方法进行临床审查。结果显示，指标6患者床上活动执行率为82.0%、下床活动执行率为26.2%，指标8执行率为57.4%，指标2执行率为26.2%，指标5执行率为6.6%，其余指标（1、3、4、7、9、10）执行率为0，表明临床实践现状与最佳证据间存在较大差距。患者术后首次进流食中位时间138.1（114.31，185.75）h，首次排气中位时间74.50（73.00，81.19）h，首次排便中位时间99.50（96.00，105.12）h，57.4%患者术后出现恶心、呕吐。

表 18-1 案例一审查指标及证据应用前后审查指标执行率情况

审查指标	证据应用前执行率	证据应用后执行率
1. 医护人员应采用多策略干预以促进胃肠道恶性肿瘤术后胃肠道功能的恢复	0	90.6%
2. 若患者无特殊情况，医护人员不常规为胃肠道恶性肿瘤手术患者留置鼻胃管进行胃肠减压	26.2%	64.1%
3. 科室有胃肠减压必要性评估工具	0	100%
4. 医护人员在留置鼻胃管前应进行胃肠减压必要性评估，并做好评估记录	0	100%
5. 若无特殊情况，医护人员应在患者麻醉复苏后拔除术中放置的鼻胃管	6.6%	35.3%
6. 护士指导患者术后早期活动的方法	82.0%	100%
7. 护士指导无既存肠蠕动消失、肠梗阻、肠穿孔和全身性脓毒症的患者术后尽早口服流质或高热量饮品	0	100%
8. 患者未经口进食前，护士指导患者咀嚼口香糖	57.4%	94.3%
9. 护理人员根据患者饮食特点，指导患者饮用咖啡	0	0
10. 护理人员应告知患者针灸疗法对促进术后胃肠道功能恢复的益处	0	100%

2. **促进变革** 根据基线调查结果，循证护理小组和专家小组基于渥太华研究应用模式共同分析了证据应用中的潜在障碍和促进因素，并制定了相应实施策略。

（1）审查指标1、3、4：基于证据的变革方面障碍因素包括：①证据应用增加潜在采纳者的工作量；②多策略干预具体内容不明确；③缺少预防性胃肠减压评估工具。促进因素包括：①医院和大学图书馆有充足数据库资源，便于查找证据资源；②医疗组核心成员同意参与变革。实施策略为：①查阅文献，明确多策略干预涵盖内容；②邀请医疗组核心成员共同制定预防性胃肠减压评估工具。

潜在采纳者方面障碍因素包括：①护士循证知识缺乏，可能会影响变革效果；②项目组缺乏证据转化经验。促进因素包括：①已开展循证相关培训；②管理者高度重视；③病区 82.6% 护士为本科及以上学历，年龄结构年轻，学习能力强。实施策略为加大培训力度，提高护士循证能力与思维。

实践环境方面障碍因素为医院 3 个病区需要开展预防性胃肠减压培训，工作量大。促进因素包括：①病区有培训的场所及设备；②实施地点为科研教学型医院，培训、带教、科研体系成熟。实施策略为：①获得主要管理者支持；②合理制定培训安排。

（2）审查指标 2、5、7、9：基于证据的变革方面障碍因素包括：①证据应用增加潜在采纳者的工作量；②证据需改变现有观念，难度大；③咖啡可能有潜在的不良反应。促进因素包括：①证据完整，流程清晰，干预措施简单易行；②结局指标易量化，方便及时汇总、反馈。实施策略为：①根据患者饮食习惯选择是否饮用咖啡；②使医护人员充分了解最佳证据的科学性，打消疑虑。

潜在采纳者方面，医护人员对"不推荐预防性胃肠减压、饮用咖啡、术后 4h 开始饮用流质"改革方案效果存在顾虑，但科室主任积极参与方案设计和项目实施，认同最佳证据，且各病区护士长变革理念一致。实施策略为先在结直肠癌手术患者中不进行预防性胃肠减压措施，逐步过渡至胃癌手术患者，增加医护人员信心；将术后饮用流质时间调整为术后次日晨，q.4h.，20ml/ 次。

实践环境方面面临：①耗材使用量可能会增加；②缺乏促进术后胃肠道功能恢复的相关知识培训；③多病区、多护理团队合作增加了证据应用的监测及管理难度等障碍，但医院对变革支持力度较大，且医护合作氛围好，医护队伍接受变革。科室有线下培训场所及线上培训平台为培训提供可能。实施策略为：①获得医院层面对培训的资金支持；②采用线下＋线上方法进行相关培训；③各病区护士长协作，管理变革方案的实施。

（3）审查指标 6、8、10：基于证据的变革方面障碍因素包括：①转变患者从被动接受医疗决策到主动参与医疗行为，增加了医护沟通时间成本；②疼痛控制差、静脉输液时间长、引流管路多、其他疾病等限制患者早期活动。对此，采用培训、教育、案例等方法提高护士沟通技巧和效率；去除或最小化影响患者早期活动的因素，如合理控制患者疼痛，尽可能减少输液量，提供移动输液架，指导患者管路妥善固定方法，指导患者早期活动。

潜在采纳者方面障碍因素包括：①患者及照顾者文化程度参差不齐，影响健康教育效果；②增加护士工作量，个别护士可能存在抵触心理。促进因素为患者的照顾者相对固定，节省健康教育成本。对此，采取的实施策略包括：①创造多样的宣教资源和方法，根据患者和照顾者特征选择；②转变护士认知，提高其参与变革积极性。

实践环境方面，因护士数量多，难以保证教育内容同质，效果参差不齐。促进因素为科室已建立线上健康教育平台，可供使用。实施策略包括培训、指导护士健康教育内容和方法，并充分利用线上平台进行健康教育，及时评估效果并按需调整健康教育策略。

3．效果评价 2021 年 9 月 10 日～3 月 20 日，对济南市某三甲医院胃肠外科 2 个病区与肛肠外科 1 个病区共 59 名医护人员和 53 名患者实施变革策略后再审查。结果表明证据应用后，除术后饮用咖啡受当地饮食习惯无法开展外，其他各指标执行率改善明显，指标 1、

3、4、6、7、8、10执行率90%～100%，指标2执行率提高至64.1%，指标5执行率提高至35.3%（表18-1）。改革后患者首次进流食时间［88.7（68.13，134.42）h，U=-6.42，P<0.001］、首次排气时间［57.87（47.38，68.78）h，U=-6.48，P<0.001］、首次排便时间［85.67（68.04，94.67）h，U=-67.16，P<0.001］均缩短，恶心、呕吐发生率也较前改善（28.3%，χ^2=9.74，P<0.05）。

（六）小结

本案例依据JBI卫生保健中心循证护理模型，形成可促进胃肠道恶性肿瘤术后胃肠道功能恢复的非药物干预措施，并在具体转化场所中，通过基线审查分析场所情境，应用多种方法分析应用证据的障碍和促进因素，并提出了针对性的变革策略。进一步实施变革策略发现，患者结局得到显著改善。

二、早产儿低体温预防的循证实践

低体温（≤36.0℃）会增加早产儿并发症发生的风险如缺氧、脑室内出血、凝血功能障碍、新生儿坏死性小肠结肠炎（NEC）和败血症等，威胁早产儿生命健康。近年来对早产儿低体温问题的研究越来越多，但仍缺少预防早产儿低体温的针对性、指导性和综合性证据。因此，本案例旨在系统总结预防早产儿低体温的最佳证据，将其应用于临床并评价其效果，改善护理实践，提高护理质量，促进早产儿的健康成长。

（一）护理问题

根据PIPOST构建临床问题：P（population）目标人群，早产儿；I（intervention）干预措施，分娩前的准备、在产房刚娩出的干预措施、转运的干预措施、进入NICU或病房后的干预措施和体温监测；P（professional）应用证据的专业人员，新生儿重症监护室、产房及手术室相关临床医护人员；O（outcome）结局指标，早产儿低体温的发生率；早产儿并发症的发生率；S（setting）应用场所，医院新生儿重症监护室、产房、手术室；T（type of evidence）证据类型，指南、系统评价、证据总结、最佳临床实践信息册、专家共识及原始研究。

（二）检索证据

根据循证健康保健证据检索金字塔5.0模型（EBHC pyramid 5.0），电子检索UpToDate、JBI循证卫生保健中心数据库、NGC、PubMed、Cochrane Library、CINAHL、NICE、世界卫生组织（WHO）、中国指南网、中国知网、中国生物医学文摘数据库、万方数据库中有关预防早产儿低体温的证据，检索时间限制为建库至2021年3月1日。

由接受过循证课程培训的研究者筛选符合纳入标准的文献并对纳入文献进行质量评价。纳入标准：①中文或英文的文献；②研究的对象包含早产儿；③研究内容涉及预防早产儿低体温；④文献类型包括指南、系统评价、证据总结、最佳临床实践信息册、专家共识及原始研究。排除标准：①文献相关内容不全或只能找到一部分；②文献质量评价低的文献。

经过检索与筛选，纳入 8 篇指南，2 篇系统评价和 1 篇专家共识，具体特征见参考文献 [7]。

（三）评价文献质量

使用 AGREE Ⅱ 对纳入的八篇指南进行评价，其中五篇等级为 A，三篇等级为 B，整体质量均较高。使用 AMSTAR（2017）量表对两篇系统评价文献进行评价，一篇等级为"高"，一篇为"中"，文献质量可接受。使用 JBI 循证卫生保健中心专家共识标准对一篇专家共识进行评价，整体质量高。

（四）证据汇总

通过证据整合，获得预防早产儿低体温的相关证据 18 条，根据预防早产儿低体温的临床应用情况，将证据汇总为如下五个方面，包括分娩前的准备、在产房刚娩出的干预措施、转运的干预措施、进入 NICU 或病房后的干预措施和体温监测。根据 JBI 循证卫生保健中心 2014 版证据预分级和证据推荐级别系统对纳入的证据进行预分级和推荐等级评价，等级分为 1 ~ 5 级，根据各证据的 FAME 结构特征，将证据划分为强推荐（A 级）和弱推荐（B 级），最佳证据总结见参考文献 [7]。

（五）证据应用

国内某三甲医院获得了以上循证证据信息，决定在其新生儿重症监护室、产房及手术室对证据进行应用。该单位成立临床循证小组，成员共 11 人，其中 1 名为分管护理质量的护理部主任，负责项目的统筹和促进；1 名新生儿科主任，1 名新生儿科护士长，1 名产房护士长和 1 名手术室护士长主要负责本次项目的监督和协调，斟酌专家意见并制订临床转化方案；1 名护理硕士研究生负责质量控制和资料的收集与分析，2 名新生儿科护士，1 名新生儿科医生、1 名产房助产士，1 名手术室护士负责培训及项目的实施。临床循证小组咨询了 10 名专家，包括 4 名护理管理者、3 名主任医师、1 名助产师及 2 名循证护理专家，以 FAME 策略为依据对证据的临床适用性作出评价，最终将 18 条证据全部纳入进行本次临床转化。

1. **证据应用情境分析**　临床循证小组经过两轮讨论，根据最佳证据对应确定12条质量审查标准（表18-2），并制定《医护人员早产儿低体温预防的认知调查问卷》进行基线审查。本案例基线审查对象纳入了2021年4月1—30日新生儿重症监护室、产房和手术室的32名医护人员及期间出生的56名早产儿。结果显示，早产儿低体温发生率80.4%，复温时间（2.6±0.8）h，早产儿并发症发生率57.1%，医护人员早产儿低体温预防的认知调查问卷得分（63.34±7.27）分，总体得分为中下水平，有6条审查指标执行率<60%。暖箱调节规范实施率仅48.2%，表明临床医护人员实践现状与最佳证据之间存在差距较大。

表 18-2 案例二审查指标及证据应用前后审查指标执行率情况

审查指标	证据应用前执行率	证据应用后执行率
1. 助产士应正确设置产房环境温度，关闭门窗	100%	100%
2. 护士提前正确预热辐射台、毛巾、复苏气囊和吸引装置等	64.9%	97.9%
3. 护士正确擦干和包裹早产儿	41.1%	91.7%
4. 对生命体征平稳，胎龄＞34周或出生体重＞2 000g的早产儿/低出生体重儿护士正确实施母婴皮肤接触护理	0	77.1%
5. 早产儿和母亲情况允许时护士尽早指导产妇进行母乳喂养	0	75.0%
6. 护士应用塑料薄膜和保暖垫	62.5%	93.7%
7. 护士用转运暖箱转运早产儿，妊娠＞30周的健康早产儿在皮肤接触或袋鼠妈妈护理下进行转运；对孕龄＜34周可能早产的孕妇实施宫内转运	25.0%	91.7%
8. 护士在早产儿呼吸支持期间给予加温加湿气体	100%	100%
9. 护士提前保持手温暖且不将早产儿暴露在寒冷环境中	80.4%	100%
10. 护士根据早产儿胎龄、体重、病情合理选择暖箱、辐射台、暖房等	62.5%	95.8%
11. 护士根据早产儿病情合理提供袋鼠式护理	16.1%	95.8%
12. 护士根据患儿胎龄、体重、病情为早产儿选择适宜体温测量装置及适宜测量频次，且经常检查早产儿脚是否温暖	39.3%	93.7%

2. 促进变革 根据基线审查结果，临床循证小组分析了证据应用中的潜在障碍因素并制定了相应的实施策略。

（1）审查指标2、3、4、5、6、9、11

障碍因素包括：①护士不了解最新发展性照护理念及出生后皮肤接触护理和袋鼠式护理新进展，缺少相关知识和技能；②护士实施的保暖措施单一、缺乏同质性；③科室缺乏规范化保暖保障体系。为此，科室成立暖链实施团队，实施无缝隙保暖。由新生儿科主导，联合产房、手术室，形成多学科协作的暖链实施团队。以循证为基础，制定并应用保暖措施实施清单，包括分娩/手术前准备、刚娩出后、转运途中和到达NICU后四阶段保暖措施实施清单。此外，依照最新循证护理理念，实施"3+3"培训模式，即对3个科室（新生儿科、产房和手术室）医护人员实施3个阶段（保暖准备阶段、保暖配合阶段、保暖延续阶段）的培训，培训形式包括视频、讲座及临床案例探讨等多元化培训，并进行考核，实现早产儿同质化无缝隙保暖。

（2）审查指标7、10

障碍因素包括：①科室缺乏规范转运流程，早产儿转运操作凭个人经验，缺乏同质性；②护士缺乏转运暖箱温湿度调节有关知识，导致操作不当。为此，制定实施策略：①组建医—护—技安全转运小组，制定"4640"救护模式，即4人员转运（新生儿科医生、产科医生、新生儿科护士、呼吸治疗师）、6项目稳定（维持早产儿血糖稳定、血压平稳、血气正常、体温稳定、气道通畅和给予情感支持后再行转运）、4环节控制（出生前、出生后、转运途中、入 NICU 后）以及全程零缝隙监管；②制定标准化绿色转运通道线路图和转运流程图，全员培训，确保转运规范标准化；③采用早期预警评分筛选转运高危儿，转运前后快速评估患儿生理指标，提高转运途中警惕性，避免转运不良事件发生；④构建精细管理体系，确保转运同质化，如转运物品实行"五定（定人、定岗、定位、定时、定责）"管理，氧气筒、监护仪、输液泵、呼吸机、急救箱、转运登记本等一应俱全，根据早产儿胎龄、日龄、体重、病情设置暖箱温湿度等；⑤定期举办新生儿复苏培训班，持续质量改进。

（3）审查指标 12

障碍因素包括：①体温测量部位、时机不固定；②缺乏培训。对此，建立黄金小时体温测量管理方案，包括：①优化体温测量工具，规范体温测量部位及测量时机。统一采用耳温枪，规范测量时机如出手术室／产房时、生后 30min、入 NICU 时、生后 60min，直到记录最后一次体温≥36.5℃的数据后，停止复测体温。②构建早产儿低体温评估单及体温测量流程图，规范体温测量流程，准确评估并记录患儿体温。③全员每季度同质化培训并考核。

3．效果评价　2021年7月1日～8月1日，对新生儿重症监护室、产房和手术室的32名医护人员及期间出生的48例早产儿实施变革策略后再审查。结果表明，证据应用后早产儿低体温发生率（27.1%）明显下降（$\chi^2=29.74$，$P<0.001$），复温时间（1.9±0.5）h 显著缩短（$t=5.43$，$P<0.001$），早产儿住院期间并发症发生率（35.4%）降低（$\chi^2=4.90$，$P<0.027$）；医护人员早产儿低体温预防认知调查问卷得分（93.85±4.37）分明显提高，暖箱调节规范性提高至85.4%，预防早产儿低体温审查指标执行率明显提高（表18-2）。

（六）小结

本案例采用循证护理的方法，总结了目前关于预防早产儿低体温的最佳证据，将其本土化后形成了最佳实践方案并应用于临床，最终减少了早产儿低体温和早产儿并发症的发生，提高了临床护理人员对早产儿低体温预防相关审查指标的执行率，具有临床意义。

（崔乃雪　高洪莲　王静娜）

参考文献

［1］刘建平. 循证护理学方法与实践. 北京：科学出版社，2007.

［2］胡雁，郝玉芳. 循证护理学. 2版. 北京：人民卫生出版社，2018.

［3］胡雁，周英凤. 循证护理：证据临床转化理论与实践. 上海：复旦大学出版社，2021.

［4］JBI. JBI global wiki. [2021-12-15]. https://jbi-global-wiki.refined.site/.

［5］MUNN Z, STERN C, PORRITT K, et al. Evidence transfer: ensuring end users are aware of, have access to, and understand the evidence. JBI Evidence Implementation, 2018, 16(2): 83-89.

［6］高洪莲，王春美，王晓敏，等. 非药物干预促进胃肠道恶性肿瘤患者术后功能恢复的最佳证据总结. 中华护理杂志，2022，57（02）：215-222.

［7］单瑞洁，李兴霞，王静娜，等. 早产儿低体温的预防及相关证据总结分析. 齐鲁护理杂志，2021，27（15）：34-38.

［8］胡秀英，杨蓉. 循证护理//刘鸣，卫茂玲. 循证医学回顾、现状和展望（双语）. 北京：人民卫生出版社，2020：244-265.

第十九章　循证康复医学

第一节　概述

一、循证康复医学的发展与现状

（一）循证康复医学的发展

康复医学是一门多学科交叉的医学，其涉及面广，病种和患者渗透于临床各个学科，康复医学从业者在掌握本专业理论技能的同时，还需了解临床各个科室的疾病诊治情况。康复诊疗的各个环节都需客观证据的支持，而循证医学的核心意义就是遵循现有的最佳证据来指导医疗决策，所以循证医学在康复诊疗过程中起着不可替代的作用。此外，康复医疗工作有别于一般的医疗活动，强调服务性和双方合作性，重视被康复对象的信息反馈。将循证医学应用于康复领域，可将医学研究的最新进展与日常工作结合起来，为临床工作提供全面有效的指导。

近年来，循证医学在康复领域中快速发展，促使康复医学从传统的经验模式转变为以循证为依据的临床实践模式。循证医学的应用，让康复医生、治疗师和护士获取知识的渠道不再受到时间、地域的限制，可以利用全球共享资源整合证据，获取科学先进的康复医疗知识，解决临床工作的实际问题，合理利用有限的康复医疗资源满足康复对象及其家属日益增多的医疗与服务需求。在康复医疗工作中引入循证医学理念可有效加强医务工作者和康复对象对疾病康复的认识，认识到以疾病为中心的康复诊疗体系的缺陷，助力其转化为以患者功能障碍为中心的康复认知；康复对象可更新对自身疾病的科学认识，评价自身身体素质、生活方式和易患因素，提升对疾病治疗目标和康复措施效果的认知，进而更好地与康复医疗工作者合作，高质量完成康复计划。

（二）循证康复医学的现状

循证康复医学（evidence-based rehabilitation）的发展主要集中于骨科康复、神经康复、心肺康复和中国传统康复等领域。

1. **骨科康复**　自从骨科权威期刊之一《骨与关节杂志》（*The Journal of bone and joint surgery. American volume*）开辟了新栏目《循证骨科学》，"把最佳研究证据与医师临床经验结合起来，做出治疗决策"的新观点已被广大医务工作者所接受。康复医学开启从理论知识，个人经验医学模式向循证医学模式的转变过程。美国物理治疗学会（American Physical Therapy Association，APTA）为更好指导骨关节疾病选择临床康复干预方法，组建了"费城专门小组"，对腰痛、膝痛、颈痛和肩痛等常见骨关节疼痛性疾病的康复治疗进行了专门的循证医学研究，以建立循证医学临床实践指南，推动国内外骨科循证康复的发展。将骨科康复与循证医学相结合，有助于修订骨科康复的临床实践指南，指导骨科康复临床实践、科学研究和医学教育。目前，随着"腰椎间盘突出症的康复治疗中国专家共识"以及"骨质疏松症康复指南"等循证指南的面世，循证康复已在颈椎病、腰椎间盘突出症、膝骨关节炎、骨质疏松和肩周炎等常见骨骼肌肉系统疾病中得到了应用。

2. **神经康复** 循证康复为神经系统疾病提供了新的治疗方法。在国际Cochrane协作网设有神经病学康复专业协作组，包括卒中组、运动疾患组、痴呆和认知障碍组等，旨在促进现有证据的临床应用，最大程度地发挥物理治疗的有效作用。目前，神经康复领域的多篇系统评价已在Cochrane Library上发表，为神经康复工作者的循证医学实践提供参考证据。国内已有部分神经康复领域的临床工作者有意识地应用高质量的研究证据，为患者提供更加科学有效、安全经济的治疗方法。国内多家机构已完成多篇系统评价并参与制定多项神经康复共识，为神经康复的临床决策提供了科学依据，推动了我国神经循证康复的普及和发展。

3. **心肺康复** 心肺康复包括心脏康复与肺康复。心脏康复是综合多维度、多学科的干预方式，可改善心血管疾病患者的心肺功能，预防疾病复发，降低死亡率。国外对于循证医学在心脏康复领域的应用日益成熟，大量指南已将运动康复列为心血管疾病患者运动锻炼的IA级推荐。美国心肺康复协会（American Association of Cardiovascular and Pulmonary Rehabilitation，AACVPR）"心脏康复指南第六版"结合大量总结性图表及循证医学证据，介绍心脏康复的相关内容和二级预防的实施规范，拓展心脏康复理念，强调完整医疗评估和全程医疗监督的重要性，同时在危险因素管理、运动监护和运动期间危险分层等方面提供指导。近年我国学者基于循证医学思想开展了大量心脏康复研究，如"中国心脏康复与二级预防指南2018""经导管主动脉瓣置换术后运动康复专家共识"及"急性心肌梗死患者经皮冠状动脉介入治疗后心脏运动康复的最佳证据总结"等均是以循证理论为指导，对心脏康复研究进行证据总结。总之，现代心脏循证康复已应用于功能评定、运动疗法及心理干预等方面。

近年来，国内外肺康复的研究发展迅速。中国康复医学会循证康复医学工作委员会、中国康复研究中心/中国康复科学所康复信息研究所应用基于循证的临床实践指南制定方法，在参考国内外慢性阻塞性肺疾病的诊断、治疗与康复指南的基础上，以"国际功能、残疾和健康分类（international classification of functioning，disability and health，ICF）"为理论架构，总结出"中国慢性阻塞性肺疾病的康复循证实践指南"。此外，美国胸科学会（American Thoracic Society，ATS）、欧洲呼吸学会（European Respiratory Society，ERS）等也发布了权威的肺康复循证指南，指出在慢性呼吸系统疾病患者中，循证康复已贯穿其诊治全过程。

4. **中国传统康复** 整体观和辨证论治是中医的核心思想，中医药、针灸及推拿按摩等治疗手段显示出强大生命力和优越性。然而，目前中医药研究多依赖传统经验及案例的总结报告，证据等级较低。近年在慢性阻塞性肺疾病及缺血性卒中疾病领域已有中医疗法的循证康复指南面世。中医肺康复是在中医理论指导下，遵循中医肺系疾病特点，采用中医康复技术与方法，防治肺系病证，保护身心功能，使患者早日回归社会的综合康复措施。为更好指导慢性阻塞性肺疾病中医康复的临床实践，世界中医药学会联合会肺康复分会按照国际循证指南制定规范，检索相关文献进行系统评价，经过专家咨询和现场讨论，最终形成了"慢性阻塞性肺疾病中医康复指南"。中医康复是改善脑卒中患者临床症状和预防其疾病复发的有效方法之一，针灸和推拿更是中医治疗脑卒中的两大特色，缺血性脑卒中制定工作组基于循证医学理念与方法制定出了"脑梗死中医康复临床实践指南"，为临床医师/康复医师诊疗提供了证据支持。

综上所述，目前我国的循证康复医学还处于初级阶段，学习与实践循证康复医学具有重要意义，康复医疗工作者需及时跟踪康复领域的最新进展，获取康复相关研究的最新最佳信息，借助循证医学的理论与方法，使医疗决策更加科学化，提高我国康复临床诊治水平。

二、循证康复医学的方法学基础

循证康复医学的方法学基于循证医学的实践方法，被归纳为"五步曲"，它们之间是相互联系的一个完整整体。第一步为制定相关、可回答的功能障碍问题，即康复医务工作者需要关注患者的功能障碍，提炼出拟解决的问题，包括：①症状或主诉（如何正确处理从病史和体检中得到的信息）；②病因（如何确定发病原因）；③康复诊断（如何基于患者的功能障碍明确患者的康复诊断）；④康复目标（如何预估患者的功能恢复情况及并发症）；⑤康复治疗（如何选择最合适的治疗手段）；⑥预防（如何通过有效手段预防各类病、伤、残的发生和进展）。第二步为系统检索康复相关文献，全面收集证据。第三步是对收集到的康复相关文献，应用临床流行病学及循证医学质量评价的工具进行严格评价，并得出确切的结论。第四步为康复医务工作者需根据患者功能障碍情况，遵循个体化、专业化的康复原则，充分考虑证据的真实性、重要性和适用性后，利用最佳证据指导临床决策。最后一步为后效评价，康复医务工作者在诊治过程中需依据"评估－治疗－再评估"的原则对实施效果进行追踪和再评价，及时修正治疗方案和更新循证证据。

第二节　循证康复医学问题的构建

构建一个既有临床意义又能够回答的问题并不容易。首先，康复医疗从业者需明确康复临床问题的种类和结构，确定问题的范围；其次，要充分认识到提出问题过程中将要遇到的困难和可用于解决问题的方法；最后，要从患者的角度，结合个人因素与环境因素考虑问题。康复实践过程中会衍生出大量问题，根据问题关注的侧重点不同，将其归纳为以下几个方面：

1. **症状方面的问题**　这是患者于门诊就诊或者入院首要解决的问题，医生回顾患者的病史和体检报告，可对每项症状或体征提出问题。例如，一位中年女性因腰痛合并活动受限求诊，康复医疗工作者在问诊时需明确患者的主诉及其诱因、部位、性质、程度、持续时间以及加重缓解因素。同时，该患者还伴有腰椎关节活动受限，需进一步提问"关节活动度受限的情况如何"，进行关节活动度的测量和相应的查体，明确受限的方向、范围和程度等。

2. **病因方面的问题**　包括怎么识别疾病的原因及其发病的危险因素，其发病机制是什么，功能受限的原因是什么，加重缓解因素是什么等。例如，对颈椎病的患者提出病因问题："是否长期采用不良姿势""有无运动习惯""是否睡枕头，枕头高度如何"等。

3. 康复诊断相关问题　常表现为某项检查对于鉴别诊断方面的意义，通过病史采集和查体，康复医生通常会有系列的康复诊断假设，并根据其表现进行相关度的排序。为证实该假设，一些实验室检验/辅助检查被用来肯定和排除这些诊断假设。在此过程中，医生可以对诊断试验指标，如敏感度、特异度和似然比等提出问题。例如，对一位不明原因呼吸困难的患者，为寻找其呼吸困难的原因，是否应该做心肺运动试验？该病例也可引申出较多问题，如"心肺运动试验对诊断慢性阻塞性肺疾病的敏感度和特异度如何"，"心肺运动试验对此类患者带来的风险有多大"，"心肺运动试验的结果如何对此类患者进行治疗方案的选择和推荐"等。

4. 康复目标方面的问题　包括如何来估计功能恢复情况和预测可能发生的并发症和最后结局。针对不同结局测定指标可提出不同的预后问题。例如，"心肺运动试验以及六分钟步行测试对慢性阻塞性肺疾病患者预后的预测效果的准确性是否存在差异？"或者"心肺运动测试对血栓后患者的血栓再发生率和生存率两种预后效果是否不同"。

5. 康复治疗相关问题　较为广泛，可从治疗利弊、疗效、经济学角度和病情严重程度等方面提出问题。可对常规疗法提出质疑，提出的问题包括根据患者当前病情可采用什么治疗方法，该治疗方法的有效性如何，有什么不良反应，还有什么替代治疗手段，哪种方法更有效而花费最少，该治疗对患者的生存质量有何影响，治疗后对患者的预后影响如何，患者对治疗手段的依从性和可接受性如何等。例如，患者诊断为颈椎病，需根据其疾病的严重程度选择外科手术治疗或者保守治疗。如果采用后者，可以通过物理因子治疗、运动疗法以及定制支具来缓解疾病症状，提高生存质量。同时，在临床上也可对各种治疗方法的单一治疗和联合治疗的疗效进一步比较。

6. 预防方面的问题　即如何通过改变危险因素来降低发病率。针对不同的危险因素可以提出不同的预防问题。例如，针对预防冠心病患者心肌梗死的干预措施可以提出问题："保证充足睡眠、低盐低脂饮食与运动对疾病发生率的影响是否相同"。

总之，构建完整的可实现的循证康复医学问题需要符合临床实际应用的需求。构建的问题大多是患者目前存在、康复医疗工作者必须回答的关键临床问题，其与患者的诊治处理、训练方案的制定和功能恢复密切相关，也与临床实践提高医疗水平最为相关，是临床上最感兴趣和有价值的问题。

第三节　循证康复医学文献的检索与评价

一、循证康复医学文献的检索

（一）证据级别

循证康复医学证据资源分类采用最常见的"证据资源金字塔模型"。康复医疗工作者应遵循省时、省力和高效原则进行文献检索。在选择和使用证据时，需要根据专业知识、统计学知识和临床流行病学知识对证据的实用性、科学性、可靠性和有效性进行评价。

（二）确定检索资源

康复医疗工作者在科研、教学和临床工作时面对康复医学专题或康复临床工作中的难题进行循证医学证据检索时，可从网络数据库、教科书、专著、专业杂志和专业网站等资源获取信息。网络数据库包括公共数据库，如 Medline 数据库、Cochrane Library 以及专门收录物理疗法证据数据库（physiotherapy evidence database，PEDro）等。PEDro 数据库是由悉尼大学公共卫生学院的肌肉骨骼健康研究所制定的物理治疗证据数据库，内容包括物理治疗临床研究、系统评价和临床指南等资料。它是为支持循证物理治疗而设计，能迅速提供最佳研究证据来支持物理治疗措施效果。PEDro 量表是一种评价随机对照试验质量的工具，在进行物理治疗相关的综述性研究时较为常用，使用者可通过 PEDro 得分快速查询高质量的随机对照试验，以获取足够证据进行临床实践。至 2022 年 5 月，PEDro 数据库载有 54 357 篇研究，为广大康复医疗工作者提供了物理治疗的最佳证据。康复医疗工作者可通过康复相关主题词和关键词的检索和限定来获取循证康复资源。检索工具书包括康复医疗书籍，如《临床诊疗指南·物理医学与康复分册》《康复医学》《康复治疗学》和《临床技术操作规范：物理医学与康复学分册》等，杂志文摘如《康复学报》《康复索引》、荷兰《医学文摘》、美国《生物学文摘》、美国《医学索引》、美国《科学引文索引》《中国医学文摘》和《全国报刊索引》等。

（三）确定检索策略

首先，细致分析所提出的康复相关问题，利用 PICOS 原则，将其分解为多种要素，如研究对象（patient or population）、干预措施（intervention）、对比方法（comparison）、结局指标（outcome）和研究类型（study）；其次，针对康复临床问题选择合适的检索方式和对应的数据库；最后，根据所选择数据库的检索策略要求和特点，确定检索表达式并完成检索。

例如，针对患者提出的康复问题"高强度间歇训练相较于中等强度持续训练是否更有助改善冠心病患者的功能和生活质量？"。将此问题分解为如下要素：①研究对象：冠心病患者群（patients with coronary heart disease）；②干预方式：高强度间歇训练（high-intensity interval training）；③对比方法：中等强度持续训练（moderate-intensity continuous training）：④结局指标：功能（functional status）和生活质量（quality of life）。应用证据时，应首先查阅相关指南、Cochrane Library 或 PEDro、Medline、Embase、CBM 和 CNKI 等数据库获取临床研究证据。

二、循证康复医学文献的分析与评价

完成检索步骤后，要将收集到的文献应用临床流行病学及循证医学的质量评价工具，从证据的真实性、临床应用价值及适用性等方面做出评价，得出确切的结论以指导临床决策。针对康复相关疾病的病因学研究、诊断性研究、干预性研究以及预后研究均需依据循证医学中对应的评价标准进行分析。

第四节　循证康复医学实践

一、康复相关病因学的循证应用

（一）疾病案例

患者，男性，79岁，因"左侧肢体功能障碍2月余"入院。2月余前患者与家人争吵时突发左侧肢体乏力、麻木，伴言语不清，遂于当地医院就诊，诊断为脑出血。经保守治疗后，患者仍然存在左侧肢体功能障碍，言语不清等症状。既往原发性高血压史30年，最高血压180/100mmHg，平素未规律使用降压药，血压控制情况不详。入院查体：T37.5℃，P90次/min，R25次/min，BP 156/82mmHg，神清，记忆力下降，言语不利，饮水及进食时无明显呛咳，双侧额纹对称，左侧鼻唇沟略浅，伸舌居中，鼓腮正常。左侧肢体感觉减退，左侧上肢肌力0级，左下肢肌力3级，左上肢肌张力增高，其余肌张力未见明显增高。辅助检查头部CT提示右侧基底节脑出血。

（二）提出问题

本例患者提出"脑出血的发生是否与高血压有关？"的问题，将其分解为：

患者（population）：诊断为脑出血。

暴露（exposure）：发生脑出血的相关危险因素。

对比（control）：没有发生脑出血的相关因素。

结局（outcome）：脑出血。

（三）证据检索及评价

设定中文检索词为"脑出血、高血压、糖尿病、吸烟、危险因素"等；英文检索词为"cerebral hemorrhage、hypertension、diabetes、smoking、risk factors"等进行文献检索，并对检索到的证据根据其证据强弱程度和质量情况进行评价和归纳总结。

（四）实践决策

利用检索到的循证医学证据，对现实病例进行循证决策时，需要考虑病例情况、医疗状况等现实条件。例如，检索到有关脑出血危险因素的Meta分析"Location-specific risk factors for intracerebral hemorrhage：Systematic review and Meta-analysis"，文献纳入了42项研究，最终证据显示高血压是非脑叶型和脑叶型脑出血的危险因素，糖尿病、男性、酗酒、体重过轻、黑人或西班牙裔是非脑叶型脑出血的危险因素。本例患者既往存在原发性高血压史数年，且用药不规律，血压控制不详，在情绪激动情况下其脑出血发生率较高，诊治过程中需控制高血压这一危险因素。

二、康复诊断的循证应用

（一）疾病案例

患者，老年男性，反复颈部疼痛不适 1 年，诊断为颈椎间盘突出症，于康复科行颈椎病手法治疗和物理因子治疗。在康复期间，患者诉活动后偶有心绞痛症状，康复医师建议其行冠状动脉造影检查，然而患者因家庭原因不愿住院，也不愿行有创检查。

（二）提出问题

临床诊断冠心病的金标准为冠状动脉造影，但其存在一定创伤性，价格相对昂贵，对设备、患者依从性有较高要求，根据本例患者需要寻找无创简易的替代方法，根据 PICO 原则构建问题：

患者（population）：疑似冠心病患者。

干预（intervention）：无创心脏影像学检查，包括运动平板试验、心脏彩超、心电图。

对比（control）：冠状动脉造影检查。

结局（outcome）：诊断冠心病。

（三）证据检索及评价

中文检索词包括"冠心病、冠状动脉造影、运动平板试验、心电图、心脏彩超"等；英文检索词包括"coronary heart disease、coronary angiography、exercise treadmill、electrocardiogram、echocardiography"等。首先，可以查询 Cochrane library，对找到的诊断性研究进行质量评价，如检索到的文献"无创心脏影像学检查在冠心病诊断中的临床效果观察"，该研究发现心电图检查阳性率低于运动平板试验和心脏彩超，阴性率高于运动平板试验和心脏彩超；平板运动实验、心脏彩超之间的阳性率、阴性率不显著性差异。心电图检查的诊断灵敏度、准确性显著低于平板运动实验和心脏彩超；三种方法诊断的特异度比较无显著差异。

（四）实践决策

对于多数二甲以及下级的基层医院，缺少前沿的疾病诊断设备，此时开展无创辅助检查，对冠心病的诊断及筛查更为有效，且对基层经济相对较差的患者而言，此项检查更具性价比。本例中患者自身意愿强烈，不愿意做有创检查，且不具备住院条件，因此无创的运动平板试验、心电图以及心脏彩超等检查对冠心病的诊断以及筛查更有价值。

三、康复评估的循证应用

（一）康复评定介绍

患者，女性，58 岁，因"左肩疼痛伴活动受限 2 月余，加重 2 周"就诊。2 月余前患者无明显诱因出现左肩周疼痛，为持续性钝痛，在夜间、受寒及阴雨天时疼痛加重，左肩关节上举、旋后功能活动受限，穿衣活动困难。病程中无发热、心慌、胸闷及上肢麻木无力等症状，自行间断膏药外贴治疗，症状无明显改善。近半月症状加重，遂于门诊就诊，诊断为"左肩周炎"。

(二）提出问题

针对本例患者提出问题"肩痛在临床发病率高，与肩部结构稳定性和肩部神经肌肉功能控制障碍有关，表面肌电图能否客观量化肩部神经肌肉的功能状态？"将问题分解为：

患者（population）：肩痛患者。

干预（intervention）：表面肌电图。

对比（control）：其他评估方式。

结局（outcome）：神经肌肉功能。

(三）证据检索及评价

利用中文检索词"肩痛、表面肌电图、肌肉力量"等；英文检索词"shoulder pain、surface electromyography、muscle strength"等在相应数据库进行检索。检索到医学综述"表面肌电图在肩痛康复评定和治疗中的应用"，其对表面肌电图在肩痛康复领域中的应用进行证据总结，结果显示表面肌电图作为一种安全、无创的量化神经肌肉系统生物电活动的检测技术，有助深入了解神经肌肉系统行为，可较好地评估肩痛患者的肌肉功能、肌肉激活程度及协调性等，同时也可有目的地指导肩痛患者康复治疗和评估康复疗效。

(四）实践决策

根据所查文献，应用证据，提出评估患者功能障碍的最佳方案。康复评定过程是一个"效度"体现过程，是指测量工具或手段能够准确评估所需测量的事物的严重程度。测量结果与考察的内容越吻合，则效度越高；反之，则效度越低。

四、康复治疗的循证应用

(一）疾病案例

患者，男性，65岁，因"外伤致双下肢功能障碍2个月"入院。2个月前患者不慎摔伤，骶尾部着地，遂感腰骶部疼痛、双下肢活动障碍，二便失常，外院全麻下行椎管减压及内固定术，术后仍然存在双下肢活动障碍，双下肢外侧麻木感。入院查体示左下肢关键肌肌力4级，右侧屈肘肌4级，右下肢屈髋肌、伸膝肌、踝背伸肌肌力4级，趾长伸肌、踝跖屈肌肌力3级，肛门无自主收缩，肛门深压觉消失。四肢肌张力正常。四肢本体感觉缺失，坐位及站位平衡不到3级，双侧膝腱反射、跟腱反射正常，踝阵挛阴性，双侧巴氏征未引出，诊断为"脊髓损伤"。

(二）提出问题

针对本例脊髓损伤者提出问题"脊髓损伤患者什么时候可以开始康复训练？主要康复措施是什么？康复剂量如何把控？"，将其分解为：

患者（population）：脊髓损伤患者。

干预（intervention）：基于最佳证据的规范化康复方案。

实践者（practitioners）：医生、护士及康复治疗师。

结局（outcomes）：肌力，心肺耐力，日常生活活动能力等。

环境（setting）：医院。

类型（type）：临床指南、系统评价、证据总结、临床决策、专家共识及相关原始研究。

（三）证据检索及评价

以"脊髓损伤、康复、运动、物理治疗、心肺耐力、预防、护理、管理"等为中文关键词，以"spinal cord injury、rehabilitation、exercise、physical therapy、cardiopulmonary endurance、prevention、intervention、treatment"等为英文关键词，检索数据库，获取有关脊髓损伤康复管理的文献，总结最佳证据。

（四）实践决策

检索到循证康复指南 A Clinical Practice Guideline for the Management of Patients With Acute Spinal Cord Injury：Recommendations on the Type and Timing of Rehabilitation，为急性脊髓损伤患者的最佳康复类型和康复时机提供了循证的建议。Clinical Benefit of Rehabilitation Training in Spinal Cord Injury：A Systematic Review and Meta-Analysis 更是在指南的基础上对康复治疗方式进行了循证扩展。根据检索到的建议，结合本例患者情况，患者病情稳定且能够耐受所需康复强度的治疗，建议行关节活动度训练，主动肌力训练，呼吸训练，膀胱训练和直肠管理，采用减重步行训练替代传统的地面步行训练，采用经颅磁刺激、功能性电刺激和康复外骨骼机器人辅助训练改善脊髓损伤患者的残存功能，提高其生活自理能力。在康复训练过程中，康复医疗工作者需根据患者的功能恢复情况进行持续跟踪评定，动态调整患者的康复措施。

五、康复预后的循证应用

（一）疾病案例

患者，女性，57 岁，因"反复腰胀伴右小腿疼痛麻木 7 个月"入院。患者自诉 7 个月前无明显诱因出现腰胀不适，伴右小腿疼痛、麻木，以右小腿下段外侧为主，无肢体乏力、腹胀腹痛、大小便失禁等不适，随后至医院就诊，行腰椎磁共振提示腰椎间盘突出，因家庭经济条件限制患者选择行保守治疗。治疗期间患者上述症状反复发作。入院查体示腰椎棘突及椎旁无明显压痛及叩击痛，右小腿下段外侧感觉减退，双侧直腿抬高试验及加强试验阳性。诊断为"腰椎间盘突出症"。

（二）提出问题

针对本例患者提出问题"规范化的康复保守治疗对腰椎间盘突出症的预后影响怎样？"并将临床问题转化为便于回答的问题：

患者（population）：腰椎间盘突出患者。

干预（intervention）：规范化的康复保守治疗。

对照（control）：手术治疗。

结局（outcome）：治疗有效率、复发率等。

（三）证据检索及评价

根据 PICO 原则进行主题词加自由词检索，中文检索词包括"腰椎间盘突出症、保守治疗、非手术治疗、规范康复治疗、治疗有效率、复发率"等；英文检索词包括"lumbar disc herniation、conservative treatment、non-operative treatment、standardized rehabilitation treatment、prognosis"等，检索 Cochrane library、Pubmed、Embase、PEDro、CNKI 和 CBM 等数据库并对结果进行评估和证据总结。

（四）实践决策

根据检索结果 *Conservative Treatment for Giant Lumbar Disc Herniation: Clinical Study in 409 Cases*，研究对 409 例巨型腰椎间盘突出症患者进行为期 12 年的随访，探讨巨型腰椎间盘突出症保守治疗的可行性及临床应用效果，结果发现此类患者若没有合并进行性神经损伤或马尾神经综合征，可首选保守治疗并且其预后良好。康复医生须结合自己的专业知识考虑该证据是否适用于自己面对的具体患者，仔细比较纳入患者的特征与实际患者特征是否相似，干预措施在当地是否可行，是否存在条件限制，患者及家属态度如何等。

（魏全）

参考文献

［1］袁海，郑续，王小同. 循证医学在康复医学领域的应用. 温州医学院学报，2011，41（4）：403-406.

［2］何成奇，丁明甫. 循证医学在康复临床中的应用. 中国临床康复，2003，7（1）：8-10.

［3］柳惠玲，于明. 循证医学在康复医学科学化中的应用. 中国临床康复，2004，8（25）：5362-5363.

［4］蓝群. 循证医学与临床实践. 中国临床康复，2003，7（3）：370-371.

［5］ALPER BS, HAYNES RB. EBHC pyramid 5.0 for accessing preappraised evidence and guidance. Evid Based Med, 2016, 21(4): 123-125.

［6］熊恩富，熊素芳，何成奇. 循证医学在骨科康复应用中的意义、思路与方法. 现代康复，2001，5（10）：7-9.

［7］JI H, FANG L, YUAN L, et al. Effects of exercise-based cardiac rehabilitation in patients with acute coronary syndrome: aMeta-analysis. Med Sci Monit, 2019, 25: 5015-5027.

［8］AACVPR. Guidelines for cardiac rehabilitation programs. 6th ed. Champaign: Human Kinetics, 2021.

［9］李幼平. 循证医学. 北京：人民卫生出版社，2014.

［10］王家良. 循证医学. 北京：人民卫生出版社，2016.

第二十章　循证妇产科学

第一节　概述

妇产科学是一门涉及女性生殖系统生理状态和疾病的学科，它包含妇科炎症、妇科肿瘤、损伤、发育畸形、妇科内分泌、围产医学、计划生育、妇女保健等亚专业。虽然该学科的服务对象仅限于女性，但由于生殖系统疾病常常关系到子代的孕育和健康，因此妇产科问题大多数比较复杂和棘手，各种疾病的病因、诊断、治疗、预防和预后都存在着较多未知。

自20世纪90年代循证医学引入我国以来，国内妇产科医生已逐渐认识到循证医学在妇产科领域应用的必要性和重要性。但在大多数基层医疗机构，循证医学证据的转化应用仍未普及，基层医生仍不清楚如何运用循证医学的证据指导临床决策，大大影响了临床工作的质量和效率。如何帮助基层医生根据患者的具体情况，提出需要解决的关键问题、查找解决问题的证据、评价证据的科学性并将证据应用于需解决的问题？如何对证据应用后的效果进行评价？本章将从妇产科循证问题的构建、循证证据的查找、评价、应用和后效评价5个方面进行详细讲解。

第二节　妇产科学循证问题的构建

一、提出临床问题的重要性

每位医生在工作中都有可能遇到一些靠既往所学知识和传统经验无法解决的临床问题。对于普通的妇产科临床医生来说，构建一个明确的循证问题有利于在繁忙的工作中将有限的时间集中在与患者需求直接相关的证据上，也更有利于迅速将精力集中到那些直接与自身临床实践相关的证据上，从而获得解决方案。这是循证医学实践的第一步。

如临床上针对有生育需求的卵巢储备功能减退的患者可采用药物诱导排卵治疗，但用药后仍有部分患者卵泡发育不良。这类患者的治疗需求是我还可以采用哪些药物来促进卵泡发育助孕？而妇产科医生的临床需求是对于卵巢储备功能减退的患者，如诱导排卵药物治疗效果欠佳，还可以选择什么治疗方案促进卵泡发育，提高排卵率和妊娠率？这就是一个等待回答的初始临床问题，虽尚未构建成一个明确的循证问题，但已给临床医生指出了证据搜寻的范围（卵巢储备功能减退的患者）和方向（提高排卵率和妊娠率的治疗方案）。

二、临床问题的来源

临床诊疗过程中遇到的各种问题都可以成为临床问题的来源，有些可能由医生提出，如妊娠早期补充孕激素能否降低复发性流产患者的流产风险？有些也可能由患者直接提出，如：我绝经2年，补充雌激素是否会导致乳腺癌？归纳起来主要来源于以下8个方面：

（一）病史和体格检查

从收集的病史和体格检查发现疑点，提出问题。如卵巢功能早衰患者既往曾患腮腺炎，这与卵巢功能早衰的发病是否有关？

（二）病因

如何确定疾病发生的原因。如患抑郁症的女性在药物治疗过程中出现闭经，闭经的原因是什么？是否由抗抑郁药物导致？

（三）临床表现

一种疾病有多大概率或在何种情况下会出现某种临床表现。如人工流产的患者有多大概率发生宫腔粘连？人工流产次数超过几次可能导致宫腔粘连风险明显增加？

（四）鉴别诊断

当患者出现一些临床表现时，除考虑最常见的疾病外，还需分析其他各种可能的原因。如妊娠合并附件占位的患者出现腹痛，究竟是附件占位破裂或扭转所致？还是子宫收缩所致？

（五）诊断性试验

为确定或排除某种疾病，如何基于精确性、准确性、可接受性、费用和安全性等因素选择合适的诊断性试验并解释结果。如35岁女性人流后继发闭经，临床疑诊"宫腔粘连"，彩超检查未见局限性宫腔积液，下一步是选择孕激素试验？雌孕激素试验？还是直接进行宫腔镜检查？

（六）预后

如何估计患者可能的病程及预测可能出现的并发症和临床结局。如子宫内膜癌希望保留生育力的患者，需要判断是否有可能通过治疗达到子宫内膜逆转，需要哪些检查指标作为判断依据？

（七）治疗

如何选择利大于弊、价有所值的治疗方案？如患乳腺纤维瘤的绝经后女性能否接受绝经激素治疗？如能，是否增加乳腺癌发病风险？选用替勃龙治疗是否较雌孕激素联合治疗更安全？

（八）预防

如何通过识别和消除危险因素来减少疾病发生机会，如何通过筛查来早期诊断疾病。如黄体功能不足患者在排卵后尽早开始黄体支持治疗，能否有效提高妊娠率？ HPV E6/E7 mRNA 检测能否作为早期筛查手段更有效地筛出真正的宫颈病变高危人群，达到尽早分流并治疗的目的？

三、循证问题的构建方法

有了上述各种来源的临床问题后，怎样将它们构建成"循证问题"呢？首先，循证问题并非随意提出的问题，它必须有一定的临床意义并具备能回答的可行性；其次，还应该是一个结构化的问题，有助于临床医生在短时间内迅速锁定查证的范围和方向。一个明确的循证问题，其构成需要符合以下 4 个要素，简称为 PICO：

1. **研究对象**（P: patients/population/problems）

（1）描述患者的特征：年龄、性别、种族或所具备的危险因素等。如 40 岁以上吸烟女性。

（2）有待解决的问题：主要疾病、合并症及其他有临床意义的性状等。如多囊卵巢综合征合并肥胖。

2. **干预措施**（I: intervention/exposure） 可以包括诊断方法、治疗方案、预后因素、暴露因素等。如手术方式、生活习惯等。

3. **对照措施**（C: comparative intervention） 与干预措施相比较的其他措施，如单用促性腺激素与生长激素联合促性腺激素治疗卵巢储备功能减退患者妊娠率的比较中，对照措施为单用促性腺激素，而干预措施为生长激素联合促性腺激素；此外，对照措施也可以为空白或安慰剂。

4. **临床结局**（O: outcome） 可以是"好"的结局，也可以是"坏"的结局。如治愈率、死亡率。

以前述问题为例——"卵巢储备功能减退的患者，如诱导排卵药物治疗效果欠佳，还可以选择什么治疗方案来促进卵泡发育，提高排卵率和妊娠率？"如何将这个临床问题构建为一个完整的循证问题呢？妇产科医生可通过初步查阅文献了解到目前已有研究提出生长激素治疗有助于促进卵巢储备功能减退患者卵泡的发育。综合相关信息，可构建出一个与此临床实践密切相关的循证问题：与单用促性腺激素比较，生长激素联合促性腺激素诱导排卵治疗能否提高卵巢储备功能减退患者的妊娠率（表 20-1）？

表 20-1　循证问题构建方法示例

构建要素	相关内容
P：研究对象	卵巢储备功能减退患者
I：干预措施	生长激素联合促性腺激素
C：对照措施	促性腺激素
O：临床结局	妊娠率

四、循证问题构建过程中需注意的事项

（一）选择优先回答的问题

在临床问题很多，但时间有限的情况下，一般可根据以下因素来选择优先回答的问题：

1. **与患者生命健康密切相关的问题**　如一位绝经后女性想了解绝经激素治疗能否预防骨质疏松，并改善面部色斑。由于骨质疏松可导致老年女性骨折风险增加，是较改善色斑更为重要的健康问题，故选择优先回答这一问题。

2. **与临床工作需要关系最大的问题**　如人工流产术后采取哪些处理措施可以预防宫腔粘连？这个问题与负责计划生育手术的医生临床工作密切相关，需要优先解决。

3. **在允许的时间内最具有获得答案可行性的问题**　如卵巢储备功能减退的患者可采用哪些药物促进卵泡发育，提高妊娠率？卵巢组织冻存移植能否提高卵巢储备功能减退患者的妊娠率？第一个问题目前已有大量原始研究证据可供参考，获得答案的可行性较大；第二个问题由于卵巢组织冻存技术开展时间较短，此类患者在卵巢储备功能减退之前已冻存卵巢组织的概率极小，因此获得答案的概率极小。因此，应该优先回答第一个问题。

4. **最令人感兴趣的问题**　如多囊卵巢综合征（PCOS）合并痤疮的女性，想要了解哪种药物能更快速有效地改善痤疮？这不仅是年轻女性患者感兴趣的问题，也是妇产科医生和皮肤科医生感兴趣的问题。

5. **最可能在临床实践中再次出现的问题**　如不明原因复发性流产的患者在临床上十分常见，妇产科医生可能会经常接诊此类患者。妊娠早期采用孕激素治疗能否降低不明原因复发性流产患者的流产率？这个问题也是妇产科医生需要优先回答的。

（二）确定问题的范围

提出问题的范围应兼顾目前具有的资源和条件、临床意义等，一切以有利于做出临床决策为目的。范围太宽可能对当前病患的处理没有指导意义，范围太窄可能导致获取的证据太少，结果不可靠。如一位 51 岁绝经 2 年的女性，想了解目前开始绝经激素治疗能否预防骨质疏松。如果构建的循证问题为：绝经后女性（P）采用绝经激素治疗（I）能否有效预防骨质疏松（O）？"绝经后女性"涉及的范围太宽，缺乏绝经时限的限制，而实际上绝经激素治疗是有"窗口期"的，一般在绝经 10 年以内开始治疗才能利大于弊。以这个循证问题为基础进行检索，获得的证据对当前病患就没有实际指导意义。如果构建的循证问题为：绝经≤2 年的女性（P）采用绝经激素治疗（I）能否有效预防骨质疏松（O）？"绝经≤2 年的女性"涉及的范围又太窄，可能获取的证据太少，导致结果不可靠。关于这个临床问题，研究对象的亚组一般设置为"绝经≤5 年""5 年<绝经≤10 年""绝经>10 年"，因此本循证问题更合理的构建方式为：绝经≤5 年的女性（P）采用绝经激素治疗（I）能否有效预防骨质疏松（O）？

（三）从患者的角度考虑问题

构建循证问题时一定要从患者的角度考虑，才能帮助我们真正收集到有利于患者的证据。如一位 48 岁的女性，月经紊乱 2 年，潮热 3 个月。自觉出现了更年期症状（认为目前存在的问题），她听说补充雌激素可以改善症状（想过的治疗方法），但听说中成药也有改善更年期症状的作用（想过的替代治疗方法），希望通过中成药治疗改善潮热症状（希望得到的治疗效果）。从患者角度出发，该循证问题构建如下：中成药与绝经激素治疗相比能否有效改善更年期女性潮热？

第三节　妇产科学常用专业资源与检索

面对海量的原始文献、层出不穷的各类数据库，妇产科医生如何能在有限的时间内快速有效地获取可靠的循证证据来进行临床决策？按照循证医学证据检索的步骤，妇产科医生首先需要了解各类证据资源的特点，在构建出明确的循证问题后，选择合适的数据库，制定检索式，进行证据的搜寻（详见第四章相关内容）。

一、妇产科学常用证据来源

（一）妇产科学常用数据库

1. 英文数据库　包括 Cochrane 协作网及 Cochrane Library、UpToDate、PubMed、EMbase、Ovid、Web of science、WHO 生殖健康图书馆（reproductive health library，RHL）等。

2. 中文数据库　包括中国生物医学文献数据库（China biology medicine disc，CBM）、中国知网（China national knowledge infrastructure，CNKI）、万方数据库等。

（二）妇产科学常用网站资源

1. American college of obstetricians and gynecologists（ACOG）　网址：www.acog.org/ 美国妇产科医师学会官方网站。

2. Royal college of obstetricians and gynaecologists（RCOG）　网址：www.rcog.org.uk/en/ 英国皇家妇产科学会官方网站。

3. International federation of gynecology and obstetrics（FIGO）　网址：www.figo.org/ 国际妇产科联盟官方网站。

4. WHO 妇女卫生健康专题　网址：www.who.int/en/ 专题内针对各种妇产科问题进行简明扼要的阐述。

二、证据检索思路和步骤

构建循证问题后，应选择合适的数据库（建议首检循证医学专题数据库，再检索综合性文献数据库），根据 PICO 四要素确定关键词并制定检索策略，进行检索，判断检索结果能否回答临床问题（能，则输出检索结果；否，则修正检索策略后重复上述步骤）。

如与口服黄体酮比较，地屈孕酮片能否有效降低复发性流产女性的流产率？选择前述中英文常用数据库，确定关键词：（英文）recurrent spontaneous abortion，RSA，recurrent pregnancy loss，RPL，recurrent miscarriage，dydrogesterone，Duphaston，progesterone；（中文）复发性流产，重复性流产，习惯性流产，复发性妊娠丢失，地屈孕酮，达芙通，黄体酮。制定检索策略：（英文）progesterone AND（dydrogesterone OR Duphaston）AND（recurrent spontaneous abortion OR RSA OR recurrent pregnancy loss OR RPL OR recurrent miscarriage）；（中文）黄体酮 AND（地屈孕酮 OR 达芙通）AND（复发性流产 OR 重复性流产 OR 习惯性流产 OR 复发性妊娠丢失）。检索结果：检索到 32 篇英文文献，经筛选后获得 1 篇与此临床问题有关的系统评价；检索到 92 篇中文文献，经筛选后获得 3 篇原始研究文献。

第四节　妇产科学临床证据的评价

一、临床证据评价的重要性

针对某一临床问题的证据可能数量繁多、结论不一、质量良莠不齐，无法直接应用于临床实践；同时，医学研究的对象与临床实践中的患者，可能存在着种族、性别、年龄的差异，在疾病的病程、严重程度、并发症等方面也可能有所不同，其结论也并不一定适合并能解决临床工作的实际问题。妇产科临床医生必须对检索得到的证据进行严格的质量评价，找出那些质量高且有临床价值的证据，并分析其是否适用于自己的患者，才能将其用于指导临床实践。

二、临床证据的主要类型

1. 原始研究证据是研究者根据本人的经验总结或科研成果而创作出的原始论文，包括试验性研究证据（给研究对象施加一定的干预措施，如随机/非随机对照试验，如地屈孕酮治疗复发性流产的妊娠结局改善效果分析）和观察性研究证据（未向研究对象施加干预措施，如队列研究、病例对照研究、横断面调查、描述性研究、个案报道，如妊娠期糖尿病发病危险因素调查）。

2. 二次研究证据对原始研究证据进行综合分析、加工提炼后，整理概括编写而成的综述性文献，包括系统评价、综述、临床实践指南、临床决策分析、经济学分析等。如：来曲唑（LE）用于多囊卵巢综合征（PCOS）患者诱导排卵的系统评价；绝经管理与绝经激素治疗指南等。

三、临床证据的评价原则

判断一个证据是否有临床应用价值，需从 3 个方面考虑，即该研究是否真实可靠（证据的真实性）；结论是否具有临床意义和实用价值（证据的重要性）；结论是否可推广（证据的适用性）。一般评价原则如下：

（一）真实性评价

真实性评价是证据评价的核心，影响证据真实性的因素包括：①研究设计，设计的科学性、可行性，研究方法是否合理；②研究对象，纳入及排除标准、样本量大小、有无混杂因素；③研究方法，测量指标的选择、指标的敏感性和特异性，有无测量偏倚；④研究结果，基线状况与可比性，统计分析方法是否正确，结果解释是否合理。

（二）重要性评价

证据的重要性是指研究结果本身是否有临床价值，其评价常借助一些客观指标，包括定性和定量的指标，如诊断性研究的灵敏度、特异度、预测值，病因学研究的 *OR* 值或 *RR* 值及置信区间范围等。

（三）适用性评价

证据是否可以在临床工作中进行推广应用，还需要评价其临床适用性。影响证据适用性的因素包括：研究对象的人口学特征、类型、自然及社会环境、经济水平、医疗卫生条件等。充分评估自己的病例是否与证据中的研究对象有相似之处，并同时要考虑到具体患者对疾病不同结局的价值取向，如患者能否承受治疗费用及治疗失败等结局。

四、临床证据评价的基本步骤

（一）评价目的

根据不同的评价目的来决定评价内容的侧重点。

（二）初筛临床研究证据的真实性和相关性

1. 这篇文章是否来自经同行评审的杂志？
2. 这篇文章的研究场所是否与你的医院相似？
3. 该研究是否由某个组织所倡议，导致其研究设计或结果可能受到影响？
4. 若文章提供的信息是真实，对你的患者健康有无直接影响，是否为患者所关心的问题？
5. 是否为常见临床问题，文章中涉及的干预措施在你的医院是否可行？
6. 若文章提供的信息属实，是否会改变现有的医疗实践？

（三）确定研究证据的类型

经上述评价后，下一步需明确该研究的证据类型是否适合解决目前的临床问题，然后再根据不同的证据类型选择不同的评价原则开展进一步评价。

五、临床证据评价举例

以下用前述循证问题"与口服黄体酮比较，地屈孕酮片能否有效降低复发性流产女性的流产率？"检索到的证据来说明证据评价的方法。

（一）二次研究证据评价

例 1：GUO H, LU Q. Efficacy of dydrogesterone on treating recurrent miscarriage and its influence on immune factors: a systematic review and Meta-analysis. AnnPalliat Med，2021，10（10）：10971-10985.

1．研究结果的真实性　该研究是对随机对照试验进行的系统评价，在方法学部分描述了检索和纳入相关研究的方法及评价单个研究证据的方法，不同研究的结果一致，统计分析中使用的数据资料是单个研究的综合资料。因此，研究结果具备真实性。

2．研究结果的重要性　该系统评价中地屈孕酮对比黄体酮治疗亚组的结果显示，地屈孕酮治疗后的妊娠成功率更高（OR=4.47；95% CI：2.05～9.75；P=0.000），结果具有统计学意义，置信区间较窄，治疗效果的强度和精确性均较好。

3．研究结果的适用性　该系统评价中的研究对象均为复发性流产的女性，干预措施在大部分医院均可行，根据研究结果，患者采用地屈孕酮治疗后有明显获益，不良反应发生率较低，患者接受度高。由于该系统评价中未提及对照措施黄体酮的剂型，通过查阅纳入的原始研究文献，发现研究中的对照措施为黄体酮注射液，而临床问题中的对照措施为黄体酮口服制剂，因此，该研究结果不适用于解答此临床问题，需进一步查找原始证据。

（二）原始研究证据评价

例 2 本章参考文献 [6]。
例 3 本章参考文献 [7]。
例 4 本章参考文献 [8]。
例 5 本章参考文献 [9]。

1．研究结果的真实性　根据文献内容，例 2～例 5 的研究对象均进行了随机化分组，但均未提及随机隐藏；均对基线情况进行比较，具有可比性；均未报道失访，其中例 2、3 和 5 均随访至妊娠结束，而例 4 随访时间仅持续至症状消失后 30d，未观察到最终妊娠结局；统计学分析均按照最初分组进行；因试验组药物和对照组药物均为已上市药物，外观不同，均未采用盲法；除试验措施外，不同组间接受的其他处理措施均一致。

根据以上分析，例 2、3 和 5 除了未提及随机隐藏及未采用盲法外，余均满足真实性评价标准，具备一定的真实性；而例 4 随访时间不足，未获得主要结局指标——流产率，该研究对目前的临床问题无应用价值。

2．研究结果的重要性　在真实的基础上，还需继续对例 2、3 和 5 中干预措施的效应进行评价。由于例 3 未报道具体的流产病例数和流产率，无法评价，仅对例 2 和例 5 进行评价。例 2 中 RR=25%，RRR=75%，ARR=23.08%，NNT=4.33，说明干预组的流产率是对照组的 25%，干预组发生流产的概率较对照组下降 75%，干预组比对照组降低流产风险的幅度为 23.08%，采用地屈孕酮片治疗 4 个病例就可以减少一例流产发生；例 5 中 RR=12.5%，RRR=87.5%，ARR=9.33%，NNT=10.71，说明干预组的流产率是对照组的 12.5%，干预组发生流产的概率较对照组下降 87.5%，干预组比对照组降低流产风险的幅度为 9.33%，采用地屈孕酮片治疗 10 个病例就可以减少一例流产发生。经分析，对于复发性流产女性降低流产率，地屈孕酮片相较于口服黄体酮治疗效果更佳。

3．研究结果的适用性　继续评价例 2 和例 5 的研究结果是否适用于目前的临床问题：研究对象均为复发性流产女性，纳入研究时年龄为 23～41 岁（例 2）/23～39 岁（例 5），停经时间均为 2～6 周，适用于目前临床上对育龄期复发性流产妊娠早期的治疗；采用的治疗措施均为口服地屈孕酮片，剂量为 10mg/ 片，该药物已于 2004 年在中国上市，该治疗措施在多数医院均能实施；根据这两项研究结果，地屈孕酮片可有效降低复发性流产女性的流产率，少数患者服药后出现头晕、恶心等轻微不良反应。复发性流产患者期望通过治疗降低流产风险，得到良好的妊娠结局，例 2 和例 5 中地屈孕酮片的疗效也正好符合患者的治疗期望。

通过对原始研究证据的评价，例 2 和例 5 的研究证据具备一定的真实性、重要性和适用性，临床上可尝试采用地屈孕酮片对复发性流产的女性进行治疗以降低流产风险。

第五节　妇产科学临床证据的应用

循证医学实践强调临床决策要基于最佳证据，但证据本身并不能替代决策。即使研究结果证明一种治疗方案在某一人群中或某种疾病状态下有效，也并不代表它适用于临床上所有患者和疾病状态。因此，证据的应用不是照搬证据，更强调必须将证据与患者的实际情况和目前的疾病状态相结合，由临床医生经过专业判断再做出决策。在决定应用证据之前，临床医生还需仔细考虑以下几个问题：自己的患者与证据中的研究对象情况是否相似？研究者是否测量了所有重要的结局？干预措施是否利大于弊？患者的价值取向如何？此证据在本单位应用是否可行？

例如，一名 32 岁女性，G_4P_0，停经 6 周，经彩超检查证实为宫内早孕。该患者平素月经周期 30～35d，既往自然流产 3 次，夫妻双方染色体检查无异常。因既往多次自然流产，患者十分担心再次流产，她询问医生：有没有什么药可以避免再次流产？我之前服过黄体酮胶囊，可还是流产了，听说地屈孕酮片保胎效果更好，我可以试试吗？真希望这次能够保胎成功。

按照前述循证实践的步骤，接诊的妇产科医生根据患者需求构建循证问题，查找并评价证据，根据临床证据例 2 和例 5 结果：地屈孕酮片较口服黄体酮能有效降低复发性流产患者的流产率。但是，获得的证据能否用于当前患者？该患者为育龄期女性，符合复发性流产的诊断标准，目前停经 6 周，与临床证据中的研究对象诊断、年龄和停经时间均相符；临床证据例 2 和例 5 都观察了重要的结局指标——流产率，这是临床上最需要的证据。临床证据显示地屈孕酮片疗效好，不良反应小；接诊的妇产科医生了解到本医疗机构有地屈孕酮片口服制剂，向患者告知临床证据显示地屈孕酮可有效降低流产风险，但采用该治疗措施后仍有少数患者再次流产，患者表示能够接受可能存在的再次流产风险，愿意尝试地屈孕酮片治疗。这时，接诊的妇产科医生才能将临床证据真正应用于临床实践。

第六节　妇产科学临床证据应用的后效评价

在严格评价并应用于具体的患者之后，再评价解决患者具体临床问题后的效果。这是临床实践的最后一步，也是检验循证实践效果的关键步骤。

一、后效评价的目的

（一）证据具有时效性

最佳证据具有明显的时效性，应用于临床时，要随时进行效果评价，才能提高诊治水平，达到诊疗目的。如"反应停"在 1957—1958 年期间大量应用于孕妇群体，被认为是"一种没有任何副作用的抗妊娠反应药物"；可截至 1963 年，世界各地由于服用"反应停"诞生了 12 000 多名形如海豹的畸形儿，"反应停"被停止使用；而随后有研究者发现"反应停"对麻风结节性红斑的治疗作用，1998 年 FDA 又批准"反应停"作为麻风结节性红斑的治疗药物在美国上市。

（二）证据的应用重在解决临床实际问题

最佳证据应用于临床实践时也要分析患者的具体情况，对应用的全过程进行评价，才能达到预期的效果。例如，根据目前最新的高质量临床研究证据，作为多囊卵巢综合征（PCOS）诱导排卵方案，来曲唑（LE）比氯米芬（CC）诱导排卵效果更佳，累积排卵率及活产率更高；2018 年推出的三项国际指南（ASRM/ESHRE、ACOG、SOGC）均建议 LE 作为 PCOS 患者一线诱导排卵药物。但在临床实践中发现部分 PCOS 患者使用 LE 后仍无排卵，而改用 CC 治疗后有排卵。因此，最佳证据并非适用于每一个患者，应用过程中需及时对诊疗效果作出评价并调整方案，重在解决问题，切忌生搬硬套。

（三）提高临床医疗水平，促进新证据的产生

1. 临床实践的建议　如评价后进一步肯定了证据的适用性，对应用人群的特征、地区和医疗环境可提出具体的实践建议。如地屈孕酮片用于治疗复发性流产患者，实际疗效是否与证据一致？用于不同年龄段或不同停经时间的女性，其流产率是否有差异？妇产科医生可通过后效评价来证明证据的适用性，并通过比较不同年龄段或不同停经时间开始用药的疗效差异，可能创造出新的证据，比如地屈孕酮片治疗复发性流产用于哪个年龄段的女性效果更佳？地屈孕酮片在停经多少周时开始使用疗效更佳？

2. 对临床研究的启示　在评价过程中发现证据不足或尚无法回答的临床问题，有利于促进开展临床研究，从而促使新的证据产生。如前面提到的临床问题——与单用促性腺激素比较，生长激素联合促性腺激素诱导排卵治疗能否提高卵巢储备功能减退患者的妊娠率？通过检索文献，查找到较多生长激素联合促性腺激素用于控制性卵巢刺激（COS）的临床证据，而未搜索到生长激素联合促性腺激素用于诱导排卵（OI）的临床证据，这也促使妇产科医生根据这一临床问题开展新的临床研究，创造新的证据。

二、后效评价的内容

（一）后效评价方式

1. 自我评价　通过对单个患者使用证据后的效果进行评价，从而进一步丰富和更新知识，提高临床技能和业务水平。如一位 28 岁女性，未避孕未孕 2 年，病史采集和体格检查未发现明显与不孕相关的症状和体征。根据不孕症诊断指南推荐，完善盆腔超声检

查、激素检测、输卵管通畅度检查、超声排卵监测及男方精液检测等常规检查项目后仍未明确不孕症病因，无法进行针对性治疗。对于原因不明性不孕症患者，有研究证据提出采用腹腔镜检查有助于明确病因。针对该患者应用此临床证据，采用腹腔镜检查发现盆腔腹膜多处点状子宫内膜异位病灶，明确诊断为"盆腔子宫内膜异位症"，针对此病因进行手术及药物治疗后，患者成功妊娠。妇产科医生通过对此临床证据应用的后效评价，更新了对原因不明性不孕症诊断方法的认知，在今后的工作中遇到类似的病例就能够快速地做出决策，提高临床诊疗效率。

2．同行评价　相关专家根据统一的评价标准对现有的循证实践做出后效评价，主要针对群体患者，通过评价循证实践后的有关诊断、治疗等方面的信息和患者结果，为医师临床决策提供"更为最佳"的证据。同行评价由专门机构完成。

（二）后效评价的一般方法

主要通过再评价实施循证实践过程的各个步骤是否完善，每一步的实施是否与患者的具体情况相结合，最后做出的临床决策包括用于临床实践的证据等级及相关因素的影响。

（三）后效评价程序

1．再评价已确定的临床问题　如发现提出的问题与所得到的证据发生矛盾时，应对提出的问题进行修改，如无变化，才进入下一步的再评价；如有修改，将重新进行循证实践的第二步。例如，一位有生育要求的 PCOS 患者想了解 CC 诱导排卵效果是否优于 LE？提出循证问题：作为 PCOS 诱导排卵方案，CC 相比于 LE 是否有更高的排卵率？大量临床证据指出：相比于 LE，CC 诱导排卵的 PCOS 患者累积排卵率更低。问题与得到的证据矛盾，再分析循证问题，P（PCOS 患者）、I（CC）、C（LE）、O（排卵率）四要素具备，但问题中的干预措施和对照措施与证据中的相反。因此，修改问题为：作为 PCOS 诱导排卵方案，LE 相比于 CC 是否有更高的排卵率？再继续进行循证实践的后续步骤。

2．再评价证据的检索　再评价文献收集是否全面，检索的证据是否包括了当前"最佳"的证据，要反复全面地检索与循证医学实践相关的各种数据库；再评价制定的检索策略是否能完全恰当地回答所提出的问题，注意检索主题词是否能恰当反映所提出的问题实质，最大限度收集证据。

3．再评价循证医学各种评价标准应用的真实性和潜在的不足　临床医生在应用二次研究证据时，只要与实际临床情况相符，可不必对证据的真实性、可靠性进行再评价；对于原始研究证据，在应用前必须对证据的质量和真实性、重要性、适用性进行评估。

4．再评价结合实践患者的应用证据　再评价将已找到的"最佳证据"应用于临床实践后的结果。如发现证据不适用于自己的实际患者，需重新开始进行前 3 个步骤的工作。

随着现代社会经济和科技的飞速发展，除疾病诊疗本身之外，生活质量的改善、价值取向、社会效益等方面都对临床医生提出了更高要求，现代妇产科学也面临着前所未有的挑战。采用当前最好的证据服务于临床是现代妇产科医生不得不关注的焦点，只有熟练掌握循证医学实践的方法，善于正确应用证据来解决临床问题，才能进一步提高业务水平，更加高效地为患者服务。

（许良智　孔令伶俐）

参考文献

［1］王家良. 循证医学. 3版. 北京：人民卫生出版社，2016：13-65.

［2］李幼平. 实用循证医学. 北京：人民卫生出版社，2018：178-180.

［3］许良智，刘鸣. 循证医学与妇产科临床实践. 西部医学，2004，16（3）：257-259.

［4］谢梅青，陈蓉，任慕兰. 绝经管理与绝经激素治疗中国指南（2018）. 中华妇产科杂志，2018，53（11）：729-739.

［5］GUO H, LU Q. Efficacy of dydrogesterone on treating recurrent miscarriage and its influence on immune factors: a systematic review and Meta-analysis. Ann Palliat Med, 2021, 10(10): 10971-10985.

［6］樊娟，薛杰韬，叶兰. 地屈孕酮治疗习惯性流产的效果及对妊娠结局的影响分析. 北方药学，2019，16（11）：60-61.

［7］何月萍. 地屈孕酮治疗习惯性流产孕妇对妊娠结局的改善效果分析. 健康大视野，2020，17：54.

［8］喻世莉. 地屈孕酮治疗习惯性流产孕妇对妊娠结局的改善效果观察. 健康必读，2021，10：128.

［9］杨江艳. 地屈孕酮治疗习惯性流产孕妇对妊娠结局的改善效果分析. 健康必读，2021，19：49.

［10］中华医学会妇产科学分会内分泌学组及指南专家组. 多囊卵巢综合征中国诊疗指南. 中华妇产科杂志，2018，53（1）：2-6.

［11］AMERICAN COLLEGE OF OBSTETRICIANS AND GYNECOLOGISTS. ACOG Practice Bulletin No. 194: Polycystic Ovary Syndrome. Obstet Gynecol, 2018, 131(6): e157-e171.

［12］The Society of Obstetricians and Gynaecologists of Canada. SOGC Clinical Practice Guideline. No. 362-Ovulation Induction in polycystic ovary syndrome. J Obstet Gynaecol Can. 2018, 40(7): 978-987.

［13］陈子江，刘嘉茵，黄荷凤，等. 不孕症诊断指南. 中华妇产科杂志，2019，54（8）：505-510.

［14］许良智，孔令伶俐. 循证妇产科学// 刘鸣，卫茂玲. 循证医学回顾、现状和展望（双语）. 北京：人民卫生出版社，2020：185-200.

第二十一章　循证儿科学

第一节　概述

一、儿科学的定义、范畴及研究内容

儿科学是临床医学的一个部分，研究从胎儿至青春期儿童的生长发育、身心健康和疾病防治规律，它属于临床医学下的二级学科。人体发育阶段（即胎儿至青春期）中所有的健康和卫生问题都属于儿科学范畴。研究内容主要包括 4 个方面：儿童生长发育的规律及其影响因素；儿童各种疾病的预防措施，如出生缺陷病的筛查、疫苗接种、医学知识的宣讲和教育等；儿童各种疾病的发生、发展规律和临床诊断治疗的理论及技术；儿童各种疾病康复的可能性和方法，如何改善患儿的生活质量。

二、循证儿科学概述

循证医学理念和思想已渗透到了医学卫生领域的每个层面，落实到儿科学实践，强调以正确方法评价过的证据为基础，通过循证医学实践的 5 个步骤解决儿科学领域有关病因、诊断、治疗、预防及预后等问题，同时尊重儿童个人和 / 或儿童监护人选择，权衡利弊后作出最佳决策。这不仅涉及将循证医学方法学引入到对个体患者的决策和医学教育，还涉及制定儿科学临床实践指南和其他儿童人口政策时坚持对证据的有效性做出明确评价。每位儿科医生都应知晓如何提出并构建问题、针对问题查询证据、评价证据、将证据评价结果应用于到临床实践，并对应用效果做出评价和反馈。

三、循证儿科学起源、发展、现状及未来面临的挑战

从生产前给有早产倾向的母亲使用糖皮质激素来效降低新生儿死亡率到发现婴儿呈俯卧位姿势睡眠会显著增加婴儿猝死综合征的风险，从推广冷冻手术来有效治疗早产儿视网膜病变挽救视力的惊喜，到充分认识并全面评估该手术的价值和时机的选择，循证医学在儿科学领域发展所带来的临床实践改变和意义深远。

Cochrane 协作网现设有的 53 个系统评价组（review group）几乎都涵盖有儿童的健康和卫生问题，其中专门针对儿童的有 Childhood Cancer Group 和 Neonatal Group。现已发表的儿童健康相关 Cochrane 系统评价超过 2 000 篇，分别来自 52 个 Review Group。此外，Cochrane 协作网 2000 年专门建立了儿童健康领域（child health field），为医护人员、政策制定者、家长和儿童 / 青少年提供当前可得的最佳高质量 Cochrane 系统评价。英国国家健康与临床卓越研究所创建至今已制定数十部与新生儿和婴幼儿相关、上百部与儿童和青少年相关的循证指南、建议、标准及路径，并定期更新。世界卫生组织也制定超过

100 部与新生儿和婴幼儿相关、超过 150 部与儿童和青少年相关的循证指南或建议。2008 年 11 月，我国的《中国 0 至 5 岁儿童病因不明的诊断处理指南》（标准版）为国内儿科领域首次采用 GRADE 证据分级方法制定的循证指南，是国内儿科领域循证指南制定发展的里程碑。尽管如此，国内儿科领域的循证指南数量和所覆盖的专业仍远远不能满足临床工作需求。由中华人民共和国教育部主管、复旦大学主办、复旦大学附属儿科医院承办的《中国循证儿科杂志》是为提高儿科医生的临床、科研水平以及循证医学实践能力而创办的杂志。随着循证医学深入，伴随信息技术和各种循证医学数据库用户端 APP 的出现，国内循证儿科学的发展以及儿科医生循证医学实践的能力取得了更大进步，但整体水平和平均水平有待提高。

尽管循证医学在全球卫生领域快速发展，循证儿科学仍面临诸多问题，如儿童特殊的生理特点致开展和实施儿科学研究困难，可供儿童应用的高质量证据数量少或无，缺乏高质量的本土证据；证据外推困难；儿童患者的临床决策异于成人；儿科医生的循证医学教育和普及不足限制了循证医学实践的开展等。未来需要在儿科学领域的研究中进一步探索适用于儿科学的循证医学方法；在"大数据"时代下循证医学推广、发展和深化有助改善应用于儿童证据缺乏和弥补证据的偏颇，使证据更加丰富多元、全面客观，并保证证据的时效性；大数据相关的数据采集和分析技术有助改善儿科学研究数据采集困难的现状，提高儿科学研究证据制作的效率。综上，循证儿科学的发展对当代儿科医生提出了更高要求，查证和用证已成为临床工作的核心技能，如同我们随身携带的听诊器。

第二节　前景问题的构建和背景问题的复习

一、前景问题的构建

循证儿科学旨在支持儿科学临床实践和决策，而不仅是科学好奇心。系统评价证据的目的是解决健康或医疗决策很重要的问题，又称为前景问题。前景问题需要按照 PICOS 原则转化成结构化的问题。

例如，"危重症并发消化道出血的患儿是否应予以禁食？"这一前景问题按照 PICOS 原则构建如下：

患者或人群（Patients）：危重症并发消化道出血的儿童

干预后暴露因素（Intervention）：禁食

比较因素（Comparison）：不禁食

结局（Outcome）：总死亡率

研究设计（Study design）：临床随机对照试验

值得注意的是，前景问题的构建并非一蹴而就，需要紧密结合临床情景并不断优化形成。上述问题还存在很多需要深入挖掘之处：①危重症并发消化道出血的原因是应激性溃疡，同时需考虑患儿是否本身就有消化系统基础疾病，如坏死性小肠结肠炎、胰腺炎等；②是否应予禁食的核心实则为禁食时间的长短，如何定义禁食时间的长短，是否需结合胃肠道病理生理机制定义一个时间范围；③鉴于随机对照研究适用范围限制，并不适宜危重症患者的研究，又不符合伦理，对于此利弊不清楚的因素，需要考虑观察性研究。综上，优化后的问题如下：

P：危重症并发消化道应激性溃疡的患儿（危重症定义为：呼吸衰竭、心力衰竭、重症肺炎、颅内感染、脓毒症等）

I：短期禁食（禁食时间＜4天）

C：长期禁食（禁食时间＞4天）

O：总死亡率、医疗总费用、不良事件发生率

S：观察性研究（包括队列研究、病例对照研究）

二、背景问题的复习及其重要性

需要重视的是解决前景问题的前提是清楚明确地构建前景问题。它考验的是临床医生或研究者的医学综合素养，是对某个临床情景的认知和理解深度，涉及广泛而深入的流行病学知识，对患儿生理机制的深入了解，询问病史的技巧，提炼病史特点和诊断疾病的能力，确定和理解各种诊疗方案的利弊，全面理解患儿及监护人处境所需的敏感性，与患儿、监护人广泛接触交流的经验以及对其价值观的理解等。对上述任一方面的考虑即是对背景问题的复习。大多数情况下，临床医生或研究者需要全面充分地理解相关背景问题后才能清楚地构建出有待系统评价证据解决的前景问题。

例如，临床工作中患儿出现消化道出血，医生考虑是否予以禁食。作为一名经验丰富的儿科专家，回答前会考虑到诸多方面：患儿症状是否符合消化道出血定义？是否是急性失血休克？患儿的年龄大小？不同年龄段儿童消化道出血的疾病谱有差异。消化道出血部位在哪里？上消化道出血和下消化道出血的疾病谱、临床诊治手段均有差异。患儿消化道出血的病理生理基础是什么？肝硬化血管破裂大出血患儿需立即禁食进行内镜或介入手术止血，肛裂患儿仅需局部处理而无须禁食，血小板减少患儿只需快速输注血小板而禁食不是重要问题，重症肺炎或难治性脑病反复抽搐等重症监护室患儿，消化道应激性溃疡禁食时间的长短及相关获益和风险却不确定。患儿及监护人是否接受禁食的痛苦、胃肠黏膜萎缩屏障功能受损、肠外营养高额的经济负担及感染等相关风险？社会保险会为禁食产生的一系列医疗费用提供多少支持？上述各方面考虑即是对背景问题的复习，以确定当前最重要的问题是：危重症并发消化道应激性溃疡的患儿接受短期禁食，在改善最终临床结局方面，是否优于长期禁食？即是前景问题。

第三节　常用专业资源与检索

一、循证儿科学实践中常用的证据资源及类别

检索证据资源为如何有效地发现可靠且有用的证据提供了解决方案。儿科学领域的研究和证据并没有独立成系统进行收录，而是分布在不同证据资源中，因此，作为一名儿科医生需要了解常用的证据资源及类别。

第一类证据资源是综合性数据库，如 MEDLINE、EMBASE、CENTRAL、万方医学网、CNKI、CBM 等，常收录大量未经评价的原始研究。在这些数据库中检索文献并寻找最佳证据的效率很低，临床实践不宜作为首选，因为需要更高要求的检索和评价技巧。

第二类证据资源是预先被评价过的研究。如临床医生对研究的临床意义或价值的简短评论，如 McMaster PLUS 收录的研究；来自专家的结构化评价，如 ACP Journal Club、BMJ Evidence Alets 收录的研究。这些资源只选择符合方法学标准的系统评价和研究，提供结构化的证据摘要，总结重要临床问题的重要证据。在这些资源中检索能增加临床医生或研究者迅速发现有意义证据的可能性，但无法确保一定能找到。

第三类资源是证据总结和循证指南。证据总结是就某一主题相关的多个问题进行系列证据的综合，常同时提供实际可行的推荐意见并定期更新。这类资源中被临床医生广泛使用的有 UpToDate、DynaMed 和 Best Practice。循证指南相比证据总结会更进一步给出最佳诊疗方案的推荐意见。该层次的证据加工是从证据到临床实践行动，不仅需审查证据的全貌，还需考虑患者的价值观，留意资源利用和分配。循证指南是最高级别的证据加工产品，其制作周期长，程序复杂，产出量尚不能满足临床需要，分散在各种专科杂志和卫生组织网站中，难以系统检索。发表后平均 2～8 年更新一次，新证据与指南推荐意见不符的情况并不少见。

二、循证儿科学实践证据检索思路

针对前景问题寻找最佳证据的高效途径是从拥有最高级别证据加工产品的证据总结和循证指南开始检索，若没有找到满意答案再前往下一级资源，即预先被评价过的研究。只有当以上资源都没有发现答案时，才需要在未经评价的原始研究中检索。

例如，2022 年 1 月，某 8 月龄小婴儿患者，诊断"复发性艰难梭菌感染"，目前已出现明显的生长发育偏离，考虑到治疗需求、供者筛选的成本、治疗的易获得性，面临推荐粪便微生物移植治疗方式，于是通过对"复发性艰难梭菌感染"、"粪便微生物移植"等相关背景问题复习，最终形成下述前景问题：

P：复发性艰难梭菌感染儿童

I：冻融粪便微生物移植（灌肠）

C：新鲜粪便微生物移植（灌肠）

O：治愈率、不良事件发生率

针对该问题，首先应检索专业学术组织制定的循证指南，比如美国感染病学会（Infectious Diseases Society of America，IDSA）和美国卫生保健流行病学学会（Society for Healthcare Epidemiology of America，SHEA）制定成人和儿童艰难梭菌感染临床实践指南（2017 年更新）。该指南只针对"粪便微生物群移植在复发性艰难梭菌感染儿童中是否有作用"给出了正式建议：在标准抗生素治疗（弱推荐，非常低的证据质量）的情况下，考虑粪便微生物移植治疗儿童多次艰难梭菌感染复发。截止 2017 年的证据显示，对于粪便微生物群移植治疗儿童复发性艰难梭菌感染的有效性和安全性几乎没有信心，指南未再进一步就冻融粪便微生物移植或新鲜粪便微生物移植的方式做出评估和推荐。进一步到证据总结类资源中检索无所获，转向预先被评价过的研究类资源中检索依然无所获。最后只有检索原始研究数据库，放宽研究设计的检索条件，找到一项临床随机对照试验 Frozen vs Fresh Fecal Microbiota Transplantation and Clinical Resolution of Diarrhea in Patients With Recurrent Clostridium difficile Infection：A Randomized Clinical Trial，没有个案报道。想要对两种方式有效性和安全性的比较结果有深入见解，需要掌握证据评价的技能。

第四节 证据评价

一、研究偏倚风险的评估

临床干预都有符合实际情况的真实效果（真实值），临床研究的目的就是要设法去估计这些干预措施的真实效果（估计值）。评估一项研究的质量就是评估其偏倚风险，简单理解就是该研究在设计和实施过程中的缺陷对结果真实性的影响。

在此，以"研究冻融和新鲜粪便微生物移植治疗复发性艰难梭菌感染效果比较"为例说明。该研究背景基于治疗复发性或难治性艰难梭菌感染是临床医生棘手问题，相比新鲜粪便微生物移植，冻融粪便微生物移植是一种临床推广应用前途更广的治疗方法。为比较冻融粪便微生物移植和新鲜粪便微生物移植治疗复发性或难治性艰难梭菌感染的临床效果，并评价其安全性，研究者们设计并实施了一项随机、双盲、单侧、非劣效性多中心临床对照试验。该试验受试者来自加拿大 6 个医学科学研究中心，纳入 232 名复发性或难治性艰难梭菌感染的成年患者（年龄 ≥ 18 岁，$n=232$），随机分为两组，给予冻融粪便微生物移植或新鲜粪便微生物移植灌肠治疗，比较临床治愈率（腹泻症状消失并持续13 周无复发即为治愈）及安全性（不良事件发生率）。该研究结果显示：219 名患者进入意向性分析（intention-to-treat analysis，ITT 分析）人群，178 名患者进入符合方案集分析（Per-Protocolanalysis，PP 分析）。PP 分析中，冻融粪便微生物移植组和新鲜粪便微生物移植组的临床治愈分别为 83.5% 和 85.1%（差异为 –1.6%，95% CI [–10.5%，∞]，非劣效性 $P=0.01$ ）。ITT 分析中，冻融粪便微生物移植组的临治愈率为 75.0%，新鲜粪便微生物移植组为 70.3%（差异为 4.7%，95% CI [–5.2%，∞]，非劣效性 $P < 0.001$ ）。两个治疗组之间不良事件或严重不良事件的比例没有差异。本研究的研究者认为冻融粪便微生物移植治疗复发性或难治性艰难梭菌感染腹泻症状消失的效果不低于新鲜粪便微生物移植；考虑到其潜在优势，冻融粪便微生物移植是一种合理的选择。

该研究结果的真实性究竟如何？需要仔细阅读全文及查阅该研究相关的所有附件资料、注册信息、赞助信息等，重点从如下几个阶段去考察：

（1）为保证研究起始时冻融粪便微生物移植组和新鲜粪便微生物移植组发生临床结局的风险相似，受试的患者是否经过了随机化？随机化过程是否经过了分配隐藏？该研究于2012 年 7 月至 2014 年 9 月在加拿大 6 个学术医疗中心进行，连续纳入年龄 ≥ 18 岁，符合复发性或难治性艰难梭菌感染诊断的成年患者，考虑到艰难梭菌感染复发的主要危险因素，采用计算机区组随机方法，按年龄（ ≥ 65 岁 vs < 65 岁）、环境（社区 vs 医院相关艰难梭菌感染）和复发 CDI 发作次数（ ≥ 2vs < 2）因素分层，1：1 比例随机分配至冻融粪便微生物移植组和新鲜粪便微生物移植组。

（2）冻融粪便微生物移植组和新鲜粪便微生物移植组是否在预后因素上可比？随机化的最终目的是使目标结局的预后因素在两组之间分布达到均衡，但随机误差的存在仍可能导致随机化无法实现组间预后因素均衡，尤其是小样本的临床试验。因此，即便该研究已经考虑到艰难梭菌感染复发的主要危险因素，并采用计算机区组随机方法以实现受试者的分层随机分配，仍有必要通过组间预后因素基线比较来评价区组随机分配的效果，以确保研究开始时已知的预后因素在两组间保持均衡。

（3）为保证冻融粪便微生物移植组和新鲜粪便微生物移植组在试验实施过程中维持着预后相关影响因素的可比性，该研究是否实施了盲法？施盲的对象有哪些？该研究虽然提前 24～48 小时为冻融粪便微生物移植组收集大便制备冷冻和提前冻融大便，仍会安排粪菌供者在治疗当天出现在接受冻融粪便微生物移植患者面前，程序看上去就像在治疗当天为新鲜粪便微生物移植患者提供新鲜大便那样，以确保对受试者施盲。同时，该研究对主要结局指标临床治愈率和不良事件发生率均做了明确定义，测量结果的方法客观，避免了数据收集者和结果评定者在收集和判断患者结局时出现偏倚。该研究报告中未提及数据分析者是否接受盲法实施。

（4）为保证研究结束时影响患者预后的因素保持组间可比，该研究是否按预期完成了随访？研究是否采用了意向性分析（ITT）？该研究详细记录并通过流程图报道了研究各阶段受试者依从性及失访情况，共纳入 232 名受试者，最终 178 名患者进入符合方案分析（PP 分析），219 名患者进入意向性分析（ITT 分析）。该研究是单侧非劣效性试验设计，不同于等效性试验，需要关注其最小获益的阈值。该研究中可信的最小获益主要取决于新鲜粪便微生物移植治疗复发性艰难梭菌感染疗效的置信区间，特别是接近无效一侧的置信区间阈值。一般情况下，会在复习背景问题时了解到新鲜粪便微生物移植相比安慰剂，能使复发性艰难梭菌感染的临床治愈率提高 20.5%（$95CI$ [10.4%，30.6%]），因此新鲜粪便微生物移植治疗复发性艰难梭菌感染的可信最小获益是 10.4%。

PP 分析中，冻融粪便微生物移植组和新鲜粪便微生物移植组的临床治愈分别为 83.5% 和 85.1%（差异为 –1.6%，95% CI [–10.5%，∞]，非劣效性 $P=0.01$），即相比新鲜粪便微生物移植组，冻融粪便微生物移植组使复发性艰难梭菌感染的临床治愈率最大降低了 10.5%，相当于安慰剂水平。ITT 分析中，冻融粪便微生物移植组的临治愈率为 75.0%，新鲜粪便微生物移植组为 70.3%（差异为 4.7%，95% CI [–5.2%，∞]，非劣效性 $P < 0.001$），即相比新鲜粪便微生物移植组，冻融粪便微生物移植组使复发性艰难梭菌感染的临床治愈率最大降低了 5.2%，确保至少达到了标准治疗新鲜粪便微生物移植最小疗效（10.4%）的 50%，这正是患者在不能获得新鲜粪便微生物移植治疗时，考虑到获得治疗的及时性、便捷性或可能的安全性时，愿意选择"不算太差"的冻融粪便微生物移植的可接受阈值。ITT 分析和 PP 分析结果的不一致显然增加了该研究不完整数据偏倚的风险，进一步细读 ITT 分析纳入的数据集，您会更加确定失访的数据已对试验结果的真实性产生显著影响。

（5）通过查阅该研究相关的所有附件资料、注册信息、赞助信息等，并未发现该研究有选择性报告结果、利益冲突风险。

此外，若分析该研究统计分析方法学部分对于"非劣效性"的定义，会发现原作者根据文献回顾和以往经验，新鲜粪便微生物移植治疗复发性艰难梭菌感染的疗效为 85%，通过判断冻融粪便微生物移植与新鲜粪便微生物移植相比的优势，确定了治疗组之间15%的边缘差异，从而将冻融粪便微生物移植的"非劣效性"定义为主要终点结局指标临床治愈率组间差异的单侧95%置信区间下限不低于 −15%。然而通过复习背景问题发现新鲜粪便微生物移植治疗复发性艰难梭菌感染临床治愈率为85%的疗效来自观察性研究，而观察性研究显示，临床治愈率普遍高于临床随机对照试验。后者显示新鲜粪便微生物移植治疗复发性艰难梭菌感染的临床治愈率为 67.7%（ 95CI［54.2%，81.3%］），安慰剂疗效为 43.4%（ 95% CI［31.8%，51.1%］），相比安慰剂新鲜粪便微生物移植能使复发性艰难梭菌感染的临床治愈率提高 20.5%（ 95%CI［10.4%，30.6%］）。当诠释非劣效性阈值时，鼓励自己做出判断，而不是轻易接受其他研究者给定的阈值，从而避免模糊不确定的统计推理过程。

二、证据质量分级

证据质量是针对某临床问题重要结局指标的一群研究组成的证据体的总体评价，而非针对个别研究；在系统评价中证据质量分级反映的是我们认为这群研究获得该结局指标的效应估计值正确的把握程度；形成推荐时，证据质量分级反映的是对该结局指标的效应估计值足以支持某决策或推荐的把握程度。证据质量不等同于研究的质量，证据质量不仅意味着偏倚风险。例如，解热镇痛药尼美舒利用于儿童退热可能出现严重不良反应，但该伤害性事件难以在设计良好的临床随机对照试验中被验证，却在不同国家不同地区不同种族的儿童人群中以个案形式被反复多次报道，最终尼美舒利被禁用于儿童退热治疗。

再以前述的前景问题 8 月龄小婴儿患者诊断"复发性艰难梭菌感染"为例。就该前景问题相关的证据只有一项临床随机对照研究，甚至没有个案报道。采用 GRADE 方法体系进行证据体质量评价并分级：①目前仅有单个临床随机对照试验冻融粪便微生物移植治疗复发性艰难梭菌感染短期内（＜ 13 周）的疗效及安全性不劣于新鲜粪便微生物移植，但该临床试验不完整数据偏倚风险高导致研究结果不可靠；②该研究为单侧非劣效检验设计，PP 分析结果与 ITT 分析结果不一致，且结果未达到最小疗效判断阈值，难以做精确性评估；③依据单个研究，不能判断研究结果的一致性；④该研究纳入受试者均为成人患者，对于儿童患者该研究具有间接性；⑤目前尚不清楚是否存在发表偏倚。因此，我们对于目前证据体获得的冻融粪便微生物移植相比新鲜粪便微生物移植治疗儿童复发性艰难梭菌感染疗效估计值正确的把握程度几乎没有信心，就该问题我们仅能获得极低质量证据。

不同于许多经典的循证案例，这个示例并没有很多可纳入的研究，系统评价也没有得出统计学显著的效应估计值，结果不足以支持一致性的推荐意见并改变临床行为。然而它代表了循证儿科学实践目前面临的诸多现实问题。因此作为儿科医生，对查证和用证核心技能的锤炼，如同我们的问诊查体技能，需要在临床工作中不断训练并逐步成熟。另外，临床工作中其实有大量诸如该示例的问题，对于这类问题的讨论和分析，不论是专家意见或临床指南推荐，还是临床医生之间的讨论，只有通过前述的系统评价方式，才可能实现清晰透明、深刻、有效、系统化的意见交流，避免了含糊不清、散乱、缺乏建设性意义的泛泛而谈。

第五节　证据应用及后效评价

一、证据应用

个体患者诊疗方案的个体决策，如前述案例，需要就该患儿的治疗方案给出推荐意见，即从证据到行动的证据应用。决定推荐强度的因素除了证据质量，还需要考虑利弊的平衡，患者价值观和偏好的不确定性及多样性，以及可利用的资源。结合到前述病例具体的临床情景，若患儿目前病情加重已危及生命，在现实条件仅能提供冻融粪便移植治疗的情况下，尽管相比新鲜粪便移植治疗，其获益和伤害均不确定，患儿家长在充分知情后仍高度重视，虽不确定可能挽救生命的获益，而非发生伤害性事件的可能，仍然可以对实施冻融粪便移植治疗做出强推荐。而另一种情景下，却可能只能给出弱推荐，如患儿再次经过万古霉素治疗病情暂时缓解，患儿家长高度重视如何降低伤害性事件发生的可能性，并且有经费和资源寻找并筛选符合其意愿的供者做新鲜粪便移植。

群体决策中证据的应用与实施，在相对受控的小环境短期小规模研究中，许多特定的干预措施的实施可以低成本且有效；然而，即便在信息化建设已实现了临床实践循证指南广泛传播的今天，基于经评价的证据，建立强有力且反应迅速的卫生系统，大规模地运作可持续改进和发展的卫生战略，不断改善全民健康和福祉，仍然是一项重要挑战，特别是在低收入和中等收入国家。如何有效实施经严格临床试验验证的干预措施，以改善全民健康结局，临床路径有望成为重要实施策略。通过临床路径设计，卫生管理者可将指南意见或循证医学证据纳入本地医疗系统，针对特定人群的特定疾病管理建立结构化诊疗和 / 护理程序。然而，由于缺乏对临床路径的理论认识，现有疾病管理的临床路径多常缺乏基于数理基础的设计工具，投入实施后不能监测和确定临床路径的实际工作方式，对路径管理效果仅能做笼统测量和比较，难以对影响临床路径实施效果的众多复杂因素进行控制和分析，不能确定是归因于临床路径本身的有效性，更不能对路径成分的有效性及因果关系做进一步探索，不能为证据的适用性提供有价值的反馈信息。四川大学华西第二医院循证医学实践与实施科学研究团队新近发表的方法学研究成果提示目前临床路径在疾病管理中实施评价困难和难以持续改进的技术瓶颈，为探索基于证据的最佳疾病卫生经济管理策略提供了新的思路。该理论和方法的应用还需要时间和实践的检测和修正。

二、后效评价

循证医学初学者可能会把大部分精力放在前述内容，然而证据应用的后效评价同等重要。循证医学实践遵循以问题为导向的科学发展逻辑，提出基于临床的问题，构建可研究的科学问题，针对问题全面地查询证据，要求用正确的方法评价证据，探求证据和真相之间的实际差异，认真、审慎、明智地应用证据，并用事实检测证据应用的效果。对临床问题的解决都会引出新的未解决的问题，指引将来研究改进方向。同一个临床问题的研究应不断重复和积累，不断对其产生的新证据进行系统评价，对证据的结论进行更新。

此外，即便是当前经评价后被一致推荐的卫生技术，在社会发展中也有其生命的周期，应用价值会随生命周期发生改变，因此需要不断进行卫生技术评估。与其他临床学科一样，儿科学领域卫生技术评估是围绕某项卫生技术展开的临床综合评价，评估方法同成人学科，却有其独特的挑战和困难。因为是综合多方面评估某项卫生技术，且儿科学相关研究几乎分散在各大数据库或各个卫生组织网站中，并常与成人数据合并报告；一些非常新的技术往往先用于成人，儿童资料常常缺乏，即便有也难以查寻，需要新的研究数据；由于认知和语言的局限性，儿童几乎不能自我报告诊疗效果，代由照护者报告，这给卫生技术的效用测量带来了巨大困难；许多测量方法尚未被验证适用于儿童，这些测方法获得数据的使用价值很有限；缺乏对患儿照护者或患儿家庭产生的溢出效应评估及测量工具；伦理和社会价值维度在儿童人群相关研究或政策中几乎没有受到关注，缺乏对大量现实的儿童健康问题的深入的理论性理解和认识，也没有可解决的方案。儿科医生需要注意到一些在成人中很少考虑的事情却可能是影响和接受儿童特定治疗的关键决定因素。例如，药物配方的剂型、给药部位、口感等细节问题（婴儿口服药问题）；健康儿童的身材矮小是否应被归类为一种疾病，或者促进矮身材健康儿童生长的治疗是否归类为"美容"，这些问题是矮身材健康儿童的生长激素治疗是否应被视为一项卫生保健任务的关键，涉及医疗需求与资源分配的优先顺序。

（刘瀚旻　罗双红）

参考文献

［1］刘鸣，卫茂玲. 循证医学回顾、现状和展望. 北京：人民卫生出版社，2020.

［2］GUYATT G, RENNIE D, MEADE M, COOK D J. Users' Guides to the Medical Literature：A Manual for Evidence-Based Clinical Practice. 3rd ed. New York：McGraw-Hill Education, 2002.

［3］HIGGINS JPT, THOMAS J, CHANDLER J, et al. Cochrane Handbook for Systematic Reviews of Interventions. 2nd ed. Chichester (UK): John Wiley & Sons, 2019.

［4］LEE CH, STEINER T, PETROF EO, et al. Frozen vs fresh fecal microbiota transplantation and clinical resolution of diarrhea in patients with recurrent clostridium difficile infection: a randomized clinical trial. JAMA, 2016, 315(2): 142-149.

［5］TARIQ R, PARDI DS, BARTLETT MG, et al. Low cure rates in controlled trials of fecal microbiota transplantation for recurrent clostridium difficile Infection: a systematic review and Meta-analysis. Clin Infect Dis, 2019, 68(8): 1351-1358.

［6］BÉGO-LE BG, JIA X, WOLOWACZ S, et al. Health utility estimation in children and adolescents: a review of health technology assessments. Curr Med Res Opin, 2020, 36(7): 1209-1224.

［7］李雨，张崇凡，刘瀚旻，等. 基于现代思想理解现代医学困境和循证医学实践. 中国循证儿科杂志，2021，16（5）：398-401.

［8］LUO S, WU C, LUO Q, et al. The design and evaluation of clinical pathway for disease management to maximize public health benefit. Risk Management and Healthcare Policy, 2021, 14: 5047-5057.

［9］DENBURG AE, GIACOMINI M, UUNGAR W, et al. Ethical and social values for pediatric health technology assessment and drug policy. Int J Health Policy Manag, 2022,11(3): 374-382.

［10］LEE CH, STEINER T, PETROF EO. Frozen vs fresh fecal microbiota transplantation and clinical resolution of diarrhea in patients with recurrent clostridium difficile infection: a randomized clinical trial. JAMA, 2016, 315(2): 142-149.

第二十二章 循证口腔医学

第一节 概述

一、循证口腔医学的概念

循证口腔医学（evidence-based stomatology，EBS）是循证医学与口腔医学结合的学科，因此其证据检索、生产、评价及使用，进行循证决策的方法与循证医学相同，本章只介绍其有别于循证医学的内容。

循证口腔医学在欧美国家称为"循证牙科学（evidence-based dentistry，EBD）"，1995年10月由 Richards D 和 Lawrence A 在 *British Dental Journal* 上正式提出，其后有许多学者分别进行定义；2014年美国牙医学会（the American dental association，ADA）定义为"需对与患者口腔、全身及病史状况相关的临床科学证据进行系统性评估和明智的整合，并结合牙医的临床专业知识和患者治疗需要及偏好的一种口腔保健方法"。

我国的口腔医学（stomatology）学科涵盖的范围更广泛，在牙科的基础上，还包括了口腔及面部软组织、黏膜、颌骨、颞下颌关节、唾液腺、颈部器官及组织。本章根据我国的实际情况，采用"循证口腔医学"这一术语。结合循证医学和循证牙科学的定义，我们认为 EBS 是指"在口腔疾病预防及临床诊治的过程中，基于当前最佳的研究证据，结合医师的临床经验及所在医疗机构的条件，同时考虑患者的意愿和价值观审慎做出决策"。最佳的研究证据是指经过系统化评价的证据。

二、循证口腔医学的特点

相对于循证医学，循证口腔医学的特点如下：

1. **循证口腔医学实践** 大部分在门诊及牙椅旁完成，特别是在基层单位的口腔及民营口腔单位，颌面外科病房几乎都是缺失的。因口腔疾病的治疗大部分疾病的诊治均在门诊的牙椅上完成，其治疗很大程度上依赖于医生的操作。医生在门诊操作时，使用最多的是治疗设备、相关器械及牙科材料，对药物的使用较少。因此，在证据生产上重点关注口腔疾病的治疗方式、牙科材料、常用器械、患者术后的身心康复和医护人员自身水平提升等方面，特别是基层及民营机构医务人员水平的提升。

2. **循证口腔医学实践** 范围包括医院、社区（含学校）及个人世界各国都非常重视从儿童开始进行口腔疾病的预防，如我国国家卫生健康委员会发布的《健康口腔行动方案（2019—2025年）》，要求到2025年，健康口腔社会支持性环境基本形成，人群口腔健康素养水平和健康行为形成率大幅提升，口腔健康服务覆盖全人群、全生命周期，更好满足人民群众健康需求。当前，走进幼儿园、小学开展防龋宣教及窝沟封闭，已是我国口腔医学领域医务人员的任务之一。近些年世界口腔健康日和全国爱牙日的主题，都定位口腔健康与全身健康，倡导每个人都要从我做起，重视并维护口腔健康。

3. **配对研究**　是循证口腔医学实践的特有方法人类口腔有上下颌牙列，分为上、下、左、右4个区，每个区8颗牙，为对称结构。故研究对象可以是单颗牙齿、单个牙列，亦可是作为个体的人。亦因为具备对称结构，衍生出十分特殊的研究方式——同口配对研究（split-mouth study）。即开展研究时，可以选择对侧/对颌的牙列、对侧/对颌的牙作为对照组，选择可以是随机的亦可以是非随机的。尽管该设计理念还可用于皮肤、眼部、耳朵、四肢、手指及脚趾等这些具有对称性的器官，但在口腔医学领域的应用是最为普遍的。

4. **循证口腔医学实践会**　涉及全身及多学科联动主要体现在4个层面：

第一，口腔菌群与全身诸多疾病具有相关性，有的甚至为双向促进因素，如牙周病与糖尿病、口腔卫生与呼吸系统疾病等。我国已提出"生命早期1 000天"口腔健康服务，要求将口腔健康知识作为婚前体检、孕产妇健康管理和孕妇学校课程重点内容，强化家长是孩子口腔健康第一责任人的理念，强化医疗保健人员和儿童养护人婴幼儿科学喂养知识和技能。备孕前，常规开展口腔检查，并处理需要处理的口腔问题。

第二，口腔病灶或疾病的治疗会有引起其他部位疾病。牙槽脓肿、龋齿等口腔病灶，菌毒素或组织蛋白分解物经常进入血循环，或者脓肿脓液通过上颌窦等人体腔道，引起亚急性细菌性心内膜炎、风湿性或类风湿性关节炎、虹膜睫状体炎、脉络膜炎、球后神经炎、肾小球肾炎、胃溃疡或十二指肠溃疡、痤疮、脂溢性皮炎、癣、湿疹等。拔牙后感染，细菌进入血内，引起菌血症，可发生化脓性虹膜睫状体炎、化脓性眼内炎或眶蜂窝织炎等。

第三，某些全身性疾病不仅有口腔表征，有的疾病的病变首先出现在口腔内。如维生素B_2缺乏导致的口角炎、唇炎。维生素C缺乏的最重要和最早的表现是龈炎、龈出血和龈肿胀。各种类型的急性白血病患者常在严重的全身症状出现之前，因牙龈出血或口腔溃疡等先到口腔科就诊。血友病患者牙龈自发性出血，轻微刺激即可引起长时间出血或渗血不止。一期梅毒患者在感染后的第3周，在唇、舌等部位出现小丘疹。淋病的口腔症状表现为急性淋菌性口炎，全口黏膜充血发红，浅表溃疡、覆以黄白色假膜。与HIV感染有关的口腔病变有白假丝酵母病、毛状白斑、卡波西肉瘤、非何杰金氏淋巴瘤。

第四，多数医疗机构的口腔科与邻近学科专业存在交织。常见的有与耳鼻喉头颈外科有交叉，如腮腺肿瘤、上颌窦疾病、睡眠呼吸暂停综合征；同时睡眠呼吸暂停综合征还与呼吸科有交叉。与整形美容科有交叉，如牙齿美白、下颌角打磨术、面部祛斑。与皮肤科有交叉，如口腔黏膜白斑、扁平苔藓、Behcet综合征、血管瘤。与神经科或疼痛科有交叉，如三叉神经疼、面神经疼。上述疾病，不同医疗机构口腔专业根据其实力的强弱进行治疗选择，有一些颌面外科实力强的科室甚至能完成部分神经外科范畴的治疗。

第二节　循证问题构建

一、问题的来源

问题常出现于日常的生活实践中，我们几乎每天都会面临多种临床问题。例如，你可能正在病房看一位口腔颌面外伤后眩晕的患者，针对患者的眩晕，你的同事问到：为什么不对他使用血管扩张剂？你可能正在门诊给患者看病，一个口腔溃疡患者可能会问：有没有中草药可治好我的病呢？可能在病例讨论会上，你的同事准备用正畸—正颌联合手术来治疗下颌畸形，这也会引起关于该手术治疗适应证、正畸开始的时间及程度的相关讨论。

每天都会遇到那些需要和激发你从文献中获取证据的问题。然而，重要的是在深思熟虑之前不要急于从互联网上获取答案。提出问题后，应该思考怎样解决它们，只有深入思考才能改进问题。

二、问题的构成

实际上，提出一个好的临床问题并不简单。需要一定水平的经验以明确患病对象，包含当下最佳的诊治方法或策略以及阐述对患者具有意义的临床成果。只有经验丰富的专业人士，能够在特定条件下提出对患者非常重要且有意义的临床问题。

总的来说，临床问题中需包含如下具体内容：

- 患者/人群（patient/population）：患者的患病类型或所针对的目标人群；
- 干预/暴露（intervention/exposure）：当下最佳的诊治方法或策略，在风险因素研究中则为暴露；
- 对照/比较（comparison/control）：控制性地干预或对照；
- 结局/终点（outcomes/endpoints）：对患者非常重要且有意义的临床结局。

上述临床问题中的这些要素可用首字母缩略词"PICO"代表。有时对照可能会缺失，但这并不影响问题的明确性。初学者常在决定干预"I"和对照"C"这两方面遇到困难，"I"代表当下最佳的诊治方法或策略，为了强调这一点，可使用缩写词"PInCO"，其中"n"表示当下最佳的意思。更为详尽的内容可在中国大学慕课网观看武汉大学的 MOOC 课程《循证医学》。

三、问题的提出

1. 背景　干槽症最常见于下颌阻生第三磨牙拔除术后，通常于拔牙术后 2～5d 发生，止疼药也无法缓解，严重影响患者的生活与工作。

2. 临床资料　患者，女，23 岁，湖北医药学院学生，于 2012 年 12 月 24 日上午前来湖北医药学院附属太和医院口腔科就诊，主诉左下颌后牙区及左侧面部肿痛 4 天。患者诉约 1 年前寒假在家期间左下颌后牙区出现第一次疼痛，自己查阅书籍判定为智齿，遂到当地医院就诊，拍摄曲面断层片提示为左下第三磨牙阻生。因看到书上描述阻生牙拔除术后可能发生干槽症及恐惧拔牙疼痛而放弃拔除。2012 年 6 月再次发生疼痛还是因上述担心而选择到校医院注射抗炎药物。本次因为感到左侧面部开始疼痛，再查阅书籍了解到更多关于阻生牙不拔除的可能严重并发症，前来太和医院口腔科就诊。患者的焦点聚集在如何才能避免术后发生干槽症及拔牙时不疼。

专科检查：患者张口轻度受限，约三指；8⌐仅露出一个牙尖，其远中盲袋明显，牙龈红肿，无脓性分泌物，触痛阳性。曲面断层片示8⌐中位水平阻生，7⌐牙体及牙周无明显异常，两牙牙体部分重叠。基于患者的病史及检查结果，诊断为：8⌐中位水平阻生。

3．提出问题　针对患者的情况，接诊的副主任医师（下文均为主诊医师）认为应该拔除患牙，以防止导致如间隙感染等严重后果。主诊医师指出，科室已经使用了无痛注射仪注射麻药，且能够同时配合笑气—氧气镇静镇痛装置，能够让患者在无痛状态下接受治疗。因此，关于疼痛是不必担心的。关于干槽症，主诊医师认为随着治疗技术及消毒无菌技术的提高，现在此并发症发病率已经很少见了。面对医师的治疗建议，患者对于疼痛的担忧没有了，但仍犹豫是否接受治疗，理由为术后仍有可能患干槽症，有没有办法使其不发生。

针对患者对治疗疼痛和术后可能发生干槽症的担忧，根据"PICO"原则，将问题转化如下：

- P：23岁女性健康患者，8┐中位水平阻生；
- I：拔除；
- O：预防干槽症。

第三节　常用专业资源与检索

一、循证口腔医学的相关资源

1．Cochrane 口腔健康组　Cochrane 口腔健康组（Cochrane oral health group）是 Cochrane 协作网的 52 个专业小组之一，是 Cochrane 协作网内传播循证口腔医学相关证据、指导口腔医学研究者开展相关研究的组织。Cochrane 口腔健康组系统评价的注册、检索、发表等相关内容与其他小组相同，请参见本书相关章节内容及其官方网站 www.oralhealth.cochrane.org/。

2．英国及美国循证牙科学中心　1995 年，为更好地整合资源推动循证口腔医学教育与实践，牛津循证牙科学中心（Oxford centre for evidence-based dentistry）正式成立，其官网网址为 www.cebd.org/。同时，1995 年美国牙医学会亦创建了循证牙科学中心（center for evidence-based dentistry），官网网址为 www.ebd.ada.org/en。

3．国际其他资源　美国循证牙科学中心的官网上的"Resources"中，提供当前开展循证口腔医学教育与实践资源，包括组织（organizations）、刊物（journals）、查找证据的数据库（databases to locate evidence）、查找和接受证据的工具（tools to locate and interpret evidence）、严格评估和证据分析（critical appraisal and evidence analysis）、系统评价（systematic reviews）、系统评价的概要（summaries of systematic reviews）、临床推荐/指南（clinical recommendations/guidelines）、教程（tutorials）和术语表（glossaries of terms）。

4．我国的相关资源　我国目前尚无口腔专用证据的资源库，中华口腔医学会、《中华口腔医学杂志》《中国循证医学杂志》等网站及刊物上刊登有循证口腔医学的相关资源。我国口腔领域的临床实践指南及专家共识亦是开展循证口腔医学研究与实践的重要资源。

此外，国内的万方数据库、中国知网、中国生物医学文献数据库中收录的正式发表的口腔领域的系统评价/Meta 分析、证据综合、循证临床实践案例等，均是开展循证口腔实践的本土化资源。

二、证据检索

上述案例的主题是预防，针对上述问题，根据"5S"证据模型，依次检索有关下颌阻生智齿拔除术后干槽症预防及笑气—氧气使用的临床实践指南、系统评价、Meta 分析和设计良好的大样本随机对照试验（RCT）；如果没有，则依次补充小样本 RCT、临床对照试验（CCT）、其他研究及专家意见等。

首先检索二次文献数据库 Cochrane Library 和 Clinical evidence；再检索 PubMed、CNKI 和万方数据库等。中文检索词包括：阻生牙、智齿、第三磨牙、拔除、指南、系统评价、系统综述、Meta 分析、荟萃分析、随机对照试验；英文检索词包括：impacted wisdom teeth、third molar、wisdom teeth、impactedteeth、dry socket、alveolitis、alveolar osteitis、guideline、systematic review、Meta-analysis、Randomized Clinical Trials。检索时间为 2012 年 12 月 24 日，发表语言限定为中文或英文。

首选临床指南和系统评价、高质量的系统评价 /Meta 分析、随机对照试验。对检索出的文献，通过阅读文题、摘要或全文，最终纳入 8 篇系统评价 /Meta 分析和 3 篇随机对照试验。

第四节 证据评价

一、证据评价工具

证据的评价，包括方法学质量和适用性评价。评价时，需要根据纳入研究的类型，选择正确的、当下仍在使用的评价工具。

在美国循证牙科学中心官网上，提供该部分资源主要包括：CASP（critical appraisal skills programme）项目及其评价工具、AMSTAR（assessment of multiple systematic reviews）工具、GRADE（grading of recommendations，assessment，development and evaluation）工作组发表的系列文章、PRISMA 声明、MOOSE 声明、CONSORT 声明、CATs（critically appraised topics—university of Texas health science center，San Antonio）工具、纽约州立大学的批判性分析工具（critical analysis tools；SUNY Downstate）、国际卫生证据联合中心的批判性评价工具（critical appraisal tools；international centre for allied health evidence；）和加拿大阿尔伯塔大学的循证医学工具箱（evidence-based medicine toolkit；university of Alberta）。

此外，2020 年 2 月发表于《军事医学研究（英文）》上的 Methodological Quality（risk of bias）Assessment Tools for Primary and Secondary Medical Studies：What are they and which is better？是当前对各种方法学质量评价工具最全面的总结；经编辑部授权，该文的中译版于 2021 年 2 月在《医学新知》发表（医学新知，2021，31（1）：51-58）。该文介绍了用于随机对照试验（包括个体和整群）、动物实验、非随机干预性研究（包括随访研究、有对照组的前后对照研究、前后对照研究、非对照纵向研究、间断时间序列研究）、队列研究、病例—对照研究、横断面研究（包括分析和描述性研究）、观察性病例系列和病例报告、比较效果研究、诊断性研究、卫生经济学评价、预测研究（包括预测变量研究、预测模型影响研究、预后预测模型研究）、质性研究、结果测量工具（包括患者—报告的结果测量发展、内容真实性、结构真实性、内部一致性、跨文化真实性/测量不变性、信度、测量误差、校标真实性、结构真实性假设检验、反应度）、系统评价与 Meta 分析，以及临床实践指南的方法学质量评价工具。

二、评价证据

按照 GRADE 证据系统进行分级和评价检索到证据的真实性、重要性和适用性。

1. 氯己定的使用方式及预防效果　2005 年，Caso 等［Oral Surg Oral Med Oral Pathol Oral RadiolEndod，2005，99（2）：155-159］对采用氯己定（chlorhexidine）预防下颌第三磨牙拔除术后干槽症效果的随机对照试验进行了 Meta 分析。结果显示，仅在手术当天使用 0.12% 的氯己定灌洗可降低干槽症 36% 的发生率但差异无统计学意义（RR=1.36，95% CI=0.80～2.33），GRADE 证据为"低级"；在手术当天灌洗和术后数天含漱使用可显著降低干槽症 90% 的发生率（RR=1.90，95% CI=1.46～2.47），GRADE 证据质量为"中级"。但氯己定使用的最低天数尚不清楚，有待于进一步的研究。

2006 年，Torres-Lagares 等开展了一项使用 0.12% 氯己定凝胶预防下颌第三磨牙拔除术后并发症的随机对照双盲试验，结果表明，53 例使用的含氯己定凝胶的患者与 50 例使用不含氯己定的凝胶相比，可显著降低干槽症 63.33% 的发生率（P=0.019），GRADE 证据等级为"中级"。2010 年，他们继续在有出血性疾病的 38 例患者中开展了此项研究（试验组 14 例，对照组 24 例）［J Oral Maxillofac Surg，2010，68（6）：1322-1326］，结果表明使用含 0.12% 氯己定可以显著降低干槽症 57.15% 的发生率，但差异无统计学意义（P=0.402），GRADE 证据等级为"低级"。

2007 年，Hedström 等［Oral Surg Oral Med Oral Pathol Oral Radiol Endod，2007，103（1）：8-15］对拔牙术后预防干槽症的 32 个随机对照试验进行了系统评价，预防药物涉及抗纤溶药、杀菌药、类固醇抗炎药、非类固醇抗炎药、抗菌药。有 5 个研究是针对 0.12% 氯己定的，结果表明其可以显著降低下颌第三磨牙干槽症的发生（ARR=3%～25%，NNT=4～36），GRADE 证据质量为"极低级"。

2012 年，一篇 Cochrane 系统评价［Cochrane Database Syst Rev，2012，12：CD006968］对 4 项 RCT 的 Meta 分析结果表明，术前和术后使用 0.12% 的氯己定含漱能够降低 42% 的干槽症发生风险。该系统评价报告的不良反应主要有牙齿染色、味觉改变、胃肠道不适、感觉异常。GRADE 证据等级为"中级"。

2. 抗生素的使用方式及预防效果　Ren 和 Malmstrom 在 2007 年发表了一项基于 16 项随机对照试验的 Meta 分析［J Oral Maxillofac Surg，2007，65（10）：1909-21］，结果表明，全身使用抗生素能够显著降低干槽症的发生风险（OR=2.175，95% CI=1.561～3.030），需治疗数为 13。抗生素包括阿莫西林、青霉素、阿奇霉素、甲硝唑和复方阿莫西林。GRADE 证据等级为"低级"。

2012 年，一篇 Cochrane 系统评价［Cochrane Database Syst Rev，2012，11：CD003811］结果表明，基于 9 项随机对照试验的 Meta 分析结果亦提示术前与术后均使用抗生素能够显著降低干槽症 38% 的发生风险（RR=0.62，95% CI=0.41～0.95），GRADE 证据等级为"中等"。在抗生素的使用方式上：①基于 6 项随机对照试验的 Meta 分析结果证实术前使用抗生素与空白对照无差异（*RR*=0.75，0.42～1.33）；②基于两项随机对照试验的 Meta 分析结果显示术后使用抗生素与空白对照间无差异（*RR*=0.18，95% *CI*=0.01～3.70）；③基于 3 项随机对照试验的 Meta 分析结果显示显示术前与术后同时使用抗生素能够使发生风险降低 48%（*RR*=0.52，95% *CI*=0.27～0.99）。

3．**脱细胞真皮基质的预防效果** 2012 年，一项 Meta 分析表明，与空白组相比，使用脱细胞真皮基质能够显著降低干槽症 86% 的发生风险（*RR*=0.14，95% *CI*=0.09～0.24），GRADE 等级为"中等"。使用方式为拔牙术后将脱细胞真皮基质修剪成拔牙窝大小植入拔牙窝内。

4．**中药预防的方式及效果** 李薇等对 2011 年 4 月以前发表的有关中药预防干槽症的随机对照试验进行了 Meta 分析。共纳入了 22 个试验，结果表明中药能够显著降低干槽症 83% 的发生风险（*RR*=0.17，95% *CI*=0.12～0.24），GRADE 证据等级为"中级"。其中 4 个试验是中药与非中药对比，中药能够显著降低 88% 的发生风险（*RR*=0.12，95% *CI*=0.04～0.38）；18 个试验比较中药与空白对照的效果，显示中药能够显著降低 82% 的发生风险（*RR*=0.18，95% *CI*=0.13～0.26）。共包括了 14 种中药，使用方法各异。

5．**智齿冠切术的效果** 2012 年，Long 等对探讨智齿冠切术和全牙拔除效果的 4 项随机对照试验进行了系统评价，结果表明冠切术能够降低干槽症 45% 的发生风险，但无统计学差异（*RR*=0.55，95% *CI*=0.28～1.05）。GRADE 证据等级为"低级"。冠切术的不良反应包括冠切失败、再次手术、牙根移位及牙根暴露。

6．**带蒂皮瓣的效果** Goldsmith 等 2012 年报告了他们开展的使用带蒂皮瓣预防第三磨牙拔出术后并发症效果的空白随机对照试验，共纳入 52 例均行双侧低位阻生第三磨牙分次拔除的患者，于拔牙术后使用颊部带蒂皮瓣覆盖拔牙创。空白组有 6 例发生干槽症，皮瓣组无一例发生，但两者间无统计学差异。GRADE 证据等级为"低级"。

第五节 证据应用及后效评价

一、证据应用

依据循证医学的理念，证据应用时，应综合考虑医师的经验和患者的医院，医师应是具有丰富临床诊疗水平的。

本例中，主诊医师指出：患者为 8⌐中位水平阻生，冠切术的主要目的是预防下牙槽神经损伤，更适合于低位阻生或者阻生牙与下牙槽神经管相聚较近的情况。本例曲面断层片显示 8⌐与神经管相距较远，因此不推荐使用冠切术。中药虽然效果较佳，但存在品种繁多且使用方式不一的缺点，却原始研究方法学质量均不高，因此，不宜作为首选方法。目前，可以考虑的有使用氯己定、术前和术后使用抗生素、脱细胞真皮基质或者颊部带蒂皮瓣转移覆盖这 4 种方法。

将意见告诉患者后，患者因为担心氯己定有导致牙齿染色的副作用会影响美观而拒绝选用，考虑到脱细胞真皮基质太贵而拒绝选用，担心颊部带蒂皮瓣会导致脸部外形改变而不愿意选用。最终，患者选择使用抗生素进行预防。

确定患者目前不在月经期，无青霉素过敏史，且无其他拔牙禁忌证，让患者口服阿莫西林与甲硝唑一天后，于12月26日上午，在局麻下使用高速涡轮钻法对患牙进行了拔除，并缝合一针。拔除术后，给予青霉素800万单位联合甲硝唑0.5g注射，每天一次，连续三天。

二、后效评价

2012年12月31日，患者前来拆除缝线，未诉明显不适；检查见伤口红润，无明显异常。2013年1月4日，患者前来复诊，伤口Ⅱ/甲愈合，未诉不适，对医护团队表示感谢。

综上，术前及术后使用抗生素仍是当前预防第三磨牙阻生拔除术后的最佳选择。但仍需要进一步开展高质量的大型随机对照试验对如抗生素的种类、使用时间、使用方式等进行论证。

（曾宪涛）

参考文献

［1］孙鑫，杨克虎，主编. 循证医学. 2版. 北京：人民卫生出版社，2021.
［2］王行环. 循证临床实践指南的研发与评价. 北京：中国协和医科大学出版社，2016.
［3］RICHARDS D, LAWRENCE A. Evidence based dentistry. Br Dent J, 1995, 179(7): 270-273.
［4］BRIGNARDELLO-PETERSEN R, CARRASCO-LABRA A, GLICK M, et al. A practical approach to evidence-based dentistry: under standing and applying the principles of EBD. J Am Dent Assoc, 2014, 145(11): 1105-1107.
［5］MARTIN D. Evidence-based dentistry: let's talk about experimental evidence. Br Dent J, 2019, 226(8): 557-558.
［6］MA LL, WANG YY, YANG ZH, et al. Methodological quality (risk of bias) assessment tools for primary and secondary medical studies: what are they and which is better. Mil Med Res, 2020, 7: 7.
［7］李柄辉，訾豪，李路遥，等. 医学领域一次研究和二次研究的方法学质量（偏倚风险）评价工具. 医学新知，2021，31（1）：51-58.
［8］曾宪涛. 再谈循证医学. 武警医学，2016，27（7）：88-93.
［9］靳英辉，郭毅，王宇，等. 如何教授留学生撰写循证病例报告. 河南大学学报（医学版），2021，40（2）：143-146.
［10］曾宪涛，陈启林，倪小兵，等. 阻生下颌第三磨牙拔除术后干槽症的循证预防. 湖北医药学院学报，2013，32（2）：125-128.
［11］曾宪涛，倪小兵，黄伟，等. 舌鳞状细胞癌$T_2N_0M_0$患者的循证治疗：颈淋巴结的处理. 湖北医药学院学报，2012，31（2）：97-100.
［12］黄伟，曾宪涛，倪小兵，等. 双磷酸盐相关性颌骨坏死的循证诊治. 湖北医药学院学报. 2013，32（1）：17-23.
［13］黄伟，曾宪涛，冷卫东，等. 双磷酸盐相关性颌骨坏死的循证治疗：附3例报道. 中国口腔颌面外科杂志，2013，11（3）：221-228.
［14］刘彩云，余和东，曾宪涛，等. 固定正畸所致牙龈炎1例的循证护理. 湖北医药学院学报，2014，33（4）：384-386.

第二十三章　循证药学

第一节　概述

一、循证药学的定义

循证药学（evidence-based pharmacy，EBP）分为狭义和广义两个概念。狭义循证药学指药师在药学实践中，慎重、准确和明智地应用当前最佳证据，与临床技能和经验相结合，参考患者意愿，做出符合患者需求的药学服务过程。广义的循证药学定义指运用循证理念和方法解决药学各领域的实践和研究问题，涉及药物研发、生产、配送、储存、使用、管理及药学教育等过程中的问题、干预、效果和持续改进。

二、循证药学的研究和实践领域

循证药学理念和方法应用逐渐增多，涉及基础研究、药品监管、药品流通和供应、医院药事管理与药学服务等。

在药学基础领域，相关文献已逾 15 万篇，研究内容涵盖药理学、生物药剂学、药动学、药剂学、药物化学等领域。在药品监管领域，欧洲药品管理局（European Medicines Agency，EMA）在 2020 年 3 月发布《2025 年监管科学战略思考》，提倡使用循证药学方法提高监管科学性，包括药品研发、审批、上市后监测等方面。同时，药品科学监管可利用循证药学理念和方法建立各类、各级评价指标体系，比较同期、同类产品的国内和国际现状。在流通和供应领域，国际药学联合会（International Pharmaceutical Federation，FIP）发布药品短缺政策声明，鼓励所有国家循证制定减轻短缺风险的策略。在医院药事管理与药学服务领域，循证药学为阐明医院药事管理与药学服务的优势和价值提供了有效的方法学支撑，如基于循证药学理念和方法开展儿科超说明书用药系列研究，阐明全球儿童超说明书用药现状、风险因素及权重，构建研究方法体系，最终为儿科超说明书用药提供循证管理对策。在国家药物政策领域，循证药学可用于医保决策、基药目录制定等。尽管各国医疗保险模式不尽相同，但循证决策在英国、加拿大、德国、美国等国家的医疗保险过程中均具有重要地位。如美国《保护患者及合理医疗费用法案》指出，为保证患者安全并减少医疗差错，在医保决策和临床实践过程中应注重循证医学、信息技术和最佳临床研究证据。2001 年，世界卫生组织发布更新基本药物目录的修订程序，要求调入、变更或调出申请需提供详尽的资料供循证评价；2015 年，我国《国家基本药物目录管理办法》提出国家基本药物目录遴选调整应当建立健全循证医学、药物经济学评价标准和工作机制，科学合理地制定基本药物目录。

第二节　循证药学的研究方法

循证药学研究和实践关注药品，涉及药物研发、生产、流通、使用等全环节。鉴于循证药学在药物使用领域的应用较成熟，本节重点介绍药物使用环节中药物有效性、安全性和经济性评价方面的二次研究和原始研究方法。

一、药物有效性评价方法

药物有效性指在规定的适应证、用法和用量条件下，能满足预防、治疗、诊断人的疾病，有目的地调节人的生理功能的要求。药物有效性评价的意义主要体现在：药物上市前，药物有效性评价结果是决定药物能否成为有效治疗药物、能否上市的关键指标之一；药物上市后，药物有效性评价是评价药物在不同年龄、不同疾病等人群应用的疗效、长期效应等，是上市前临床研究局限的有效补充；同时，药物有效性评价可更新现有药品说明书的适应证或功能主治等内容，验证和评价药物用法、用量，为制定药物治疗方案、遴选或淘汰药品提供证据。

药物有效性评价的主要方法包括系统评价和随机对照研究，下面简要介绍这两种研究方法在药物有效性评价中的应用和注意事项。

1. **系统评价**　在现有药物有效性证据尚不能回答临床问题时，可优先考虑开展系统评价。通过全面收集原始研究，严格评估证据质量，定性或定量合成数据，充分考虑研究可能引入的偏倚、临床用药风险、经济性等因素后，综合解释研究结果，结合患者意愿，并用于指导临床实践。

基于随机对照研究的系统评价是公认的最高级别的研究证据，也是临床决策的最佳证据来源。药物上市前经过了严格的临床试验，因此针对药物疗效发表的随机对照研究较多，开展系统评价可行性较好。各步骤都应严格按方法学要求执行，才可生产高质量系统评价。尤其应注意：在研究设计阶段应保证统计指标和统计方法选择的严谨性；药物临床效应评价应紧密联系临床，把握目标药物及其治疗疾病的相关知识。若研究过程中能联合或咨询统计学专家及临床医师，将有利于保障系统评价的质量。

2. **随机对照试验**　随机对照试验是评价药物有效性的最佳原始研究设计，它采用随机分配方法，将合格研究对象分配到试验组和对照组，然后分别接受不同药物或非药物的干预，在一致的条件和环境中同步观察疗效，并用客观的效应指标测量和评价试验结果。

应注意，并非所有药物的有效性评价都适合开展随机对照研究，如罕见疾病的药物治疗，因纳入患者困难，通常仅有病例系列分析或单个病例报告。观察性研究亦可用于评价药物有效性，包括队列研究、病例对照研究和病例系列分析等。研究者在临床科研设计中应同时考虑证据级别和研究可行性。

二、药物安全性评价方法

药物安全性指在规定的适应证和用法用量下使用药物，人体产生的毒副作用。药物安全性评价指综合评价药物在正常使用情况下的不良反应或不良事件的发生率、严重性等，旨在全面提供药物安全性信息。药物安全性评价的意义主要体现在：①药物上市前，药物安全性评价结果是药物能否上市的重要依据；②药物上市后，药物安全性评价可监测药物在特殊人群（老年人、儿童、孕妇、严重疾病、特殊类型的疾病患者）使用的安全性，补充上市前安全性数据的不足；同时，有利于发现罕见或长期用药的不良反应，以便及时调整用药方案或更新药品说明书。

药物安全性评价可采用不同的研究设计，其适用范围也不同：系统评价常用于合并不良反应发生率以及系统梳理不良反应的相关危险因素；队列研究适用于发现不良反应与药物的因果关系和计算不良反应发生率；病例对照研究、横断面研究、病例报告和病例系列研究适用于发现罕见不良反应、探索不良反应的影响因素和初步探索罕见不良反应与药物之间的相关关系。

三、药物经济性评价方法

药物经济性指药品产生的收益与药品寿命周期成本之比。药物经济性评价指评估相关药物（治疗方案）对疾病与健康改善结果与产生成本情况。药物经济性评价的意义主要体现在：测量卫生保健系统中与药物治疗相关干预方案的成本及其收益（临床的、经济的、人文的收益），评估药物相关干预方案或项目的经济性。

药物经济学评价方法有成本—效果分析、成果—效用分析、成本—效益分析、最小成本分析。以上4种评价方法之间的主要差异在于采用了不同角度与方法计量收益（如基于临床指标的效果分析，基于生命质量的效用分析，基于金钱指标的效益分析），而成本的计量方法与单位则较为统一，均以货币形式计量。

开展该类研究时应注意以下问题：

1. **研究目的和研究角度**　不同角度的成本种类、效果指标及计算差别较大，不同的研究目的可能产生不同的研究角度，建议根据研究目的选取研究角度，一般常选取全社会和卫生部门的角度。

2. **研究设计与分析方法**　药物经济学评价研究设计包括基于实况研究的前瞻性药物经济学试验、基于临床试验和观察性研究的药物经济学研究、模型法研究和混合设计研究。

3. **成本选择与测量**　研究角度不同，成本收集和赋值有所区别。

4. **贴现**　若研究超过1年，上市后药物经济学评价需对成本和效果进行贴现。贴现率通常为0～6%。

第三节　循证药学研究案例

本节分别从二次研究和原始研究两方面，按照循证临床实践步骤，以具体实例简介循证药学在临床实践和科研工作中的应用。

一、二次研究案例

示例文献：Combining Antidepressants vs Antidepressant Monotherapy for Treatment of Patients With Acute Depression: A Systematic Review and Meta-analysis（联合抗抑郁药与单一抗抑郁药治疗急性抑郁症：系统评价与 Meta 分析）。抑郁症是一种常见的精神障碍性疾病，尽管多种抗抑郁药物已用于临床，包括 5- 羟色胺再摄取抑制剂（SSRI）、5- 羟色胺和去甲肾上腺素再摄取抑制剂（SNRI）、三环类抗抑郁药（TCA）、单胺氧化酶抑制剂（MAOI）等。急性抑郁症患者中初始抗抑郁药单一疗法的有效率仅有 55% ～ 60%，初始治疗无效的患者需进行二线治疗。德国国家临床实践指南、美国精神病学会指南等推荐抑郁症常见的二线治疗方案包括使用不同药物或增加药物剂量的单一疗法、联合使用两种抗抑郁药等。2016 年，一项 Meta 分析结果显示，MAOI、SSRI、SNRI 或 TCA，与突触前 α_2 受体拮抗剂（如米安色林、米氮平）联用疗效优于单药治疗，但之后发表的多项随机对照试验结果与该项 Meta 分析结果矛盾。因此，有必要查询证据了解联合与单一抗抑郁药治疗成人急性抑郁症的效果。

（一）提出问题

评价联合与单一抗抑郁药治疗成人急性抑郁症的有效性和安全性。运用 PICOS 原则转化问题如下：

P：18 岁以上抑郁症患者；

I：两种抗抑郁药联合治疗方案，包括初始联合治疗、增强治疗策略或抗抑郁药的辅助给药；

C：单一抗抑郁药，或单一抗抑郁药联合安慰剂；

O：主要结局为治疗 8 周后的症状评分标准化均数差（SMD），次要结局为缓解率（缓解定义为与基线情况相比，症状评分低于下降≥ 50%）、应答率、不良事件发生率、试验退出率；

S：随机对照试验。

（二）查找研究证据

1. **检索数据库**　计算机检索 MEDLINE、PsycINFO、Embase 和 CENTRAL，检索时间和语言无限制，检索词使用抑郁症和情感障碍的通用术语结合联合治疗的通用术语和单个抗抑郁药物的名称，并采用随机对照试验过滤器以确定纳入随机对照试验。手工检索纳入试验的参考文献。

2. **研究结果**　纳入随机对照试验 39 项，共 6 751 名患者，研究结果显示：联合治疗与单一治疗相比，疗效具有统计学差异（$SMD=0.31$；95% CI，0.19 ～ 0.44）。单胺再摄取抑制剂和突触前 α_2 受体拮抗剂联合应用优于其他组合（$SMD=0.37$；95% CI，0.19 ～ 0.55）。安非他酮联合用药并不优于单一用药（$SMD=0.10$；95% CI，－0.07 ～ 0.27）。对于因任何原因中途退出的患者和因不良事件中途退出的患者，联合治疗和单一治疗的结果均相似（$OR=0.99$；95% CI，0.86 ～ 1.14；$OR=1.17$；95% CI，0.79 ～ 1.75）。

（三）评价证据

纳入 39 项研究中低偏倚风险研究 15 项（38%）。纳入 Meta 分析的研究异质性显著，且可能存在发表偏倚（Egger 检验结果为阳性，$P=0.007$），敏感性分析和仅纳入低偏倚风险研究的亚组分析结果均是稳健的。

（四）应用证据

对于抗抑郁单一疗法无反应急性抑郁症的患者，包含突触前 α_2 受体拮抗剂的抗抑郁药物联合治疗是一种有效、安全的治疗方案，并可能成为严重抑郁症患者的潜在一线治疗。

二、原始研究案例

示例文献：Oral Nirmatrelvir for High-Risk，Nonhospitalized Adults with Covid-19（口服奈玛特韦治疗高危非住院新冠肺炎成人患者）。

目前，年龄较大、吸烟或存在潜在临床疾病（如心血管疾病、糖尿病）的成人，罹患严重新冠肺炎或死亡的风险分别是普通患者的 2 倍和 5 倍。美国 FDA 已批准在具有高危风险的新冠肺炎患者使用单克隆抗体，以降低发展成为严重新冠肺炎或死亡风险，但单克隆抗体使用的局限性包括需要在医疗环境中使用和监测，以及对新出现新冠病毒（SARS-CoV-2）变种的疗效可能降低。

奈玛特韦（Nirmatrelvir）是一种口服抗病毒药物，靶点为 SARS-CoV-2 的 3- 糜蛋白酶样半胱氨酸蛋白酶 Mpro。奈玛特韦在体外对多种冠状病毒的 Mpro 活性和病毒复制表现出强烈的抑制作用；模型中，奈玛特韦组的 SARS-CoV-2 肺滴度显著低于与安慰剂组滴度。奈玛特韦主要由 CYP3A4 代谢，联合服用奈玛特韦和低剂量（100mg）利托那韦（一种 CYP3A4 抑制剂）可增强奈玛特韦的血药浓度。在健康受试者进行的首次人体研究结果显示，在评估的最高剂量和暴露量（500mg 奈玛特韦联合 100mg 利托那韦）下，具有临床可接受的安全性。然而，尚缺乏奈玛特韦治疗新冠肺炎患者的安全性和有效性证据。

（一）提出问题

评价奈玛特韦联合利托那韦在非住院中重度新冠肺炎成人患者进展为严重疾病的安全性和有效性。运用 PICOS 构建问题如下：

P：非住院中重度新冠肺炎成人患者。

I：奈玛特韦联合利托那韦。

C：安慰剂。

O：28d 内住院或死亡发生率，第 1 天（基线）、第 3 天、第 5 天、第 10 天和第 14 天鼻咽拭子 SARS-CoV-2 病毒载量，以及不良事件。

S：随机对照试验。

（二）生产证据

1. **研究方法**　开展一项双盲、随机、对照试验。纳入有新冠症状、未接种疫苗、非住院且进展为重症 Covid-19 风险高的成人患者，并以 1∶1 比例将其随机分为接受 300mg 奈玛特韦联合 100mg 利托那韦（药代动力学增强剂）或接受安慰剂，每 12h 给药一次，持续 5d。评估 28d 内住院或死亡发生率，第 1 天（基线）、第 3 天、第 5 天、第 10 天和第 14 天鼻咽拭子 SARS-CoV-2 病毒载量，以及不良事件。

统计分析使用 Kaplan-Meier 法，比较两组之间 28 天内住院率或死亡率的差异，通过 Z 检验判断差异是否有统计学意义（检验水准为 $\alpha=0.05$）。使用协方差分析模型调整基线病毒载量和血清学状态，比较两组之间从基线到第 5 天的 log10 转化后的病毒载量变化，低于检测限（2log10 拷贝 /ml）的病毒载量被估算为 1.70log10 拷贝 /ml。

2. **研究结果**　接受随机分组的患者共 2 246 名（奈玛特韦组患者 1 120 名，安慰剂组 1 126 名）。对 774 名新冠症状出现后 3 天内接受治疗的患者开展中期分析，结果显示：奈玛特韦组 28d 内住院或死亡发生率为 0.77%（389 例患者中的 3 例），安慰剂组 28d 内住院或死亡发生率为 7.01%（385 例患者中的 27 例）；奈玛特韦组与新冠肺炎相关的 28d 内住院或死亡发生率比安慰剂组低 6.32%［95% *CI*：−9.04% ～ −3.59%；*P* ＜ 0.001］；相对风险降低（RRR），89.1%。在最终分析中，在新冠症状出现后 3d 内开始治疗且未接受单克隆抗体的患者共 1 379 名，奈玛特韦组 697 名患者中在第 28 天因新冠肺炎入院或死亡 5 名（0.72%），安慰剂组 682 名患者中在第 28 天因新冠肺炎入院或死亡 44 名（6.45%），两组发生率差值为 −5.81（95% *CI*：−7.78 ～ −3.84；*P* ＜ 0.001；RRR：88.9%）。检测 1 574 名患者在基线和第 5 天收集的样本，奈玛特韦组与基线相比的病毒载量平均差值为 −0.868 ± 0.105log10 拷贝 /ml（95% *CI*：−1.074 ～ −0.661 5，*P* ＜ 0.001）；与安慰剂组相比，奈玛特韦组治疗 5d 后的病毒载量平均差值为 −0.695 ± 0.085log10 拷贝 /ml（95% *CI*：−0.861 ～ −0.530；*P* ＜ 0.001）。两组不良事件发生率相似（总不良事件：奈玛特韦组 22.6% vs 安慰剂组 23.9%；严重不良事件：奈玛特韦组 1.6% vs 安慰剂组 6.6%；导致停用药物或安慰剂的不良事件：奈玛特韦组 2.1% vs 安慰剂组 4.2%）。但服用奈玛特韦和利托那韦的患者比服用安慰剂的患者更容易出现运动障碍（5.6% vs 0.3%）和腹泻（3.1% vs 1.6%）。

（三）应用证据

使用奈玛特韦联合利托那韦早期治疗具有高危风险的成人新冠肺炎患者可减少其进展为严重疾病的风险，并能迅速降低 SARS COV-2 病毒载量。

（四）后效评价

奈玛特韦 / 利托那韦复方制剂（商品名 Paxlovid）已于 2021 年 12 月 22 日被美国食品药品管理局批准上市，用于治疗轻至中度新冠肺炎，且有进展为严重新冠肺炎高危风险的成人和儿童患者（12 岁及以上，体重至少 40kg）。同时，奈玛特韦 / 利托那韦复方制剂已被多国新冠肺炎治疗指南作为推荐药物。其中，WHO 新冠治疗药物动态指南指出：对于住院风险高的非重型 Covid-19 患者，建议使用奈玛特韦 / 利托那韦治疗（强推荐）；对于住院风险低的非重型 Covid-19 患者，建议不使用奈玛特韦 / 利托那韦（弱 / 特殊条件下推荐）。

（张伶俐）

参考文献

［1］ WIFFEN P. Evidence-based pharmacy. Oxon: Radcliffe Medical Press Ltd, 2001.

［2］ WIFFEN P, ERIKSSON T, LU H. Ensuring pharmacy practice is fit for purposein Evidence-based Pharmacy. European Journal of Hospital Pharmacy, 2013, 20: 308-312.

［3］ 陈钧，蒋学华. 临床药学实践中的循证药学. 中国药房，2001，12（2）：75-77.

［4］ 张伶俐，梁毅，胡蝶，等. 循证药学定义和文献的系统评价. 中国循证医学杂志，2011，11（1）：7-13.

［5］ 李幼平. 实用循证医学. 北京：人民卫生出版社，2018.

［6］ 孙鑫，杨克虎. 循证医学. 北京：人民卫生出版社，2021.

［7］ 刘国恩，胡善联，吴久鸿. 中国药物经济学评价指南. 中国药物经济学，2011，6（3）：46-48.

［8］ HENSSLER J, ALEXANDER D, SCHWARZER G, et al. Combining antidepressants vs antidepressant monotherapy for treatment of patients with acute depression: a systematic review and Meta-analysis. JAMA Psychiatry, 2022, 79(4): 300-312.

［9］ HAMMOND J, LEISTER-TEBBE H, GARDNER A, et al. Oral nirmatrelvir for high-risk, nonhospitalized adult swith Covid-19. N Engl J Med, 2022, 386(15): 1397-1408.

［10］ AGARWAL A, ROCHWERG B, LAMONTAGNE F, et al. A living WHO guideline on drugs for covid-19. BMJ, 2022, 377: o1045.

第二十四章　循证营养学

第一节　概述

与临床医学比较，营养学具有更大范围的服务对象。除了对临床患者进行个体营养支持以外，对公众人群进行营养评价和干预也是营养学的重要任务。所以，在营养学有关政策和措施付诸实践之前，获得最佳研究证据尤为重要。循证医学的示范和推动作用，以及营养学对循证实践的客观需要，促进了循证营养（evidence-based nutrition，EBN）的产生和发展。

一、循证营养学的概念

学者 Brunner 在 2001 年发表的题为"使公共卫生营养与循证行动相关"的评论文章中首次提出了循证营养的定义：系统地收集现有最佳科学证据，结合专业知识在指定营养政策与营养实践中的应用。循证营养是世界卫生组织和联合国粮农组织制定膳食/营养素指南或共识的宗旨。

二、循证营养学的产生与发展

营养学的循证实践首先是由临床营养工作开始的。2000 年 12 月，由美国国会通过并由时任总统克林顿签署，美国公共法 106～554 规定，将糖尿病和非透析性肾病患者的医学营养治疗纳入医疗保险资格，该治疗方式由注册营养师及法律认可的营养专家提供。

2004 年，中国医师学会循证医学专业委员会成立了循证临床营养学组，开启了我国循证营养研究与实践。美国营养饮食学会（2012 年之前被称为美国营养师学会）专门开辟了"证据分析图书馆"，为其会员提供"最佳、质量最高的"循证营养学研究资料。2009 年国际营养科学联合会在曼谷召开的 19 届国际营养大会一共设立了 8 个特别工作组，其中包括循证营养学。2009 年 12 月，WHO 成立了营养指导督导委员会，并于 2011 年由 WHO 营养促进健康和发展部正式启动了营养行动证据电子图书馆，提供最新的营养指南、建议和科学证据，帮助各国做出适当的选择，以应对健康和营养挑战。此外，国际营养师学会的一项重要工作就是将循证方法应用于饮食实践的所有领域，以改善个体客户、社区和人群的健康结局，并在网站上设置专栏介绍循证营养学研究的重要进展。中国营养学会自 1989 年开始已经发布了 5 版《中国居民膳食指南》，2016 年和 2022 年的版本均为循证证据支持的膳食指南。

目前，循证营养学已经应用在营养学理论研究和指导实践的多个领域，包括评价膳食营养因素与疾病的关系、评价膳食营养干预的效果、建立膳食营养素参考摄入量、制定膳食指南、批准食品成分的健康声称等。因此，基于循证证据的营养研究与实践是营养学发展的必然趋势。

三、循证营养学的发展方向与意义

《"健康中国 2030"规划纲要》共提及"营养"12 次，提出截至 2030 年达成以下目标：居民营养知识素养明显提高，营养缺乏疾病发生率显著下降，全国人均每日食盐摄入量降低 20%，超重、肥胖人口增长速度明显放缓。《国民营养计划（2017—2030 年）》对营养立法、政策、标准体系、营养科研能力、人才培养、营养和食品安全监测与评估、食物营养健康产业、营养健康基础数据共享利用及营养健康知识普及等实施策略的完善提出了更高的要求。在国家政策的大力支持下，循证营养将在未来引导营养学开启更多的创新发展。

（一）循证营养学的发展方向

1. 推动营养干预方式变革　20 世纪 60 年代末，肠外营养与肠内营养相继用于临床，当时临床医生认为"当患者需要营养支持时，首选静脉营养"。20 世纪 80 年代，在认真权衡静脉置管输注营养液的利弊后，为减少腔静脉置管而导致的并发症，临床医生认为"当患者需要营养支持时，首选周围静脉营养"。至 20 世纪 90 年代，免疫学的发展促进了对肠内营养的重视，临床医生主张"当肠道有功能，且能安全使用时，应首先使用它"。当前则提倡临床营养治疗以"应用全营养支持，首选肠内营养，必要时肠内与肠外营养联合应用"。

2. 协助营养民生决策以及健康声称　因国民对保健产品的关注度日益提高，全球多领域专家对公共营养达成共识：健康声称必须通过合理的科学认证以保护消费者权益，促进公平贸易，鼓励学术研究和食品工业创新。在功能食品的健康声称评价方面，循证营养方法发挥了对政策制定的指导作用。美国 FDA、澳大利亚—新西兰食品管理局以及欧洲相关部门按照循证营养学制定了 3 个重要文件：营养健康与相关食物声称的评价、科学数据的循证等级系统、评价食物声称科学证据的程序。我国也将提交科学文献作为保健食品评审的必需条件。

3. 完善营养教育工具　当今中国的营养问题不再是饥饱而是公众对食物的盲目选择，吃什么、怎么吃、吃多少成为膳食营养的关键，为此，推出的膳食指南也在不断更新与完善。《中国居民膳食指南》（以下简称《指南》）现已发布 5 个版本（1989、1997、2007、2016 和 2022 年）。2016 年版《指南》首次建立了我国膳食指南的修订程序、科学证据分级标准、定量术语描述和技术性支持报告等。

为确保人人都可以安全摄入各种营养素，避免营养缺乏或过剩，1941 年美国国家研究院首次制订了推荐营养素供给量（recommended daily amounts，DRAs）。1955 年中国医学科学院营养系制订首版 DRAs 并于同年附于《食物成分表》。近年来各国营养学家将循证医学的理念、方法和证据引入营养领域，探讨用其解决传统膳食营养素参考摄入量（dietary reference intakes，DRIs）制定方法不足的可能性。2013 版 DRIs 基于循证营养学和风险评估原则，纳入近年营养研究的新成果，使其更适用于中国居民。

（二）循证营养学的意义

由于循证实践是基于当前可得的最佳证据，且经过大量临床实践、对比和筛选，其科学性和可转化性均优于传统的专家意见和专家共识，在医学营养治疗指南方面亦是如此。因此，循证营养的重要意义在于提供了一个客观的框架，在该框架下，所有可获得的证据被收集和评价，从而帮助制定政策、开展临床实践，并且为那些存在争议的营养问题提供决定性的证据。以下将从循证实践的五个步骤来详细阐述循证营养如何实施。

第二节　循证营养学问题的构建

一、问题的提出

循证医学的主要目的是解决临床问题，尤其是有争议的临床问题，因此确保这一步的正确性至关重要。目前循证医学最广泛的应用是在通过制定指南来指导临床实践，指南的问题根据其性质，可以分为两类，一类是背景问题（background questions），一类是前景问题（foreground questions）。一个指南的制定可能需要同时用于解决多个问题，每个问题的提出都应当考虑其背景问题和前景问题。本节以学者 Emily 于 2012 年发表于 *BMJ* 杂志的白米消耗量与 2 型糖尿病风险关系为例进行介绍。

背景问题是关于疾病的一般知识问题，与指南的主题有关，为所关注的临床问题提供重要的背景信息。主要包括：疾病的定义、疾病的流行病学特征、干预措施的机制，这些常在教科书、百科中就能获得解答。通常情况下，关于疾病流行病学与病理学等背景信息并不需要全面的评价，因此背景问题的答案一般不提供直接的证据来支持推荐意见。在白米消耗量的研究中，背景问题可以理解为：什么是糖尿病？糖尿病的发病率、患病率以及在人群中的特征有哪些？糖尿病的发病机制是什么？白米导致升糖指数值升高的机制是什么？

前景问题根据其来源可以分为诊断、治疗、预后、病因、预防、不良反应、成本和经济学问题等。通常它们不仅包含干预措施有效性的问题，还提供了关于潜在干预措施的不良后果、社会认可度或成本—效果的信息，以便在制定推荐意见时，为那些需要考虑的问题（如价值观、意愿和经济意义等）提供证据基础。由于前景问题的答案会形成制定何种推荐意见的证据基础，所以这些问题应以有助于文献系统检索和形成推荐意见的方式加以构建。PICOS 模型就是一种有效的方式。

二、科学问题的构建及制定纳入标准

（一）研究的设计类型

在循证营养领域，不论是营养相关指南的制定还是健康食品声称，主要以疾病的发生或减少疾病的发生（预防）为主，也就是营养物质摄入不足、合理的营养补充以及营养物质摄入过量的问题。从合理的营养摄入来预防疾病的角度，对于开展尚有争议的预防措施的相关性研究仍以观察性研究为主，从营养摄入不足或营养摄入过量导致疾病发生的角度来探索营养摄入量与疾病之间的关联性或者因果关系。在白米消耗量与 2 型糖尿病关系的研究中，应当纳入的研究类型为队列研究。

（二）研究对象的确定

研究对象指的是循证实践的对象，在循证营养领域，实践的对象既涉及健康人群也包含老幼病残孕等特殊人群，因此，研究对象比临床试验更加宽泛。白米消耗量与 2 型糖尿病关系的研究中，纳入的研究对象即在基线时没有患糖尿病的人群即可，未对地域、种族、年龄、性别等其他特征进行限定。

（三）干预措施/暴露因素的定义与测量

营养学领域在构建研究问题时应当确定所关注的暴露因素在原始研究中的定义以及测量标准。白米消耗量与 2 型糖尿病的研究中，暴露因素就是白米消耗量，暴露的定义涉及白米的种类（品种，生米还是熟米），测量方式即如何将白米的消耗量量化，采用何种膳食评估方法测量、评估方法的可重复性和有效性是否经过验证，同时考虑暴露的时长。该研究将大米摄入量报告为每周或每天吃多少份并假设每份相当于 15g 煮熟的米饭，然后将其转换为每天的克数。在将生米摄入量转换为熟米消耗量时将生米摄入量乘以 2.5。在所有纳入研究中，饮食摄入量均通过食物频率问卷进行评估，并根据多天饮食记录或 24h 回忆进行验证。同时纳入的文献还提供了不同程度暴露的等级划分。

（四）对照措施的定义与种类

观察性研究的对照措施可以是零剂量暴露对照，也可以是低剂量暴露对照。在白米摄入量的研究中，不太可能找到以零剂量暴露作为对照的研究纳入，可以将不同剂量的队列进行相互比较，或者按照暴露等级进行趋势比较。

（五）结局指标的选择

循证营养领域同样要关注有效性、安全性、经济性等结局，并且要求结局指标也必须有明确的定义和测量方式。在白米与 2 型糖尿病的研究中主要关注的结局是糖尿病是否发生，同时考虑到饮食习惯的不同，关注不同种族、不同性别之间是否存在差异。

第三节　循证营养学常用专业资源与检索

循证营养证据的检索也可按照循证证据资源结构的"5S"模型由高到低依次检索。

一、计算机决策支持系统

在营养学领域尚未见单独建立的计算机决策支持系统，可以查找医疗卫生领域的通用系统，比如 *BMJ Best Practice*：www.bestpractice.bmj.com/，该系统支持循证医学的三个组成部分：最佳证据、医师的临床经验和患者意愿。常用的决策系统还有 Up To Date：www.uptodate.cn/，该系统以"文章专题"的方式解答临床医生的问题，覆盖疾病发生发展的各个环节，对诊断和处理方法会给出基于 GRADE 原则的推荐意见。

二、循证营养学相关著作与指南

在循证营养领域的专著比较少见，国际医学营养工业委员会于 2009 年，2010 年以及 2013 年分别出版了三版《经口营养补充应对营养不良——循证医学概要》，该著作先是介绍营养不良的定义、流行病学特征以及原因，即背景问题，然后从循证角度总结了各种营养不良的后果以及经口营养补充的益处，最后总结了各种指导原则和质量管理规范来促进循证实践，即证据的应用。

2016 年 12 月人民卫生出版社出版的《食物与健康——科学证据共识》收集了 1997～2014 年期间国内外的研究，采用循证医学的方法评价了食物过多或过少摄入可能对机体健康带来有益或不良影响，获得大量食物与健康的科学结论。在此基础上，中国营养学会针对我国居民膳食与营养健康现况及问题，汇集了近五年国内外膳食与健康研究的新证据、有关膳食指南进展，编著了《中国居民膳食指南科学研究报告（2021）》，介绍我国营养健康现状、食物与健康证据、各国膳食指南分析等。

2019 年北京大学医学出版社出版的《营养素与疾病改善：科学证据评价》一书，按照循证医学原则，分析评价了维生素 A、维生素 D、维生素 E、维生素 B_1、维生素 B_2、叶酸、维生素 C、钙、铁、锌、硒补充与疾病的关系，综合评价和推荐了 40 余条营养素补充与疾病关系的科学结论，形成了科学证据以及推荐意见。

2020 年 4 月人民卫生出版社出版了《膳食指南科学证据和方法学研究》，该著作将我国膳食指南修订证据收集和整理的结果进行提炼和总结，内容包括：世界各国膳食指南研究比较报告，膳食指南建立和修订程序研究报告，理想膳食模式研究报告，我国居民食物消费、营养与健康现状分析报告以及《中国居民膳食指南》知晓和需求情况等，是完成膳食指南修订工作的基础。

循证营养领域的指南数据库主要有 WHO 营养促进健康和发展部建立的"营养行动证据电子图书馆"www.who.int/elena/en/，该网站可以获取最新的营养指南、建议和科学证据，帮助各国做出适当的选择，以应对其健康和营养挑战。美国营养饮食学会的"证据分析图书馆"，www.eatrightpro.org/research/applied-practice/evidence-analysis-library，为会员提供循证营养学相关指南，帮助注册营养师针对特定疾病状态或状况做出护理决策。此外，国际营养师学会也致力于将循证方法应用于饮食实践领域，以改善个体客户、社区和人群的健康结果，并在网站上设置"标准"专栏介绍循证营养学研究的重要进展 www.internationaldietetics.org/International-Standards.aspx。中国营养学会网站 www.cnsoc.org/ 提供了基于循证证据支持的《中国居民膳食指南》《膳食营养素参考摄入量》，还介绍了营养相关的杂志和专著情况。中国居民膳食指南网站 www.dg.cnsoc.org/index.html 收纳了世界范围内很多国家的膳食指南、科学团体共识以及部分疾病相关的营养指南。

研究者除了检索循证营养相关的专著和网站，还可以检索以下医学研究通用的几个指南数据库。WHO：www.who.int/publications/guidelines/en/；国际指南协作网（GIN）www.g-i-n.net/；英国国家健康与临床卓越研究所（NICE）www.nice.org.uk/；美国国家指南交换中心（NGC）：www.guidelines.gov/；加拿大安大略医学会（RNAO）：www.gacguidelines.ca/；苏格兰院际间指南网（SIGN）：www.sign.ac.uk/；新西兰指南协作组（NZGG）：www.nzgg.org.nz/。

三、临床研究的数据库简介及检索

营养学领域目前也未见专门的临床研究及其系统评价的数据库，因此，按照证据的"5S"层次在检索摘要、系统评价以及原始研究时可以全面检索医学领域的数据库。系统评价摘要可检索美国医师学会俱乐部 ACP Club：www.acpjournals.org/aim/journal-club，Cochrane 疗效评价摘要文献库（DARE）：www.cochrane.org/，以及澳大利亚阿德莱德大学的 JBI 循证卫生保健知识库：www.joannabriggs.org/。系统评价证据可以检索 Cochrane 系统评价 www.cochranelibrary.com/，以及 JBI 系统评价数据库：www.joannabriggs.org/ebp#database。研究摘要可以检索 Cochrane 临床对照试验中心注册数据库：www.cochranelibrary.com/central。原始研究可以检索 PubMed、EMbase、Web of science、中国知网、万方等数据库。当然，收录原始研究的数据库同时也可以检索到系统评价的摘要和系统评价。

第四节　证据评价

循证营养领域的证据评价除了遵循循证医学的规范外，还应当考虑营养学的特殊性。

一、循证营养学在方法学的特殊性

循证医学的方法学应用于营养领域时具有以下几个特点：

1. **观察性研究**　在营养与疾病的关系方面，试验研究常常难以开展，原因主要有以下几点：①控制膳食改变的所有方面将其标准化非常困难（如"改变脂肪酸摄入结构"的干预涉及多种食物）；②膳食深受行为习惯和生活方式影响，要获得研究对象的同意参与并非易事；③膳食改变的依从性常常较差；④从膳食摄入一直随访到疾病结局往往需要漫长的时间。以上原因限制了干预性研究的开展，因此主要以研究对象个人行为为主导的观察性研究为主。

2. **中间结局**　即便有少量的临床试验，也往往是探讨营养对疾病中间结局（替代指标）的影响。考虑到从营养到疾病的临床试验实施过程中的困难，很多试验仅探讨营养因素与中间结局之间的关联，在此基础上，再进一步结合中间结局与疾病之间的关联进行推论。在进行证据评价时，这种中间结局必须被广泛认可。

欧盟委员会和国际生命科学学会欧洲分会联合开展的 Process for the Assessment of Scientific Support for Claims on Foods 项目已经对疾病中间结局提出了明确要求：疾病结局总是优于中间结局，只有在难以直接测量疾病结局时，使用中间结局才是合理的；中间结局的有效性十分重要，应包括两个方面：方法学上的有效性：准确性和精确性，灵敏度和特异度，可重复性；生物学上的有效性：密切反映致疾病结局效应的过程，并且与疾病结局的改变一致，时效性良好。

3. **测量工具**　不同研究之间膳食摄入测量工具的准确性差别很大。如"平均每天摄入多少克某种食物？"之类的问题不容易回答，且每个研究对象在膳食中使用的计量单位转换为克数时也不一定准确。现在比较公认的测量工具是食物频率问卷，可以获得详细的膳食摄入资料，但也存在计量单位转化的差异。

4．其他影响因素　公共营养通常通过群体水平的干预来解决人群的健康问题。在对群体水平的干预进行评价时，除了考虑干预有效性以外，还必须考虑到经济学、社会、文化等群体特征的影响。

二、营养学领域的证据等级及质量评价工具

1998年，澳大利亚国家健康与医学研究委员会制定了针对临床干预措施效果评价的证据等级。考虑到营养与疾病关联方面的研究大多为观察性研究，针对营养领域，澳大利亚新西兰食品标准局修改了这一证据等级。这一修改在澳大利亚科学院国家营养委员会获得了一致同意，澳大利亚新西兰食品管理局针对营养领域提出的这一证据等级被认为在评价膳食与疾病之间关系方面提供了指导（表24-1，表24-2）。

表24-1　NHMRC 临床干预证据等级表

等级	证据
A	随机对照试验的系统评价
B	随机对照试验
C	有对照的试验
D	队列研究、病例对照研究或有对照的中断时间序列
E	历史对照研究或无对照的中断时间序列
F	病例系列研究

表24-2　ANZFA 营养干预证据等级

等级	证据
A	随机对照试验的系统评价
B	随机对照试验或有对照的试验
C	队列研究
D	病例对照研究或有对照的中断时间序列
E	历史对照研究
F	病例系列研究
G	专家意见

该证据等级与常用的牛津证据等级的不同之处在于中断时间序列和历史对照两种设计类型，其他的设计类型均可参考目前普遍推荐的质量评价工具。

历史对照研究以不同病例做前后对照比较，主要是成组比较，即主要比较两组不同时期病例的结果差异。历史对照还可以采用单组试验目标值设计，将结果经过 Meta 分析汇总的历史数据设置为目标值，观察当前干预措施与目标值的差异。历史对照研究目前并没有质量评价标准，可以综合参照 risk of bias 工具和 NOS 量表进行综合评价。

中断时间序列研究主要用于评价某种公共措施开展后的效果。一般设计是在措施开展之前多次采集测量结果，措施开展后再多次采集测量结果。由于干预前后均有多组数据，就不能用简单的干预前后配对比较来开展研究，中断时间序列分析就是用来分析"时间序列"的数据，而且这种序列的数据存在中断因素，比如 A 地某项公共营养政策的实施就是中断原本时间序列的因素，中断时间序列分析就是用来探索该地政策出台对公共健康的影响。这样的设计就称为单组中断时间序列分析，或简单中断时间序列分析。如果 B 地

实施另一项公共营养措施，然后比较 A、B 两个地区的差异则为复合中断时间序列设计。中断时间序列设计也没有专门的质量评级工具，研究者应当借鉴其他研究类型的质量评价工具，从真实性、有效性、实用性、经济性等多个角度来评价证据质量。

三、营养学领域研究的报告规范

证据的评价不仅涉及研究质量的评价，也要考虑研究报告是否规范。营养学领域的证据报告规范也与其常评价的证据类型有关，主要包括指南、系统评价以及原始研究的报告规范。可以参考本书第十章关于医学研究常用的报告规范章节。

第五节 证据应用

营养学领域证据的应用以公共卫生领域的群体决策为主，涉及的人群广泛，因此应用时应格外谨慎，循证指南在制定时经过科学评价，并权衡利弊、考虑患者价值观和意愿以及干预措施实施经济学特征，最终给出推荐意见，所以目前用于决策应用的证据主要以指南当中的证据为主。

证据的应用属于实施科学（implementation science）的范畴，是研究者为解决循证干预方法在实践推广中面临的问题而提出的新兴交叉学科领域，是将科学发现和证据整合到健康护理政策和实践所使用方法的研究，其目的是促进循证干预方法快速、便捷、低成本的被一线实践者所掌握和采用，让目标人群受益的速度更快、范围更广。因此，研究者在应用证据时需要具备实施科学的知识，从管理学、组织行为学、政策科学、心理学、经济学、循证医学等多学科视角进行实施方案的设计与执行。充分考虑实施相关的因素、实施程序、结果等。研究者需要以问题为导向，借助实施科学的理论、框架、模型，选择合适的研究方法、设计和结局指标来实现不同的研究目的，也可制定实施环节的指南来指导实施过程。本节以促进母乳喂养的实施为例进行论述。

母乳喂养一直是世界范围内备受关注的话题，母乳喂养是儿童健康、发育和生存的基础之一。2003 年，WHO 发布了婴幼儿喂养全球战略，推荐将婴幼儿纯母乳喂养时间由 4 个月延长为 6 个月，并在持续母乳喂养至婴儿 2 岁或以上的同时确保及时引入充分和安全的补充食品。尽管有大量证据表明非母乳喂养与死亡率和严重发病率的增加以及其他长期的不良健康后果有关，但在国家层面上增加纯母乳喂养率和 2 岁及以上持续母乳喂养率的努力总体上收效甚微。2017 年，全球只有约 41% 的 6 个月以下婴儿纯母乳喂养，2 岁时继续母乳喂养的比例为 45%。

前期有证据表明母乳喂养咨询、爱婴医院支持和社区动员方法是提高母乳喂养率的关键干预措施。因此在临床实践中应该在提供孕产妇和新生儿服务的机构中提供母乳喂养咨询服务。在应用这一干预措施的同时，为了与后效评价衔接，除了要制定母乳喂养咨询的频率、时间、模式和提供者等细节，还应当选择恰当的研究设计来开展实施。

一、建立注册 / 登记系统开展证据应用的大规模长时间观察

尽管大部分的孕产妇都愿意主动向提供母乳喂养咨询的机构咨询，但并不能强迫她们及其家属这样做，因此在证据实施时仍然要以基于自然暴露的观察性研究为主，可以以注册 / 登记研究（registry study）作为主要开展方向。登记研究就是利用观察性研究方法收集统一的数据来评估某一特定疾病、状况或暴露人群的结局，其结论可为确定某一治疗措施的临床疗效、安全性以及成本效益提供科学依据。因此，提供母乳喂养咨询的机构可以建立注册登记系统，设计统一的资料收集表格或者电子数据系统收集孕产妇的咨询数据，同时在咨询和随访过程中追踪婴儿的发育以及费用情况，为证据实施的后效评价提供基础。

二、设计随机对照试验提供高质量的后效评价证据

实施一项新的政策，通常会采用试点的方式逐步开展，在试点的过程中可以考虑在预期实施新政策的区域内以整群随机对照的形式进行试点机构的选择。以母乳喂养咨询为例，对于同一家医院的孕产妇，如果以个体随机对照的形式很难获得其知情同意，或者被分到对照组的孕产妇会自行咨询，这就无法达到对照的目的。因此，以医疗机构为单位进行随机会降低知情同意和孕产妇方案依从的难度。

第六节　后效评价

后效评价即评价证据应用的效果，将循证实践的 5 个环节提出问题、查找证据、评价证据、应用证据、后效评价形成了一个闭环，在后效评价过程中能够进一步发现当前证据使用过程中存在的问题与不足，这将形成新的临床问题进入循证实践的 5A 流程，开始下一轮的循环。后效评价也包括临床问题的提出、文献检索以及证据质量评价以及效果评价，通常包括有效性、安全性以及经济性 3 个方面的评价。

一、有效性评价

在母乳喂养咨询这一措施应用的后效评价中，WHO 于 2018 年对母乳喂养咨询的相关研究进行了总结，以改善母乳喂养实践为目标，针对正在考虑或正在进行母乳喂养的孕妇和母亲，以没有母乳喂养咨询或标准护理相作为对照措施，回答以下 6 个问题：

1. 是否将提供母乳喂养咨询作为护理标准？
2. 何时提供母乳喂养咨询？是否应在产前、产后或两个时期均提供母乳喂养咨询？
3. 多久提供一次母乳喂养咨询？
4. 母乳喂养咨询的最佳模式是什么？应该通过面对面咨询、电话和其他远程咨询方式，还是两者兼而有之？
5. 谁应该提供母乳喂养咨询？母乳喂养咨询应该由非专业卫生工作者还是专业卫生

工作者或两者均可?

6. 是否应该将提供预期可能面对的困难方面的母乳喂养咨询作为护理标准的一部分?

针对以上每个问题,分别评价7个有效性结局指标:①出生后1h内尽早开始母乳喂养;②4~6周的任何母乳喂养;③4~6周纯母乳喂养;④6个月的任何母乳喂养;⑤6个月纯母乳喂养;⑥在出生后的前2d内给予任何额外的食物或液体;⑦前6个月使用人工奶嘴和奶瓶。

通过以上评价,WHO在此基础上发布了向妇女提供改善母乳喂养做法的咨询指南(guideline:counselling of women to improve breastfeeding practices),该指南旨在提供来自全球的、基于循证的、关于母乳喂养咨询的建议,提供了的6条实施建议:

1. 母乳喂养咨询应该面向所有孕产妇;

2. 在产前和产后都应该开展母乳喂养咨询,直到孩子2岁或更大;

3. 母乳喂养咨询至少要达到6次:产前、分娩后即刻至分娩后前2~3d、婴儿1~2周、3~4个月、6个月、满6个月后,可以根据需要酌情增加次数;

4. 咨询应该是面对面的咨询,特殊情况下可通过电话或其他远程方式进行;

5. 应由接受过专业培训的卫生保健人员、社区中的母乳喂养同伴教育者提供连续护理;

6. 除了帮助建立母亲哺乳的技能、能力和信心外,母乳喂养咨询还应预测和解决母乳喂养方面的困难和重要挑战(尤其是初产妇、青少年母亲、双胞胎或多胞胎的家庭、肥胖的母亲、计划重返学校或职场的母亲)。

二、安全性评价

该指南并未针对安全性进行评价,因为此次评价并不是针对母乳喂养的效果,而是针对提供母乳喂养咨询的效果,按照母乳喂养的指南开展咨询存在安全性问题的概率较小,但考虑到有研究将非专业的医疗保健者提供母乳喂养咨询作为对照,他们对于母乳喂养知识是否全面掌握?应对不同的紧急情况是否提供了恰当的咨询?是否会因为不恰当的咨询造成乳母和婴儿的安全问题也应当考虑。

三、经济性评价

提高母乳喂养率会减少母乳代用品的购买和使用,从而降低养育婴儿的成本。但是各个机构开展的母乳喂养咨询本身是否会产生费用也应当进行评价,如果咨询者一方不承担费用,那么成本将转移到咨询机构,咨询机构将会承担这一部分人员的培训、管理、工资等费用。因此提示今后开展的评价也应当考虑经济学结局。

应该指出,尽管循证营养学为研究者提供了寻找最佳科学证据的观念和方法,但是并不能认为按照循证方法研究就能肯定得到完美无缺的结论。由于原始研究的数量有限或立题存在偏倚,由于文献检索方法和纳入标准设计不当,或者由于对Meta分析方法的使用不当,都可能导致不合理甚至错误的结论。

(韩梅)

参考文献

［1］程义勇，陈伟强，顾景范. 循证营养学：从理论到实践. 营养学报，2010（1）：5.

［2］BRUNNER E, RAYNER M, THOROGOOD M, et al. Commentary: making public health nutrition relevant to evidence-based action. Public Health Nutrition, 2001, 4 (6): 1297-1299.

［3］EDWARDS L A, MCLAUGHLIN J, SEMAN L, et al: Strengthening nutrition education for families: an evidence-based revision of operation frontline's side by side curricula. J Nutr Educ Behav, 2009, 41: S26.

［4］TRUSWELL A S. Levels and kinds of evidence for public-health nutrition. The Lancet, 2001, 357(9262): 1061-1062.

［5］胡雯，母东煜，龚杰，等. 循证营养与国民健康促进. 中国循证医学杂志，2020，20（7）：11.

［6］FOROUHI N G, UUNWIN N. Global diet and health: old questions, fresh evidence, and new horizons. Lancet, 2019, 393(10184): 1916-1918.

［7］HU E A, PAN A, MALIK V, et al. White rice consumption and risk of type 2 diabetes: Meta-analysis and systematic review. BMJ, 2012, 344: e1454.

［8］World Health Organization. Protecting, promoting and supporting breastfeeding in facilities providing maternity and newborn services. [2022-05-25]. https://www.who.int/publications/i/item/9789241550086.

［9］World Health Organization. Guideline: counselling of women to improve breastfeeding practices. [2022-05-25]. https://www.who.int/publications/i/item/9789241550468.

［10］祝琴，赵红，马良坤. WHO母乳喂养咨询指南简述及启示. 中国妇幼健康研究，2021，32（5）：626-630.

第二十五章　循证诊断

在临床实践过程中，疾病的正确诊断是临床医师进行有效治疗的前提和必备的技能，也关系到患者的预后。临床医师为了做出正确的诊断，需花费大量的时间阅读文献，同时结合个人经验采用多种诊断方法以达到诊断目的，但难免存在片面性和盲目性。实际上，在选择和采用诊断试验时，不但要了解诊断试验的特征、属性和适用范围，还应该应用循证医学方法对诊断试验进行评价，这将有助于临床医师合理选择可靠、正确、实用的诊断试验，科学地解释诊断试验的各种结果，从而提高诊断疾病的准确性提供科学依据。

第一节　诊断试验的设计与实施

一、基本概念

（一）诊断试验定义

诊断试验指临床上用于疾病诊断的各种试验，涉及临床采用的各种诊断手段和方法，它可为疾病正确诊断及其鉴别诊断提供重要依据，同时也可用于判断疾病的严重程度，估计疾病的临床过程、治疗效果及其预后，筛选无症状的患者和检测药物不良反应等。包括：病史和体检所获得的临床资料；各种实验室检查；各种影像学检查；其他特殊器械检查；各种公认的诊断标准。

（二）金标准

金标准又称为标准诊断试验或参考标准等，指当前医学界公认的最可靠的疾病诊断方法，或者是一种被广泛接受或认可的具有高敏感度和特异度的诊断方法。对大多数疾病而言，活体病理组织检查、手术探查、尸体解剖等均是具有普遍意义的金标准；随着近20年来影像学技术的快速发展，影像学诊断也常常成为金标准，如冠状动脉冠状动脉造影诊断冠状动脉粥样硬化性心脏病（冠心病）。

二、诊断试验研究设计

诊断试验的研究类型一般可分为两种：一是基于诊断性随机对照试验；一种是基于诊断准确性试验，主要采用的研究设计类型为病例对照研究和队列研究。诊断性随机对照试验，患者被随机分配到新诊断方法检查组或旧诊断方法检查组，根据分配结果接受最佳的治疗，通过比较不同诊断方法对患者重要结局的影响来直接推断诊断准确性及其对临床重要结局的影响。诊断准确性试验，患者同时接受新诊断方法（一种或多种）和标准诊断方法（金标准）。随后可评价新诊断方法与标准诊断方法相比较的准确性（第一步）；如果要判断新诊断方法对患者重要结局的影响，研究人员还要基于后续或以前的研究结果，对关于连续治疗和患者（被新诊断方法或标准诊断方法确定为患病或未患病）可能的结局提出假设（第二步）。

三、诊断试验评价指标及临床应用

评价诊断试验准确性的指标包括敏感度、特异度、似然比、ROC 曲线下面积等。诊断试验的临床应用性指标包括阳性预测值和阴性预测值等。根据诊断试验的结果和金标准的结果建立一个四格表，表 25-1。

表 25-1　评价诊断性试验的四格表

		金诊断		
		患病	未患病	合计
诊断试验	阳性	a（真阳性）	b（假阳性）	$a+b$（阳性人数）
	阴性	c（假阴性）	d（真阴性）	$c+d$（阴性人数）
	合计	$a+c$（患病人数）	$b+d$（非患病人数）	$a+b+c+d$（受检总人数）

（一）敏感度与假阴性率

1．敏感度（sensitivity，SEN）　又称真阳性率，是实际患病且诊断试验结果阳性的概率。反映被评价诊断试验发现患者的能力，该值愈大愈好。

$$SEN = \frac{a}{a+c} \times 100\%$$

2．假阴性率（false negative rate，FNR）　又称漏诊率（omission diagnostic rate，β），是实际患病但诊断试验结果为阴性的概率，该值愈小愈好。

$$FNR = \frac{c}{a+c} \times 100\% = 100\% - 敏感度$$

（二）特异度与假阳性率

1．特异度（specificity，SPE）　又称真阴性率，是实际未患病且诊断试验结果为阴性的概率，反映鉴别未患病者的能力，该值愈大愈好。

$$SPE = \frac{d}{b+d} \times 100\%$$

2．假阳性率（false positive rate，FPR）　又称误诊率（mistake diagnostic rate，α），是实际未患病而诊断试验结果阳性的概率，该值愈小愈好。

$$FPR = \frac{b}{b+d} \times 100\% = 100\% - 特异度$$

（三）似然比

似然比是反映敏感度和特异度的复合指标，从而全面反映诊断试验的诊断价值，且非常稳定，比敏感度和特异度更稳定，更不受患病率的影响。

1. 阳性似然比（positive likelihood ratio，*LR+*）　*LR+* 为出现在金标准确定患病的受试者阳性试验结果与出现在非患病受试者阳性试验结果的比值大小或倍数，即真阳性率与假阳性率之比，因此，*LR+* 越大，表明该诊断试验误诊率越小，也表示患目标疾病的可能性越大。

$$LR+ = \frac{真阳性率}{假阳性率} = \frac{\text{SEN}}{1-\text{SPE}}$$

2. 阴性似然比（negative likelihood ratio，*LR–*）　*LR–* 为出现在金标准确定患病的受试者阴性试验结果与出现在非患病受试者阴性试验结果的比值大小或倍数，即假阴性率与真阴性率之比，因此，*LR–* 越小，表明该诊断试验漏诊率越低，也表示患目标疾病的可能性越小。

$$LR- = \frac{假阴性率}{真阴性率} = \frac{1-\text{SEN}}{\text{SPE}}$$

（四）准确度与约登指数

1. 准确度（accuracy，*Ac*）　表示诊断试验中真阳性例数和真阴性例数之和占全部受检总人数的百分比。反映正确诊断患病者与非患病者的能力。准确度高，真实性好。

$$Ac = \frac{a+d}{a+b+c+d} \times 100\%$$

2. 约登指数（Youden's index，*YI*）　又称正确诊断指数，是一项综合性指标。该指数常用来比较不同的诊断试验。约登指数于 0 ～ 1 间变动。判断诊断试验能正确判断患病和非患病的能力。

$$约登指数 = （敏感度 + 特异度）–1$$

（五）患病率与预测值

1. 患病率（prevalence，*P*）　是指金标准诊断的阳性患者占检测某诊断试验时纳入样本人群的比例。

$$P = \frac{a+c}{a+b+c+d} \times 100\%$$

2. 预测值（predictive value，*PV*）　是反映应用诊断试验的检测结果来估计受试对象患病或不患病可能性大小的指标。

1）阳性预测值（positive predictive value，*PV+*）：*PV+* 指诊断试验结果为阳性者中真正患者所占的比例。对于一项诊断试验来说，*PV+* 越大，表示诊断试验阳性后受试对象患病的概率越高。

$$PV+ = \frac{a}{a+b} \times 100\%$$

2）阴性预测值（negative predictive value，*PV*−）：*PV*−指诊断试验结果为阴性者中真正无病者所占的比例，*PV*−越大，表示诊断试验阴性后受试对象未患病的概率越高。

$$PV- = \frac{d}{c+d} \times 100\%$$

3）影响预测值的因素：在影响预测值的因素中，除诊断试验的敏感度、特异度，还有该人群中疾病的患病率。当患病率固定时，诊断试验的敏感度越高，则阴性预测值越高，当敏感度达到100%时，若诊断试验结果阴性，那么可以肯定受试对象无病；诊断试验的特异度越高，则阳性预测值越高，当特异度达到100%时，若诊断试验阳性，可以肯定受试对象有病。当诊断试验的敏感度和特异度确定后，阳性预测值和患病率成正比，阴性预测值和患病率成反比。一般说来，人群中某病的患病率越高，所诊断的病例数就越多，阳性预测值也就越高。但对患病率低的疾病，即使诊断试验的敏感度和特异度均较高，其阳性预测值也不高。所以将诊断试验用于普通人群疾病筛查时，这时患病率很低，会出现很多的假阳性，阳性预测值也会很低。

（六）验前概率和验后概率

验前概率（pre-test probability）是临床医师根据患者的临床表现及个人经验对该患者患目标疾病可能性的估计值。验后概率（post-test probability）主要指诊断试验结果为阳性或阴性时，对患者患目标疾病可能性的估计。验前概率和验后概率常被用来评价诊断试验。

验前比（pre-test odds）= 验前概率 /（1− 验前概率）
验后比（post-test odds）= 验前比 × 似然比
验后概率 = 验后比 /（1+ 验后比）

（七）诊断比值比

诊断比值比（diagnostic odds ratio，*DOR*）指患病组中诊断试验阳性的比值（真阳性率与假阴性率之比）与非患病组中诊断试验阳性的比值（假阳性率与真阴性率之比）。

$$DOR = \frac{a/c}{b/d}$$

（八）ROC 曲线

诊断试验结果以连续分组或计量资料表达结果时，将分组或测量值按大小顺序排列，将随意设定出多个不同的临界值，从而计算出一系列的敏感度 / 特异度（至少 5 组），以敏感度为纵坐标，"1− 特异度"为横坐标绘制出曲线叫受试者工作特征曲线（receiver operator characteristic curve，ROC 曲线）。ROC 曲线有两个重要的作用，一是根据诊断目的确定连续变量测量值最合适的参考值或阈值；二是可用 ROC 曲线下的面积反映一个诊断试验的整体准确度；此外，可以通过比较两个以上独立诊断试验的 ROC 曲线下面积（area under ROC curve，AUC）对多项诊断试验的准确性进行比较。ROC 曲线下面积范围在 0.5 ～ 1 之间。面积在 0.5 时，ROC 曲线恰好是一条从左下角到右上角的对角线，说明诊断试验结果没有价值，面积在 0.5 ～ 0.7 之间有较低的准确性，面积在 0.7 ～ 0.9 之间有一定的准确性，面积＞0.9则有较高的准确性。

四、诊断试验实施

（一）确立金标准

对大多数疾病而言，活体病理组织检查、手术探查、尸体解剖等均是具有普遍意义的金标准，如实体瘤诊断；随着影像学技术的发展，影像学诊断成为许多疾病的诊断金标准，如冠状动脉造影诊断冠心病；在某些特殊情况下，也可采用由专家制定的临床诊断标准或将长期临床随访所获得的肯定诊断作为金标准。金标准的选择应结合临床具体情况，如肿瘤诊断应选用病理检查，胆石症以手术发现为金标准。如果金标准选择不当，就会造成对研究对象"有病"和"无病"划分上的错误，从而影响对诊断试验的正确评价。

（二）选择研究对象

选择研究对象时主要考虑诊断试验拟回答的问题。如果某研究开发了一个慢性阻塞性肺疾病的社区筛查量表，拟对其筛查结果的准确性进行评价时，其研究对象一般会选择社区人口，且他们愿意接受肺功能检查（金标准）。一般情况下，诊断试验是为了在临床环境下对疑似患者进行鉴别诊断，因此诊断试验的研究对象需要覆盖合适的疾病谱，以保证样本具有代表性，即研究中所检查患者的疾病谱与诊断试验在临床推广应用患者的疾病谱相同。研究对象应包括早、中、晚期患者，或轻、中、重型患者，理想的情况各期比例与临床相一致。由金标准证实未患研究疾病的患者，其他特征尽可能与患研究疾病的患者相似，理想样本是那些临床需要鉴别诊断的患者。样本越有代表性，对研究疾病的判断就越准确。

（三）样本量估算

进行诊断试验研究时需要一定的样本量，其意义是估计研究中误差与降低研究中的抽样误差。样本量过小，诊断试验的准确性指标就可能不稳定，影响对诊断试验结果的评价。诊断试验样本量通常根据被评价诊断试验的敏感度和特异度分别计算研究所需的患者数和非患者数，应用总体率的样本含量计算方法。

（四）同步独立、盲法比较测量结果

独立与盲法是诊断试验设计的基本原则。所谓"独立"指所有研究对象都要同时进行诊断试验和金标准的测定，不能根据诊断试验的结果有选择地进行金标准测定。原则上要求所有研究对象都经过"金标准"的评价以确定是否患有研究的疾病。所谓"盲法"指诊断试验和金标准方法结果的判断或解释相互不受影响。这里涉及两个概念，一是金标准的判断是否盲法？意为金标准结果的判定与诊断试验的结果无关。另一概念是诊断试验判断是否盲法？意为诊断试验结果的判断不受金标准结果的影响。

（五）诊断试验的可靠性分析

诊断试验的可靠性，又称重复性。是指诊断试验在完全相同条件下，进行重复试验获

得相同结果的稳定程度。对于计量资料，可采用标准差及变异系数来表示。对于计数资料，可采用观察符合率与卡帕值（Kappa value）表示。*Kappa* 值充分考虑了机遇因素对结果一致性的影响，*Kappa* 值范围介于 –1 ～ 1。Fleiss 提出三级划分：0.75 ～ 1.00 符合很好，0.40 ～ 0.74 符合一般，0.01 ～ 0.39 缺乏符合。

五、诊断试验偏倚风险评价

（一）主要偏倚

1. **疾病谱偏倚**　是选择性偏倚的一种，是在选择研究对象时很常见的一种偏倚。若诊断试验研究所纳入的疾病谱在临床实践中不具有代表性，诊断试验就不能有效地运用到临床实际中去。

2. **病情检查偏倚**　也称为"确认性偏倚"，指当研究者根据诊断试验结果来决定患者是否去作金标准试验时容易出现的偏倚。减少病情检查偏倚的有效方法，是连续收集接受诊断试验和金标准患者的医学资料，或让全部受试对象同时接受诊断试验和金标准诊断。

3. **参考试验偏倚**　也称为金标准偏倚，诊断试验的各项评价指标都是试验方法结果与金标准比较之后得出的，由于金标准选择不妥，会造成错分，进而影响诊断试验的准确性。

4. **评价偏倚**　指临床诊断中大部分金标准或诊断试验的客观性是相对的，如果先做诊断试验，后由知情者判定金标准结果，必定导致敏感度和特异度报道值高于真实值，反之亦然。克服上述两类偏倚的有效办法，是采用盲法判定金标准与诊断试验结果。

5. **疾病进展偏倚**　于同一时间在同一名患者身上进行待评价试验和执行金标准并得出结论是最理想的。如某些病例第一次检查结果呈阳性，但进行了有效治疗后，导致在后来的检查中结果呈阴性，若纳入这些病例而没有检查时间的界定时，就容易发生疾病进展偏倚。

（二）偏倚风险评价——QUADAS-2

QUADAS-2 主要由 4 部分组成（表 25-2）：病例选择，待评价诊断试验，金标准试验，失访、金标准和待评价试验检测的间隔时间。所有组成部分在偏倚风险方面都会被评估，其中前 3 部分也会在临床适用性方面被评估。

表 25-2　QUADAS-2 评价诊断试验的标准

评价领域	病例选择	待评价诊断试验	金标准试验	失访、金标准和待评价试验检测的间隔时间
描述	描述病例选择的方法 描述纳入病例的情况（前期检查、当前的结果、计划采用的待评价试验和背景等）	描述待评价诊断试验及其实施的过程并对其结果进行解释	描述金标准及其实施的过程并对其结果进行解释	描述未接受待评价诊断试验和金标准的检测的病例以及未纳入 2×2 列连表的病例 描述进行待评价诊断试验和金标准的时间间隔和中间进行的干预情况

评价领域	病例选择	待评价诊断试验	金标准试验	失访、金标准和待评价试验检测的间隔时间
标志性问题（是/否/不确定）	病例的选取是连续入组还是随机抽样入组 是否避免病例对照研究设计 研究是否避免了不合理的排除标准	待评价诊断试验的结果解释是否是在不知晓金标准试验结果的情况下进行 若设定了阈值，是否为事先确定	金标准是否能准确区分有病、无病状态 金标准的结果解释是否是在不知晓待评价诊断试验结果的情况下进行	金标准和待评价诊断试验检测的间隔时间是否合理 是否所有的连续样本或随机选择的样本均接受了金标准 是否所有的连续样本或随机选择的样本均接受了待评价诊断试验 是否所有的连续样本或随机选择的样本均进行了统计分析
偏倚风险（高/低/不确定）	患者选择是否会引进偏倚	待评价诊断试验的实施和解释是否会引入偏倚	金标准的实施和解释是否会引入偏倚	失访或退出患者是否引入偏倚
临床适用性（高/低/不确定）	是否考虑纳入患者与系统评价中提出问题中的患者相匹配	是否考虑待评价诊断试验的实施和解释与系统评价中提出问题中的待评价试验相匹配	是否考虑金标准的实施和解释与系统评价中提出问题中的金标准相匹配	

第二节 影像诊断准确性试验Meta分析的设计与实施

诊断试验准确性的 Meta 分析是通过系统、全面地搜集诊断试验研究，严格按照预先制定的纳入标准筛选研究，依据国际公认的诊断试验质量评价工具（如 QUADAS-2）评价纳入研究质量，并进行定性描述或用合成受试者工作特性曲线进行定量分析的一种全面评价诊断试验准确性和重要性的研究方法。

一、选题与立题

诊断试验系统评价课题来源有 2 个方面：临床实践和诊断方法理论本身的发展。最佳选题产生在临床需要与诊断方法内在发展逻辑的交叉点上。选题是否恰当、清晰、明确，关系到诊断试验系统评价是否具有重要的临床意义，是否具有可行性，并影响着整个诊断试验系统评价研究方案的设计和制订。

二、注册与撰写研究方案

具体内容请参阅第三章。

三、检索文献及筛选文献

根据 The Bayes Library of Diagnostic Studies and Reviews 的方法进行诊断试验准确性的 Meta 分析检索策略的制定，检索词分目标疾病、待评价试验、诊断准确性指标 3 大部分。构建检索策略的质量，直接影响到检索效果或结果，是检索成败与否的最关键环节。具体方法请参阅第四章。

四、评价研究质量

推荐采用 QUADAS-2 评价纳入研究质量。

五、提取数据

资料提取是指按照纳入 / 排除标准纳入的所有研究结果和有价值的信息正确地采集和记录。具体内容请参阅第六章。

六、分析数据

1. 常用诊断效能指标　利用软件进行 Meta 分析，计算各组诊断比值比合并、敏感度合并、特异度合并、预测值合并、似然比合并、验前概率、验后概率和（H）SROC 曲线下面积等，相关结果均用 95% 置信区间（confidence interval，CI）表示。

2. 异质性分析　Cochrane 系统评价指导手册将异质性分为：临床异质性、方法学异质性和统计学异质性。按不同的诊断方法分组，采用卡方检验分析各研究 DOR 结果异质性，用 I^2 评估异质性大小，$I^2 \leqslant 25\%$ 则异质性较小；$25\% < I^2 < 50\%$ 则异质性中等，$I^2 \geqslant 50\%$ 则研究结果间异质性强。

3. 阈值效应分析　在诊断试验中引起异质性的重要原因之一是阈值效应。探讨阈值效应可利用 Meta-Disc 软件计算敏感度对数值与（1- 特异度）的对数值的 Spearman 相关系数。也可通过森林图判断，若存在阈值效应，森林图显示敏感度增加的同时特异度降低；同样的负相关现象可见于阳性似然比和阴性似然比。还可通过 SROC 曲线判断，若呈典型的"肩臂"状分布提示存在阈值效应。阈值效应的分析结果决定纳入研究能否进行合并分析及合并分析方法的选择。

4. SROC 曲线绘制　诊断试验准确性的系统评价中能否合并效应量（诊断试验评价指标）及模型选择取决于异质性分析和阈值效应分析的结果。

异质性分析无异质性时可选择 SEN、SPE、LR+、LR– 和 DOR 为效应量指标，采用固定效应模型进行合并分析。若异质性明显但不存在阈值效应，可用随机效应模型。因诊断试验样本量相对干预性试验普遍偏小，在实际合并分析效应量时，即使异质性分析显示无异质性，最好使用随机效应模型估计合并效应量。

若存在阈值效应。只能用绘制 SROC 曲线的方法进行合并分析，有 3 种模型可供选择：分别是 Littenberg-Moses 固定效应模型、双变量随机效应模型和分层 SROC 模型。

5．Meta 分析软件及其操作 具体内容请参阅第七章。

第三节 循证影像诊断实践的后效评价

一、评价方式

1．自我评价（self-evaluation） 主要是指在临床实际工作中进行循证影像医疗实践时，对单个患者使用循证证据后的效果评价。

2．同行评价（colleague evaluation） 同行评价主要指对群体患者的后效评价。为了进一步评价循证影像实践后的有关诊断、治疗等方面的信息和患者预后，为医师临床决策提供"更为最佳"的证据，请相关专家根据统一的评价标准对现有的循证临床实践进行后效评价。改进某种疾病的诊疗方案或临床指南，提高医疗质量。

二、评价方法

一般来说，主要通过再评价实施循证临床实践过程的各步骤是否完善，以及每一步的实施是否与患者的具体情况相结合来进行，最后做出临床推荐意见，包括推荐的等级及相关因素的影响。

三、评价内容

1．再评价已确定的临床问题 如临床医师遇到一位 15 岁女孩近 3 周出现反复头痛，副鼻窦无压痛，常规神经系统体格检查阴性，医师给予对症治疗，并要求患者记录治疗后的头痛发作次数。3 周后患者叙述头痛发作无减轻，1 周内发作 3～4 次，休息和解热镇痛药有所缓解。这时医师想推荐患者做神经系统影像检查以排除颅内动静脉畸形或肿瘤，但该医师需要知道神经系统影像检查对该患者的诊断价值。

首先把患者的临床情况转换为可回答的问题："对于神经系统体格检查正常的反复头痛（患者类型），神经系统的影像检查（干预措施）确定颅内损害（临床结局）的临床价值有多大？"然后去寻找及评价证据。首先找到了经过严格评价的最新临床指南，其中提到"对于偏头痛类的发作性头痛神经系统影像检查不作为常规检查。"根据该证据，在应用指导这位女孩是否进行神经系统影像检查的决策前，还要分析转换后的问题是否适宜自己遇到的临床实际问题？对于患者是否重要？是否包括了问题的重要构件？如发现提出的问题与所得到的证据发生矛盾时，应对提出的问题进行修改，如无变化，才进入下一步的再评价。如有更改，将重新进行循证医学实践的第二步骤——寻找证据。经分析发现，根据临床情况所提出的问题适合临床实际并且完整，临床问题无修改，则行下一步内容的后效评价。

2．再评价证据的检索 再评价文献收集是否全面，检索的证据是否包括了当前"最佳"的证据。再评价制定的检索策略是否能完全恰当地回答所提出的问题，检索主题词是否能恰当反映所提出问题的实质，限定词、同类词的界定是否恰当？最大限度地收集证据。

上述患者的情况，分析选择有关神经系统影像检查的"最佳证据"时，发现有几点不完全适用于该患者，如该患者为青少年，非典型偏头痛，神经系统影像检查未具体指哪种检查。因此再寻找证据：检索了 Cochrane 图书馆，ACP Journal club 和 Evidence - Based Medicine 等常用循证医学数据库资源，无证据可以回答自己患者的问题。根据自己患者的实际情况，修改检索主题词为"头痛，CT，MRI，少年"，在相关专业的人员协助下，检索与这些主题词相关的所有与诊断和病因相关的数据库和研究。其中有几篇原始研究证据对所提出的问题有帮助，结论是对无其他临床症状的青少年反复性头痛，CT 或 MRI 检查对发现可治疗的脑结构损害的价值很不确切。对于有异常神经系统发现，或非典型性头痛发作类型，或儿童之前的头痛近期有明显改变者，神经系统影像检查有帮助。

3．评价循证医学中各种评价标准应用的真实性和潜在的不足 循证医学数据库（Cochrane Library，Evidence-Based Medicine 等）收录的二次研究证据，临床医师在应用这些证据时，只要与自己的临床实际情况相符，可不必对证据的真实性、可靠性进行再评价。

对于检索到的没有经过循证医学评价原则评价的一次研究证据（如 MEDLINE，PubMed，EMBASE 等），在应用前，需对证据的质量和真实性、可靠性、实用性进行评估。在评价实用性时要特别注意结合患者的实际情况进行评价，如果可能，则要根据原始文献的数据资料计算得出临床所需的重要指标，如似然比等、判断证据的可靠性。

4．再评价结合实际患者的应用证据 再评价结合实际患者的应用证据指将已找到的"最佳证据"结合医师的临床技能应用于自己临床实践后的结果。这是循证临床实践应用的关键一步，如发现上述证据不适用于自己的实际患者，前 3 个部分的工作将重新开始。如经过再次确定临床问题，并完成了复查证据的步骤，找到"最佳证据"后，经对比与自己的患者情况相似时，可以应用于患者。

在上述临床情况，对所查到的"最新"证据按照循证医学关于诊断性试验的评价标准进行评价，发现诊断性试验具有可靠性和真实性，试验的结果与自己的患者相似。证据具有科学性，可应用于该患者。因此，医师与患者家属联系，告之查到证据的结果，再次强调该患者头痛原因与颅内异常关系不大，暂不 CT 或 MR 检查头痛原因的意见，并嘱继续观察头痛发作。一周后，患者的母亲告诉医师，患者的头痛与学习紧张有关。再随访观察数月，孩子的头痛已完全缓解，说明该科学证据应用临床实践后起到了良好效果。

第四节 循证诊断学的案例剖析

一、影像诊断准确性试验评价案例

引用文献：本章参考文献 [10]。

1. 提出问题　宫颈癌为妇女最常见第 2 大肿瘤。有报道称，Ⅰ期和Ⅱ期宫颈癌患者手术切除的淋巴结中，没有癌转移的逾 90%。所以，大部分早期宫颈癌患者并没有淋巴结转移，而系统淋巴结清扫术不仅增加了诊断的时间和成本，而且增加了患者手术并发症的风险。如果能够早期精确地探测淋巴结是否存在转移，对妇科恶性肿瘤宫颈癌进行准确分期、制定合理具体的治疗方案及评价患者的预后等，均有重要的临床价值。PET/CT 凭借其分子显像技术的优势，兼顾了解剖学特点与功能学特点，在各种实质性肿瘤中的诊断价值得到证实，而 ^{18}F-FDG（18F- 氟代脱氧葡萄糖）为放射性标记药物，具有辐射小，衰变快的特点，是一种比较安全的检查剂。为此，本研究的研究重点为评价 PET/CT 在预测早期宫颈癌患者淋巴结转移的价值。

2. 临床问题及转化

具体临床问题：与病理学或临床随访相比，18F-FDG PET/CT 能否准确预测？

患者（P）：IB 期和Ⅱ A 期宫颈癌患者（病灶 < 4cm）

待评价的诊断措施（I）：18F-FDG PET/CT

参考诊断措施（C）：病理学或临床随访

结局（O）：早期宫颈癌患者淋巴结是否发生转移

3. 偏倚风险评价

1）病例选择：该研究为前瞻性研究，提供了宫颈癌患者的选择标准，其病例来自作者所在单位妇科 2005 年 1 月—2010 年 12 月登记的ⅠB 期和ⅡA 期宫颈癌患者（病灶 < 4cm），签署了知情同意书愿意进行 ^{18}F-FDG PET/CT 检查，且宫颈癌患者未进行新辅助化疗和术前放疗。由此可见，该研究描述了病例选择方法和纳入病例的情况，且病例选择方法为连续入组，避免了病例对照研究设计和不合理的排除标准，不会引进偏倚。

2）待评价的诊断措施：该研究描述了 PET/CT 的实施的过程并对其结果进行解释，由于利用 PET/CT 的获得肿瘤的 SUVmax、SUVmean、MTV 和 TLG 值，因此，是否知晓金标准试验结果对 PET/CT 结果没有影响，基于此，PET/CT 的实施和解释不会引入偏倚。

3）参考的诊断措施：该研究描述了参考诊断试验为病理学或临床随访，但并未描述其实施的过程，参考诊断试验能准确区分宫颈癌患者淋巴结是否发生转移，基于此，参考诊断试验的实施和解释引入偏倚可能性小。

4）失访、金标准和待评价诊断措施检测的间隔时间：该研究所有研究对象均接受了PET/CT 以及病理学或临床随访，在随访阶段，最初 2 年每 3 个月随访 1 次，2 年后每 6个月随访 1 次。连续样本均进行了统计分析，描述了 4 例研究对象未纳入分析的原因，因此不会引入偏倚。

综上所述，该研究在患者选择、待评价诊断措施的实施和解释、失访或退出患者不会引入偏倚，但在参考诊断措施的实施和解释可能会引入偏倚，但可能性较小。

4. 报告质量评价

1）标题或摘要：该研究在标题或摘要中的描述并不能判断是一篇诊断准确性研究。其摘要为结构化摘要，包括目的、方法、结果和结论。

2）前言：本研究在前言部分陈述了研究问题或研究目的，包括待评价诊断方法的预期用途和作用。

3）方法：

该研究描述了：①宫颈癌患者的选择标准，数据收集的机构和研究场所，宫颈癌患者募集是基于存在某症状，且连续纳入；②该研究为前瞻性研究；③参考诊断试验为病理学或临床随访，其使用合理；④ PET/CT 定义和原理、材料和方法的技术要点以及采用的界值和结果分类方法。并未描述：①实施和读取被评价诊断措施和金标准结果人员数量、是否经过培训及其技术专长；②计算或比较被评价诊断措施的准确性的各项指标；③可重复性计算的方法。

4）结果：

本研究在结果部分报告了：①研究实施的时间，研究对象募集的起止时间、人口学和临床特征；②满足纳入标准的研究对象人数（未使用流程图）；③研究对象的疾病严重程度分布；④ AUC、SUVmax、SUVmean、MTV 和 TLG 等值的置信区间；⑤不同亚组的结果。其余条目均未涉及。

5）讨论：该研究对研究结果的临床适用性进行了讨论，但研究的局限性描述欠佳。

6）其他信息：本研究并未提供注册信息，但描述所有作者声明没有利益冲突。

5. 真实性、重要性和结果的适用性评价

1）真实性评价：该研究设计为前瞻性研究，研究对象的入组为 2005 年 1 月—2010 年 12 月连续病例，包括了 89 名宫颈癌患者，4 名患者未纳入分析，其 PET/CT 阳性 69 名，PET/CT 阴性 16 名。文章研究对象入选是通过登记收集。待评价试验和金标准是独立进行，不存在联合偏倚。研究的样本量估计没有给出，文献中给出的相关值临床应用价值有限。

2）重要性评价：此研究的准确性指标结果示 AUC 为 0.797 5（95% *CI* 0.660 4 ～ 0.934 6）考虑 MTV，0.711 9（95% *CI* 0.539 3 ～ 0.884 6）考虑 TLG。同时提供了 SUVmax、SUVmean、MTV 和 TLG 等值的置信区间以及 MTV 值亚组分析结果。但准确性其他指标均未描述。该研究结果具有重要性，但在区分宫颈癌患者是否发生转移方面尚需进一步研究。

3）实用性评价：此研究提供信息有限，基于作者的结论 PET/CT 在早期宫颈癌患者淋巴结转移的评价中价值似乎非常有限，它对评估淋巴结状态的敏感性不够，这也反应在 AUC 的值上。

二、影像诊断准确性试验系统评级 / Meta 分析剖析

引用文献：本章参考文献 [11]。

（一）影像诊断准确性试验系统评价 / Meta 分析案例介绍

1. 背景　磁共振波谱（magnetic resonance spectroscopy，MRS）是一种无创性研究活体组织代谢、生化变化及代谢物定量分析的方法。质子磁共振波谱（proton MR spectroscopy，PMRS）是目前最常用的乳腺磁共振波谱成像技术，其诊断依据是瘤体内检测到明显的胆碱复合物（tCho）。tCho 是肿瘤生长活跃的标志，主要由游离胆碱、磷酸胆汁和甘油磷脂酰胆碱、肌醇和牛磺酸组成。在活体组织中，tCho 由于化学位移所形成的小共振峰愈合形成一个位于 3.23ppm 胆碱峰。应用 PMRS 定性和定量测定活体内总胆碱

水平来诊断乳腺病变，然而，其临床价值仍不清楚，且存在争议。为此，作者利用 Meta 分析的方法评价 PMRS 1.5T 和 3.0T 在乳腺病变诊断方面的价值。

2．临床问题

具体临床问题：PMRS 诊断乳腺病变方面的价值

患者（P）：乳腺病变患者

待评价诊断试验（I）：PMRS

参考诊断试验（C）：病理组织学和随访至少 12 个月的乳腺成像

结果（O）：乳腺病变的准确诊断

3．纳入排除标准　纳入一维单体素或空间分辨多体素光谱成像的 PMRS 以区分良恶性乳腺病变的同行评审研究。PMRS 磁场强度是 1.5 或 3.0T，参考诊断标准是病理组织学和随访至少 12 个月的乳腺成像。排除样本量少于 10 个患者，只调查恶性病变的研究，乳腺良恶性病变对比研究。

4．检索策略　以 "breast" "magnetic resonance imaging" "magnetic resonance spectroscopy" "mri" "mr" "spectrum analysis" "spectroscopy and 1h" 检索 PubMed（–2012.1.6）。

5．资料提取与质量评价　提取研究出版时间和研究设计类型（回顾性或前瞻性），研究对象数量、年龄，良性和恶性病变的数量，病灶大小，磁场强度，单体素或多体素、光谱技术、光谱分析是否注入冠状动脉造影剂。研究的真阳性值、真阴性值、假阳性值、假阴性值等指标也被提取。根据实体瘤和非实体瘤进行亚组分析。质量评价由独立研究员使用 QUADAS 量表进行评分。如果存在分歧，通过讨论来解决。

6．数据分析使用 Meta-Disc 和 Stata11.0 进行统计分析。DerSimonian Laird 的随机效应模型合并效应量。利用 I^2 评价各研究间异质性，使用 Egger 检验和剪补法评价发表偏倚。

7．结果与结论　初检出文献 590 篇。阅读题名及摘要排除 531 篇，初步纳入文献 59 篇。进一步阅读全文排除 39 篇，最终纳入 20 个研究（提供文献筛选流程图）。

纳入研究中，19 个研究为前瞻性研究，1 个研究为回顾性研究。3 个研究没有提供光谱体素大小信息，在其他的研究中，单体素光谱范围介于 2.2～6.3ml。15 个研究的磁共振成像的半峰最大值为 4.7ppm。3 个研究中报告了光谱学体素方面的信息，6 个研究提供结果评价者的数量和经验，5 个研究采用盲法解释光谱，但没有报告如何施盲。QUADAS 量表得分均值为 11.1（中位数：11，范围：8～13）。

纳入研究包括 1 183 例患者和 1 198 个病灶（773 例恶性，452 例良性）。合并敏感度和特异度分别为 73%（556/761，95% CI：0.64～0.82）和 88%（386/439，95% CI：0.85～0.91）。合并诊断比值比为 34.30（95% CI：16.71～70.43）。SROC 曲线下的面积是 0.88，Q 值为 0.81。针对实体瘤，合并敏感度和特异度分别为 68%（95% CI：0.60～0.75）和 88%（95% CI：0.80～0.94），针对非实体瘤，合并敏感度和特异度分别为 62%（95% CI：0.48～0.75）和 79%（95% CI：0.67～0.89）。Egger 检验认为在一些纳入少量患者的研究之间存在显著的发表偏倚（P < 0.000 1）。同时报告了 Meta 回归分析结果。当前研究显示，PMRS 对乳腺病变具有很高的特异度，但敏感度相对较低且变化较大。

（二）影像诊断准确性试验 Meta 分析案例剖析

1. 选题意义 磁共振波谱（MRS）已被较多地用于乳腺良恶性病变的鉴别中，恶性病变多会出现复合胆碱峰（tCho），而绝大多数良性病变及正常乳腺组织则不会有 tCho峰。但是 MRS 是通过定量检测活体病变内化学物质的含量，可对乳腺良、恶性肿瘤进行鉴别诊断，并在一定程度上可判断腋窝淋巴结有无转移及肿瘤的化疗疗效，但 MRS 受扫描仪性能及病灶等多种因素影响，敏感性不够理想，故有必要利用 Meta 分析方法更加规范的评价 PMRS 在诊断乳腺病变方面的价值。

2. 质量评价 本 Meta 分析整体质量居中，在方法学质量方面，表 26-3 提示在是否进行了全面检索、纳入研究发表状态和排除研究清单等条目评为否，其余条目均为是；在报告质量方面，PRISMA 评价结果提示研究方案注册、信息来源、数据库检索方法、描述结果综合方法、研究内部偏倚风险、局限性等条目未能完整报告，其余条目均得到了充分报告。

3. 优点与不足 作者采用 Meta 分析的方法评价了 PMRS 乳腺病变的价值，在统计部分，根据实体瘤和非实体瘤等进行亚组分析，并对潜在导致异质性的因素进行 Meta 回归分析，但是只检索了 1 个数据库，并未进行其他数据库和辅助检索，这样会造成漏检，同时结果部分没有报告 QUADAS 具体条目评价结果。

（田金徽　高波）

参考文献

［1］袁丽萍，刘新疆. 循证影像学历史进展及实践. 医学影像学杂志，2017，27（8）：1579-1581.

［2］裴彩侠，王梦书，李乐，等. 我国临床实践指南中影像诊断推荐意见的现况调查. 中国循证医学杂志，2016，16（2）：130-134.

［3］詹思延. 系统综述与Meta分析. 北京：人民卫生出版社，2019：108-120.

［4］田金徽，陈杰峰. 诊断试验系统评价/Meta分析指导手册. 北京：中国医药科技出版社，2015.

［5］罗杰，冷卫东. 系统评价/Meta分析理论与实践. 北京：军事医学科学出版社，2013.

［6］张天嵩，钟文昭. 实用循证医学方法学. 长沙：中南大学出版社，2012.

［7］杨克虎. 循证医学. 2版. 北京：人民卫生出版社，2013.

［8］BOSSUYR P, DAVENPOT C, DEEKS J, et al. Interpreting results and drawing conclusions.// DEEKS JJ, BOSSUYR PM, GATSONIS C. Cochrane Handbook for Systematic Reviews of Diagnostic Test Accuracy Version 0.9. The Cochrane Collaboration, 2013.

［9］WHITING PF, RUTJES AW, WESTWOOD ME, et al. QUADAS-2: a revised tool for the quality assessment of diagnostic accuracy studies. Ann Intern Med, 2011, 155(8): 529-536.

［10］CRIVELLARO C, SIGNORELLI M, GUERRA L, et al. 18F-FDG PET/CT can predict nodal Metastases but not recurrence in early stage uterine cervical cancer. Gynecol Oncol, 2012, 127(1): 131-135.

［11］BALTZER PA, DIETZEL M. Breast lesions: diagnosis by using proton MR spectroscopy at 1.5 and 3.0 T—systematic review and Meta-analysis. Radiology, 2013, 267(3): 735-746.

附 录

1. 循证医学常用指南数据库

国际指南协作网（G-I-N）：www.g-i-n.net

英国国家健康与临床卓越研究所（NICE）：www.nice.org.uk

加拿大安大略医学会（RNAO）：www.gacguidelines.ca/

美国国家指南库交换中心（NGC）：www.guideline.gov

苏格兰大学校际指南网络（SIGN）：www.sign.ac.uk

新西兰指南协作组（NZGG）：www.nzgg.org.nz

2. 循证医学常用网站

ACP Journal Club：www.acpjc.org

AGREE：www.agreetust.org

BMJ best practice：www.bestpractice.bmj.com

Cochrane协作网：www.cochrane.org

Cochrane 图书馆：www.cochranelibrary.com

Cochrane 社区：www.community.cochrane.org

Cochrane临床试验数据库（CENTRAL）：www.cochranelibrary.com/central

CONSORT网址：www.consort-statement.org/

系统评价方案国际注册平台：www.crd.york.ac.uk/PROSPERO

Campbell 协作网：www.campbellcollaboration.org

临床证据（clinical cvidcncc）：www.clinicalcvidcncc.com

美国临床试验库（clinical trials）：www.clinicaltrials.gov

EBMonline：www.ebm.bmjjournals.com

EQUATOR网：www.equator-network.org

Evidence matters：www.evidencematters.com

PubMed：www.ncbi.nlm.nih.gov/pubmed

RevMan：www.revman.cochrane.org

UpToDate：www.uptodate.com

牛津循证医学中心：www.cebm.jr2.ox.ac.uk

循证医学：www.evidence-basedmedicine.com

循证护理：www.evidencebasednursing.com

临床护理实践指南：www.nursingconsult.com

营养行动证据电子图书馆：www.who.int/elena/en/

国际医学杂志编辑委员会：www.icmje.org

国际医学教育委员会：www.iime.org

最佳证据医学教育协作网（BEME）：www.bemecollaboration.org

荷兰循证教育研究顶级研究所：www.tierweb.nl

美国教育科学研究所教育资源信息中心：www.eric.edu.gov

美国卫生服务研究和质量机构：www.ahrq.gov

美国内科医师协会：www.acponline.org

加拿大卫生研究院知识转化网络信息：www.cihr-irsc.gc.ca/e/7517.html

欧洲知证教育决策网：www.eipee.eu

复旦大学Joanna Briggs循证护理中心：www.nursing.ebn.fudan.edu.cn

中国临床试验注册中心：www.chictr.org.cn

中国EQUATOR中心：www.equator-network.org/about-us/chinese-equator-centre/

中国循证医学杂志：www.cjebm.org.cn

中国循证儿科杂志：www.cjebp.net

中国循证心血管医学杂志：www.cmdd.tech/?mod=home&id=2457

循证医学：www.jebm.cn

循证护理：www.xzhlzz.com/site/index.php

Journal of Translational Medicine：www.translational-medicine.biomedcentral.com

中文科技期刊数据库（VIP）：www.tydata.com

中国期刊全文数据库（CNKI）：www.cnki.net

万方数据库：www.wanfangdata.com.cn

国际卫生技术评估协会：www.htai.org/

EPPI中心：www.eppi.ioe.ac.uk/cms

3. 循证医学图书资源

李幼平. 循证医学. 3版. 北京：高等教育出版社，2013.

李幼平. 实用循证医学. 北京：人民卫生出版社，2018.

刘建平. 循证医学术语中英文对照及释义. 北京：学苑出版社，2011.

刘建平. 循证中医药临床研究方法学. 北京：人民卫生出版社，2006.

刘建平，王泓午. 循证医学. 北京：中国中医药出版社，2017.

刘鸣，卫茂玲. 循证医学回顾、现状和展望（双语）. 北京：人民卫生出版社，2020.

刘鸣. 系统评价Meta分析设计与实施方法. 北京：人民卫生出版社，2011.

王家良. 临床流行病学——临床科研设计、衡量与评价. 4版. 上海：上海科学技术出版社，2014.

王吉耀. 循证医学与临床实践. 4版. 北京：科学出版社，2019.

王吉耀，何耀. 循证医学. 北京：人民卫生出版社，2015.

康德英，许能锋. 循证医学. 3版. 北京：人民卫生出版社，2015.

刘续宝. 临床流行病学与循证医学. 5版. 北京：人民卫生出版社，2018.

孟庆跃. 卫生经济学. 北京：人民卫生出版社，2013.

陈洁，于德志，耿庆山. 卫生技术评估. 北京：人民卫生出版社，2013.

孙风. 医学研究报告规范解读. 北京：北京大学医学出版社，2015.

史宗道、华成舸、李春洁. 循证口腔医学. 3版. 北京：人民卫生出版社，2020.

詹思延. 系统综述与Meta分析. 北京：人民卫生出版社，2019.

董碧蓉. 循证老年病学. 成都：四川大学出版社，2014.

WEI ML, RUETHER A, HAILEY D, et al. The Newcomer's Guide to HTA: Handbook for HTAi Early Career Network. HTAi Program 2018. www.htai.org.

卫茂玲，李为民. 替代动物研究与卫生技术评估前沿. 成都：四川大学出版社，2022.

（方骥帆　年鑫）

中英文名词对照索引